医食住行

懒兔子 著+绘

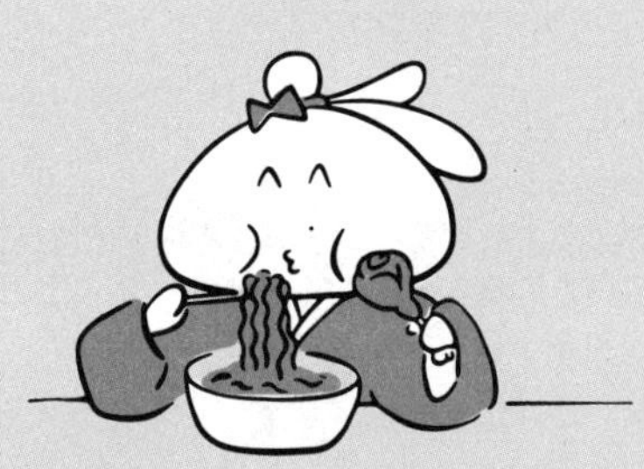

科学技术文献出版社
SCIENTIFIC AND TECHNICAL DOCUMENTATION PRESS
·北京·

图书在版编目（CIP）数据

医食住行 / 懒兔子著绘 . — 北京：科学技术文献出版社，2024.2
(2025.5 重印)
ISBN 978-7-5235-1109-1

Ⅰ . ①医… Ⅱ . ①懒… Ⅲ . ①中医学—普及读物 Ⅳ . ① R2-49

中国国家版本馆 CIP 数据核字（2023）第 237402 号

医食住行

策划编辑：吕海茹　　责任编辑：韩晓菲　刘　萌　　责任校对：张吲哚
责任出版：张志平

出 版 者　科学技术文献出版社
地　　址　北京市复兴路 15 号　邮编　100038
编 务 部　（010）58882938，58882087（传真）
发 行 部　（010）58882868，58882870
邮 购 部　（010）58882873
销 售 部　（010）82069336
官方网址　www.stdp.com.cn
发 行 者　科学技术文献出版社发行　全国各地新华书店经销
印 刷 者　三河市嘉科万达彩色印刷有限公司
版　　次　2024 年 2 月第 1 版　2025 年 5 月第 4 次印刷
开　　本　880 × 1230　1/32
字　　数　240 千
印　　张　9.625
书　　号　ISBN 978-7-5235-1109-1
定　　价　58.00 元

自序

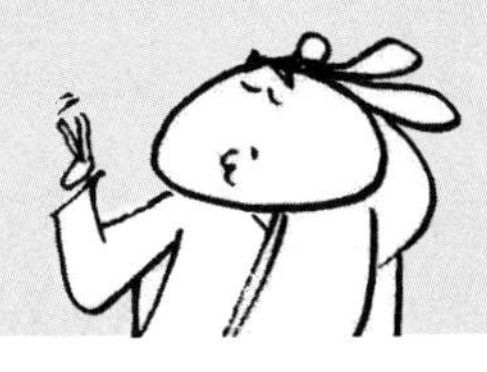

养比治，更重要

做中医科普这么多年，我慢慢地意识到，教人如何治病不如教大家如何防病、不生病。毕竟，“上工治未病”。

中医不仅是医学，还是哲学，是生活，是态度，渗透在我们的吃穿用度、衣食住行的方方面面中。

所以从日常中论中医，才真的是回归到了中医的本源。

从2021年开始，我已经连续三年在暑假举办了中医少儿夏令营。由于场地和我们人手的限制，每年能参加这个活动的孩子并不多。然而就在这几年的青少年中医科普中，我深刻地体会到了一件事，就是现在的父母大多不会带孩子，基本上都是用力过猛，过犹不及。

比如在这三年中，几乎每个班上都有打过生长激素的孩子，同时也都有打过抑制生长激素的孩子。甚至有些孩子，两种激素都打了。就是因为家长先是怕孩子长不高，给孩子打了生长激素，结果身体过早发育，出现了性早熟，又不得已给孩子接着打了抑制生长的激素。

一会儿让身体快长，一会儿又让身体别长了，只看眼前，而不顾未来。

这两种激素对身体的伤害都非常大，副作用即时不明显，但长期使用会慢慢地显化。我有个学员的孩子就是两种激素都打了，结果过了七八年开始出现甲状腺功能亢进，接着就是全身大面积的湿疹。当我看到这个曾经可爱漂亮的小女孩儿时，她脸上、身上的皮肤都变得又厚又硬，像是套着一层铠甲，干裂、流着黄水，痛痒难忍，非常痛苦。

我相信她一定不是个案，当身体的自我分泌和代谢被过度干扰，身体就会用更加激烈的手段进行反噬，以报复自己受到的侵害。

而在这背后，是不懂医，不懂遵从身体生长发育规律的焦虑家长。他们用想当然的手段，去强行改变孩子的一生。

所以从这些孩子的身上，我意识到：学会衣食住行是多么重要！懂点儿中医的常识是多么重要。如果能够“法于阴阳，和于术数，食饮有节，起居有常，不妄作劳”，又怎会不“形与神俱，而尽终其天年，度百岁乃去”呢？

中医不仅是用来治病的，还是用来养生的。衣食住行也不是随便做的，而有其内在的阴阳合和之道。我们能做的，就是遵循这上古以来的规律，好好吃饭、好好睡觉，不“以酒为浆，以妄为常，醉以入房”。

中国人的吃喝拉撒，都是文化，衣食住行，都是阴阳五行。我们传承中医，不只是用来治病，更是用来防病，中医不仅是医道，还是生道。

希望这本书可以给大家以启发，知道日常生活中蕴含的中医基本常识，真的做到了“虚邪贼风，避之有时，恬惔虚无，真气从之，精神内守，病安从来”。

懒兔子

目录

1 药补不如食补，很多食材都是宝

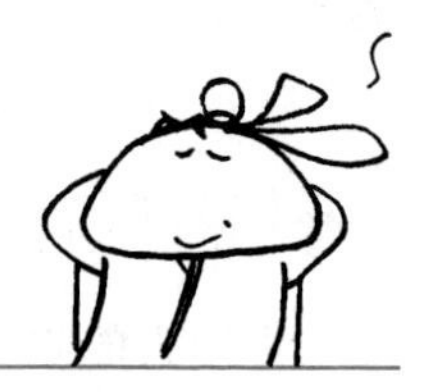

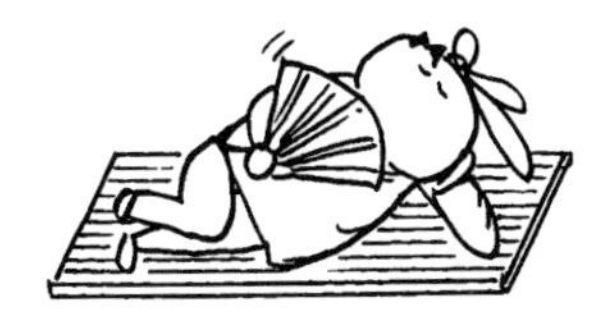

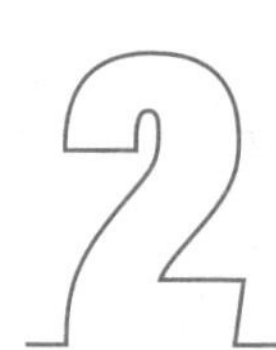

解馋还治病的各种茶饮食疗方

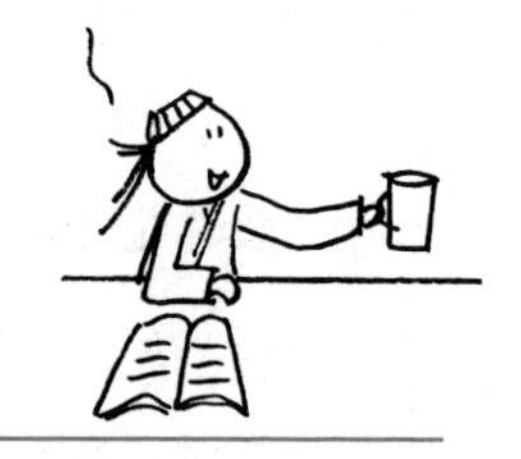

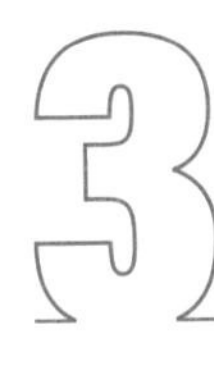

远离这些事儿，伤身！

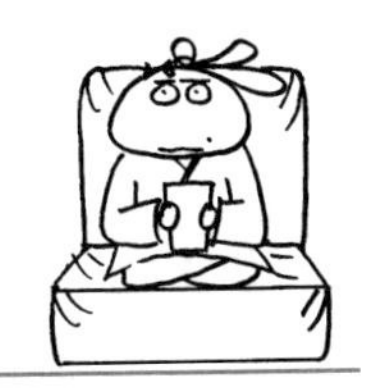

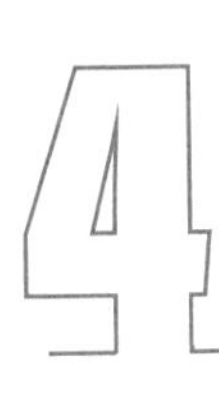

这些谣言和偏见，别再信啦

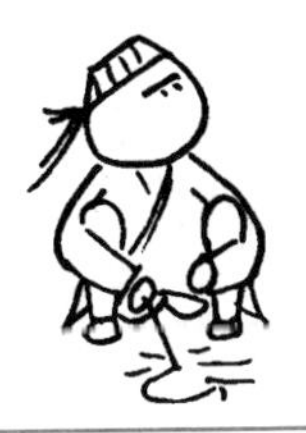

1 药补不如食补，很多食材都是宝

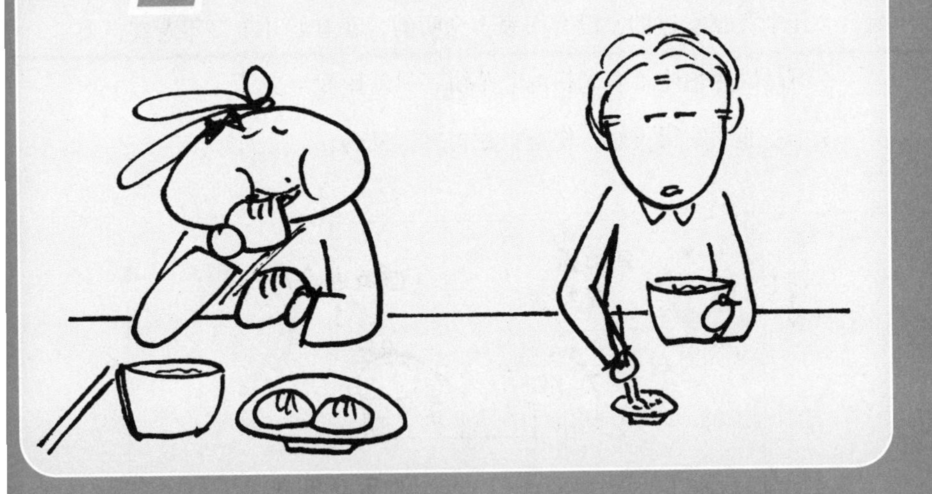

01 春天的韭菜是真香，它的用途更是多到你想不到

好多人不喜欢吃韭菜，嫌味儿大，吃完会口臭。殊不知韭菜可是个好东西啊，不但可以吃，还能外用。

我就特别喜欢吃韭菜，尤其是老崔的韭菜饼，天下一绝。但凡来我家吃过的，没有回家不念叨的，我有好几个多年老友，要不是因为怕吃不着老崔的韭菜饼，早就跟我绝交了。

韭菜吃得不好，伤身；吃得好，良药。

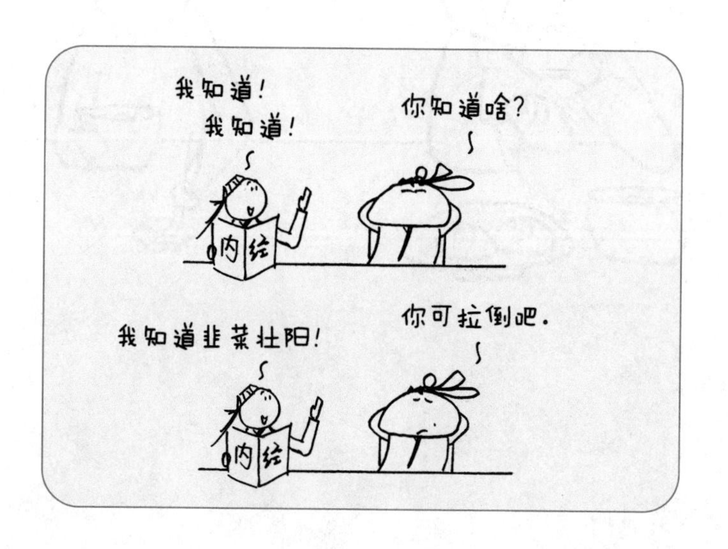

韭菜不壮阳，以后可别再说这外行话了。

那都是老百姓的美好愿望，指着韭菜干大事儿呢。但韭菜要真能壮阳，还能这么便宜？

韭菜辛温，入肝、胃、肾经。

功效及主治：温中，行气，散血，解毒。治胸痹、噎膈、反胃、吐血、衄血、尿血、痢疾、消渴、痔漏、脱肛、跌仆损伤、虫蝎螫伤。

《本草拾遗》：温中，下气，补虚，调和腑脏，令人能食，益阳，止泄白脓、腹冷痛，并煮食之。

所以，韭菜不是壮阳而是温肾补阳，又因为入肝经，有活血的作用，所以服用后可能会让人有点儿性冲动，但真的不是“壮阳”。

《本草经疏》：韭，生则辛而行血，熟则甘而补中，益肝、散滞、导瘀是其性也。以其微酸，故入肝而主血分，辛温能散结，凡血之凝滞者，皆能行之，是血中行气药也。

看见没？熟韭菜“甘而补中”，属于养胃的食物，和壮阳关系真不大。别老想着花小钱，办大事了。

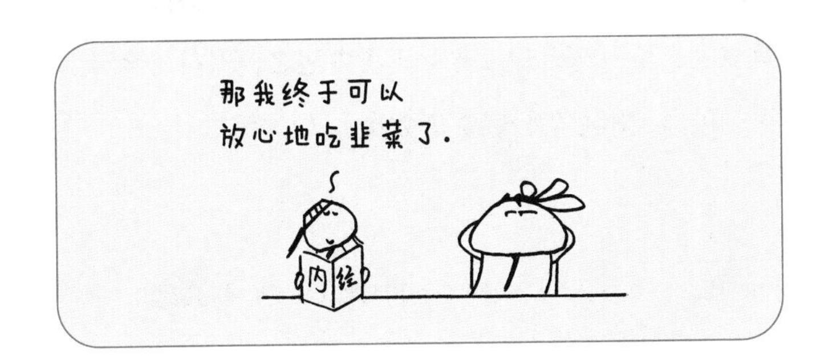

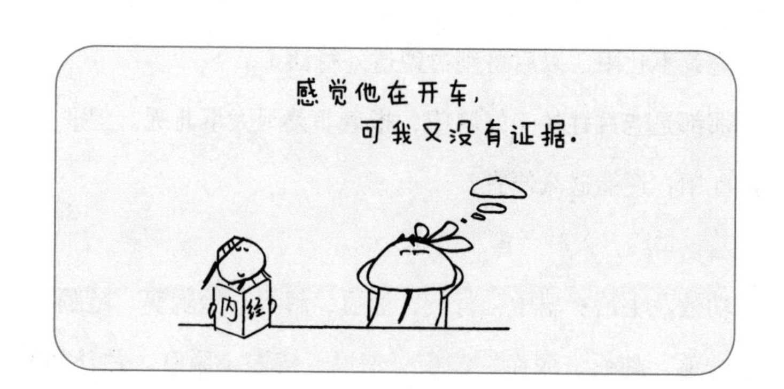

韭菜熟吃，可以温补肾阳，补益脾胃，增加食欲，特别适合寒性体质的人服用。尤其是胃寒冷痛时，可以用韭菜榨汁，然后煮粥服用，不但味道好，治疗效果也确切。

《丹溪心法》：经血逆行，或血腥，或吐血，或唾血，用韭汁服之。跌仆损伤：在上者，宜饮韭汁，或和粥吃。

可见除了可以补益，**散血除瘀也是韭菜的一大功效。**

《孟诜方》：心中急痛如锥刺，不得俯仰，自汗出或痛彻背上，不治或至死：生韭或根五斤（洗），捣汁。灌少许，即吐胸中恶血。[1]

《本草衍义补遗》：研汁冷饮，可下膈中瘀血，能充肝气。

《袖珍方》：韭菜不以多少，先烧热汤，以盆盛汤在内，盆上用器具盖之，留一窍，却以韭菜于汤内泡之，以谷道坐窍上，令气蒸熏；候温，用韭菜轻轻洗疮数次。

① 本书引用古籍部分，药方剂量单位均依照原文，实际使用请遵医嘱。

记得啊，在治疗瘀血的时候，一定要生用，这样才能发挥韭菜辛散化瘀的功效。

另外还有一些冷僻的用途，供各位参考。

《日华子本草》：止泄精尿血，暖腰膝，除心腹痼冷、胸中痹冷、痃癖气及腹痛等，食之肥白人。中风失音研汁服，心脾胃痛甚，生研服，蛇、犬咬并恶疮，捣敷。

《本草纲目》："熏产妇血运，洗肠痔脱肛。"

《圣惠方》："脱肛不收：生韭一斤（切），以酥拌炒熟，绵裹作二包，更互熨之，以入为度。"

《千金方》：捣韭汁，灌耳中。（治百虫入耳不出）

《中草药手册》：韭菜捣汁，滴鼻。（治中暑昏迷）

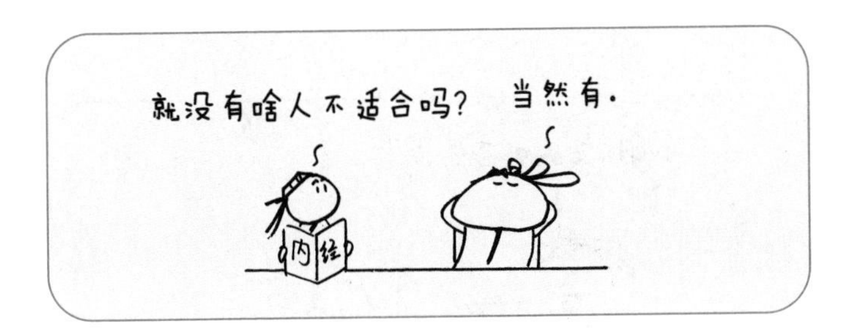

阴虚内热及疮疡、目疾患者均忌食。

《食疗本草》：热病后十日不可食热韭，食之即发困。

《本草经疏》：胃气虚而有热者勿服。

《本草汇言》：疮毒食之，愈增痛痒，疔肿食之，令人转剧。

《本草求真》：火盛阴虚，用之为最忌。

《随息居饮食谱》：疟疾，疮家，痧、痘后均忌。

简单地说，**胃热、肝阳上亢，正在发作疮、痘、疹的患者，都忌服。**

还有一些人一吃韭菜就烧心（胃灼热），主要原因就是韭菜入肝经，如果肝经本身有热，再加上这温性的韭菜，肝阳更加亢盛克伐脾胃，就会出现烧心、泛酸的症状。

韭菜是春季的时令菜，有助于肝气的生发，尤其是早春的韭菜特别香，适合大多数人服用。

韭菜炒鸡蛋为何不用多加作料，只要少许盐就可以炒得特别好吃？那是因为韭菜属阳，鸡蛋属阴，一盘韭菜炒鸡蛋就是阴阳和合的配搭啊！咋能不香呢！

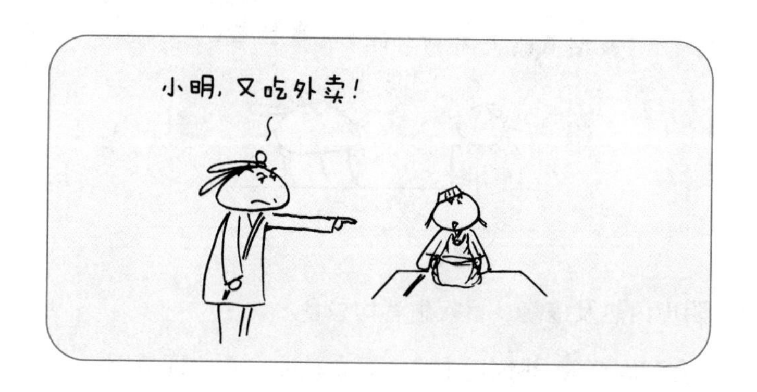

跟你说了多少次？
要吃当地时令蔬菜！

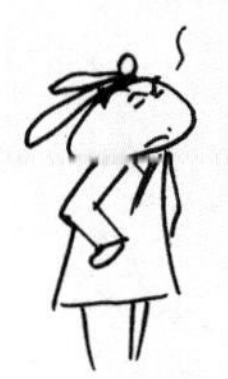
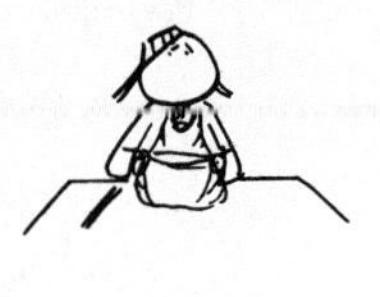

我这也很养生啊，
是当地时令外卖，公司三公里之内的。

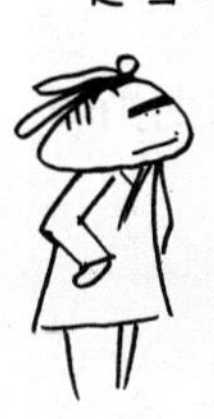
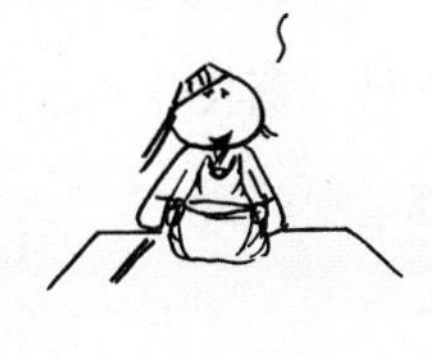

02 荔枝壳和荔枝核都别扔，那都是好中药啊

荔枝有多好吃我就不说了，每年荔枝上市的时候，我都要“啖”好几斤，又甜又解渴，除了贵没毛病。

但是“啖”完荔枝，荔枝壳和荔枝核都别扔啊，那都是好东西，在中医里它们都是中药材。

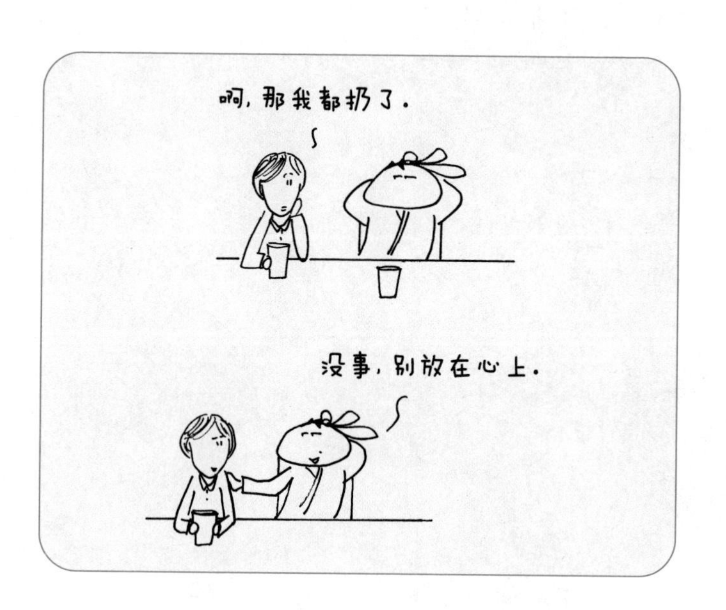

这些年你败过的家，
何止这些？

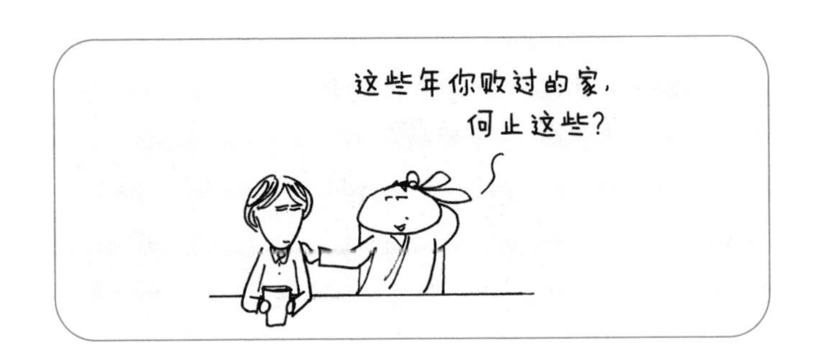

先说说荔枝壳吧。

荔枝壳，就是荔枝的外果皮，性味苦寒，归心经。有除湿止痢、止血的功效。可以用来治疗痢疾、血崩和湿疹。

《本草纲目》：痘疮出发不爽快，煎汤饮之；又解荔枝热，浸水饮。

《广西中药志》：洗湿疹。

也就是说，如果吃荔枝上火了，就赶紧把荔枝壳煮水当茶饮，苦寒的荔枝壳可以解荔枝的热性，火气立退。

另外，把荔枝壳煮水，既可以用来泡澡、擦洗，治疗湿疹；也可以用来泡脚，治疗湿热的脚气。这个方法对于孩子来说很安全，一点儿都不会伤害孩子稚嫩的肌肤。

用荔枝壳解
荔枝的热？
原汤化原食。

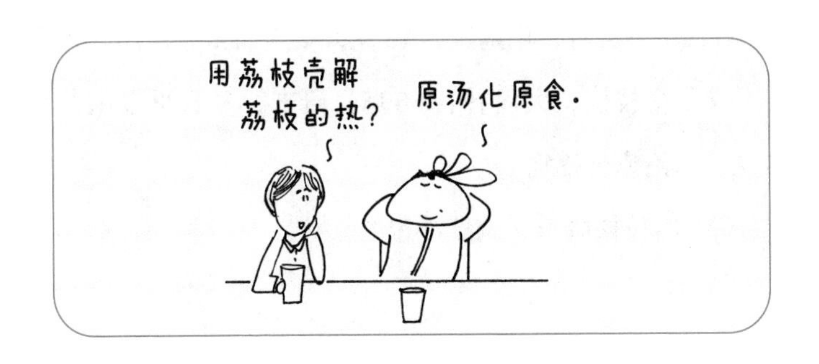

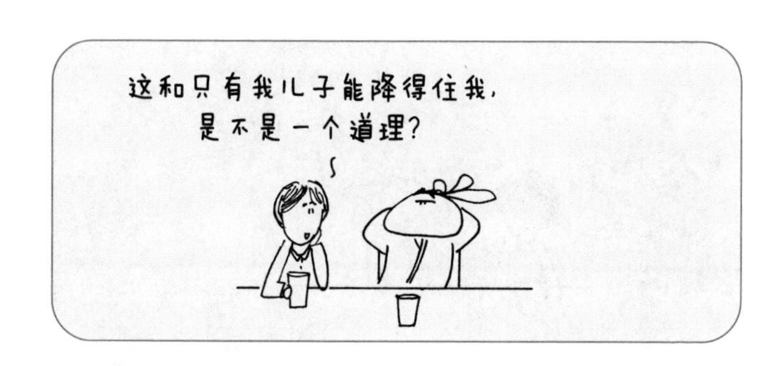

再来看看荔枝核。

荔枝核就是荔枝果肉里面包含的种子。这玩意儿是个正经的中药材，性味苦、温，归肝、肾经。有行气散结、祛寒止痛的功效。常用于治疗寒疝腹痛、睾丸肿痛等症。

《本草纲目》：行散滞气。治颓疝气痛，妇人血气刺痛。

《本草备要》：辟寒邪，治胃脘痛。

比如说，夏天我们吃了寒食冷饮，导致胃痛腹泻，此时就可以抓一把荔枝核（用时捣碎）煮水，祛寒止痛。要是有呕吐的症状，就加入几片生姜同煮。

荔枝核又入肝经，可以行气散结。因此有乳腺结节的人可以常用荔枝核（用时捣碎）煮水，当茶饮。

治疗疝气疼痛时，用荔枝核15克，焙干研末，空腹时用开水送服。或炒荔枝核、大茴香各60克，研末，每日早晨用黄酒送服10克，亦治疝气疼痛。

治癖：荔枝核研末，调醋涂患处。

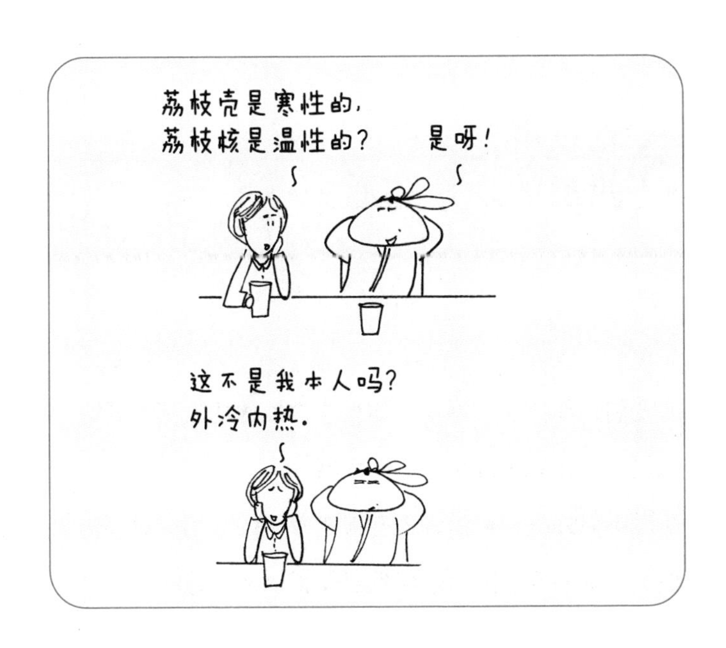

所以说荔枝从里到外都是宝贝，不识货真是太可惜了。

但是如果要作为药材日后使用的话，记得一定要把荔枝壳和荔枝核洗净晒干。具体做法是：用清水洗净荔枝壳和荔枝核，不要留有果肉和果汁。然后放在太阳底下晒干，存于干燥阴凉处即可。

荔枝核在使用时最好捣碎，药效会更好。

给你们一个生财之道，把亲戚、邻居、同事吃剩的荔枝壳和荔枝核都收集起来，晒干存好。以后他们要是用到了，再高价卖给他们。

我就是这么做的。除了现在没朋友，其他真没什么不好的。

03 吃瓜群众，西瓜的功效知道一下

朋友们，作为吃瓜群众，如果连西瓜的功效都不了解，那相当于岗位业务知识不过关，不称职啊！

西瓜不但好吃、解渴，还有很多中医的妙用。只可惜知道的人太少了，好多人还因为吃西瓜容易长胖而拒绝吃它，真是让瓜委屈。

先拣选几个我经手的小医案吧，西瓜的神奇，大家体会一下。

师傅，说就说，你吃什么吃啊。
我……
内经
我给大家做个示范。
内经

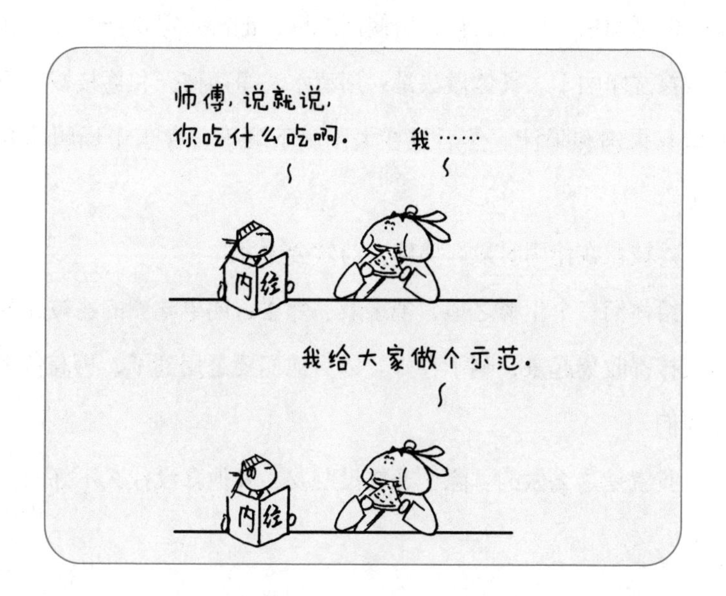

西瓜有个别名，叫作天然白虎汤。

白虎汤是《伤寒论》里的一个经方，专门治疗阳明热证。症见壮热面赤，烦渴引饮，汗出恶热，脉洪大有力。

这种情况常发生在外感风热之后，发高烧时。

我每次遇到这类风热感冒的患者，一旦出现心烦口渴、汗出而烧不退时，我都会建议患者一边用药，一边用西瓜辅助退热。

尤其是对于儿童，有时候药很难喂，特别像是防风通圣丸这种丸剂，儿童根本吞咽不了，我就直接让儿童服用西瓜汁退热，效果也很好。

为什么呢？因为**西瓜性寒凉，有清热利尿的功效，肺与膀胱相别通，它可以将肺中郁热通过尿液清泻出去。还可以滋补津液，解口渴。**

那以后发烧是不是不用吃药，吃西瓜就行了？
那也不能这么绝对。
内经
该吃药吃药，西瓜算加餐。
内经

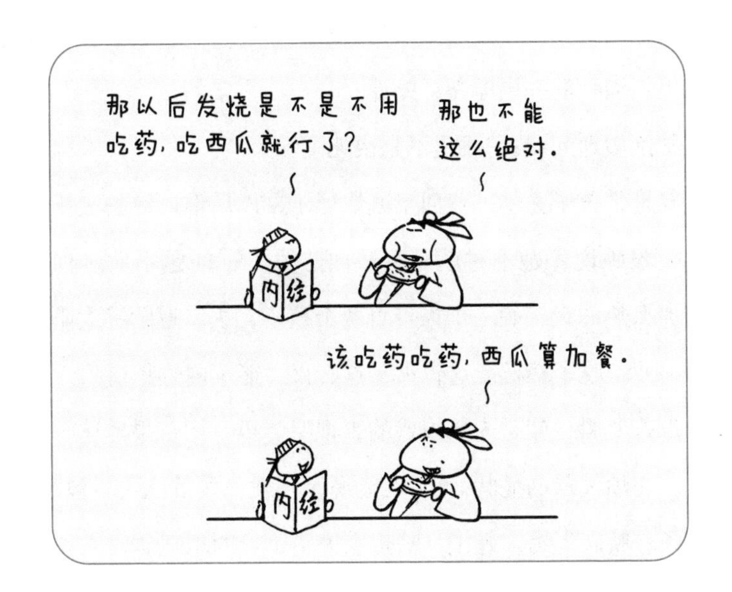

另外，即使是退烧用，西瓜也只能吃常温的，切勿吃冰镇西瓜。因为发烧的时候不管体温多高，脾胃都处于一种虚弱状态，西瓜本身就属寒凉，不能再冰镇，否则会伤了脾胃，那就适得其反了。还要注意适量，不能逮着西瓜猛吃，脾胃也受不了。

再说一个我朋友的案子。

去年夏天，我朋友一个人带着两个孩子（都不大），去了三亚玩耍。结果回来第二天，发现自己的舌苔变黑了。她吓坏了，赶紧上网去查，网上说黑苔是重病的表现，很多人出现黑苔后都命不久矣。

她想这下完了，孩子还小，上有父母……在去医院检查之前，她先迫不及待地找了我，并把舌苔照片发给我看，要求我“说实话”，她承受得住。

我也实话实说，她舌头长得一般，不咋好看。舌苔就更难看了，黑不溜秋的一层厚苔，差评。

她绝望地问我：“我是不是快死了？”

要是带孩子去趟三亚回来就快死了，以后谁还敢去三亚啊。

我跟她说，她不过就是有些内热罢了，问题不大。你们想啊，那么热的天，她一个人带着两个孩子，去三亚晒了太阳，撸了烤串儿，吃了榴梿。这胃火，这心火，能不内热炽盛吗？

舌苔变黑，就是内热炽盛的表现啊。再一问，果然还有口干口渴、心烦气躁的症状。《本经逢源》记载：西瓜能引心包之热，从小肠、膀胱下泻。好了，啥也别说了，上西瓜吧。

怎么吃呢？由于情况比较严重，所以我让她把西瓜当饭吃。一顿吃半个，连吃两天。结果吃完一天，黑苔就下去一半，又吃了一天，舌面就完全干净了。

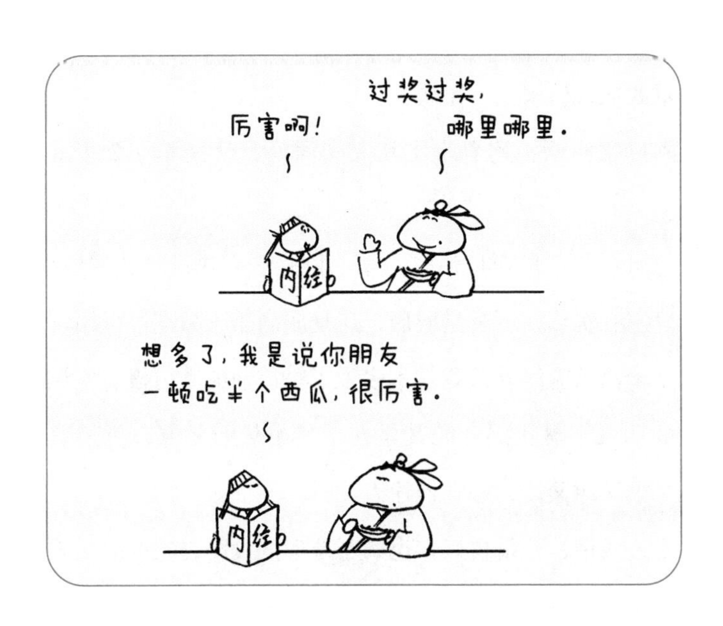

近期的一个案子，是我用西瓜治疗一位阿姨的尿痛证。

这位阿姨60多岁，上个月跟我说她最近小便时老是痛得不行。吃点儿消炎药能好，但是过不了几天就又犯。后来偶然间发现喝乌梅汤管用，可还是会再犯，而且每次得喝上好几天乌梅汤才能见效。

去了医院检查，什么问题都没有。可就是会反复出现尿痛证，人很难受。

小便这事儿确实是个大问题，一天会有很多次小便，如果每次都跟受刑似的，那谁能受得了啊。所以阿姨的痛苦我也可以理解，立刻让她发张舌图给我看看。

阿姨的舌红，苔黄，结合症状应该是内热没错了。

好了，继续安排西瓜。前三天先每天半个西瓜，后面如果好了，就改成饭后来上一小块儿。

阿姨很听话，连着吃了几天的西瓜，就这样一个多月都没再犯。

这可不是我用西瓜治疗的第一例膀胱有热而导致的尿痛证。只要确定有实热，不管是尿痛，还是尿痛兼尿频都可以用。

至于西瓜能解暑，我就不多说了。以前的人可没有空调，夏天全凭西瓜解暑止渴。尤其是在干旱炎热的北方，更是盛产西瓜。又大又甜又沙，好吃得让人发抖。

不过谨记，西瓜再好，也属于寒凉的食物，吃的时候要有节制，吃多会伤脾胃，甚至到了秋冬还会生出腰腿痛证。尤其是冰镇西瓜，一定要少吃或者不吃，否则很容易引起胃痛和腹泻，那就太亏啦。

师傅，为什么你每次
吃瓜都不喊我？
因为我在替你
深加工啊。

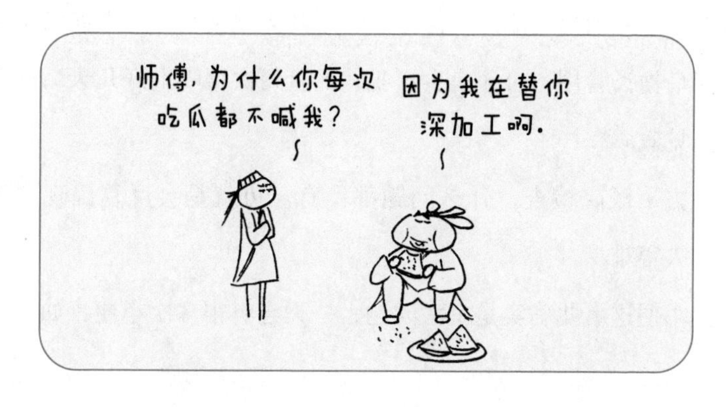

什么深加工？

就是把西瓜加工
成西瓜皮……

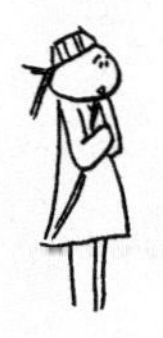

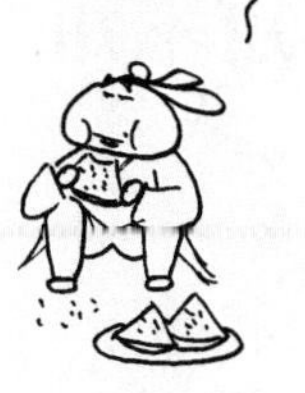

因为西瓜皮是个好东西，
清暑利尿、清热利湿。

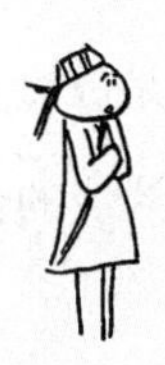

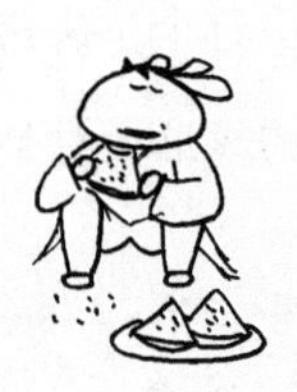

我可是为了保健你，操碎了心。

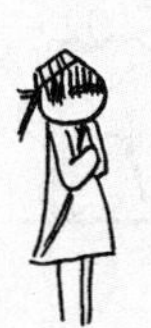

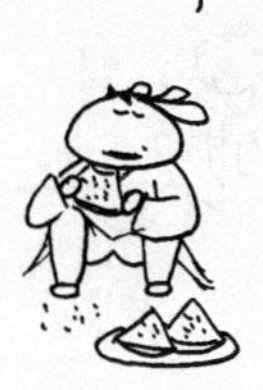

04 丝瓜的妙用，你不可不知

一到春天，饭桌上就开始多了丝瓜，和蒜瓣儿一起爆炒，那清香……啥也别说就等着添饭了。

清炒丝瓜要想好吃，有个小诀窍，就是放点儿糖提鲜。没有糖的丝瓜，是没有灵魂的丝瓜，总是透着淡淡的苦味儿……

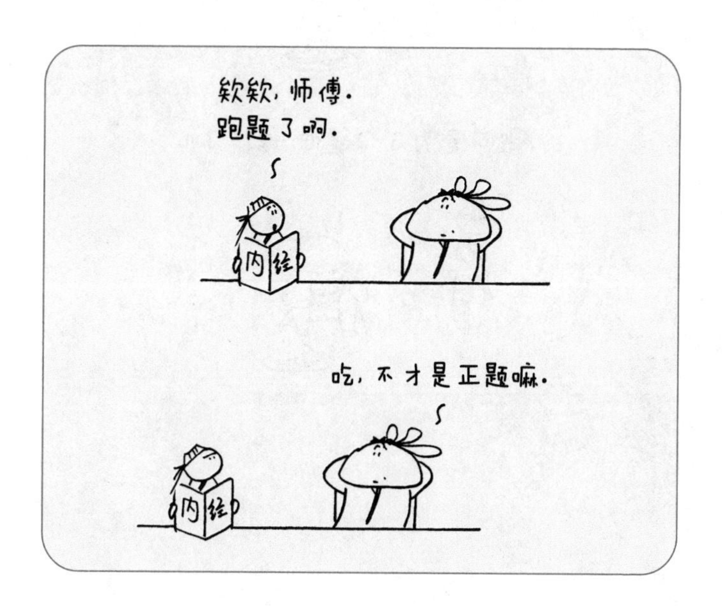

丝瓜真是好东西，不但好吃，还是很好的药食同源的药物，要不怎么说中医是厨房的医学呢，只要给我们一个厨房，就能从里面给你整出好几十种汤药来。

丝瓜的功效是啥？看它那碧绿碧绿的外表就知道了——清凉啊。对于热病所导致的身体烦渴、咳嗽、咳痰、咳血、咳喘，丝瓜都有很好的清热化痰、缓解症状的功效。

小儿痰多，就可以常煮白萝卜汤、丝瓜汤喝。

另外，丝瓜性味甘凉，可以凉血解毒，对于肠风所导致的肠道出血、痔疮出血、血淋、痈疽疮疡、乳汁不通、无名的肿痛都有效果。

在做以上用途时，丝瓜不要爆炒，只要直接切片煮水代茶饮即可。或者将嫩丝瓜剥皮后，放在榨汁机里，加水搅成汁饮用，效果更好。

要是夏天孩子身上出了痱子，丝瓜也是很好的外敷药物：直接用丝瓜肉在孩子身上的患处摩擦摩擦，湿润和清凉肌肤，可以止痒和消除痱子。

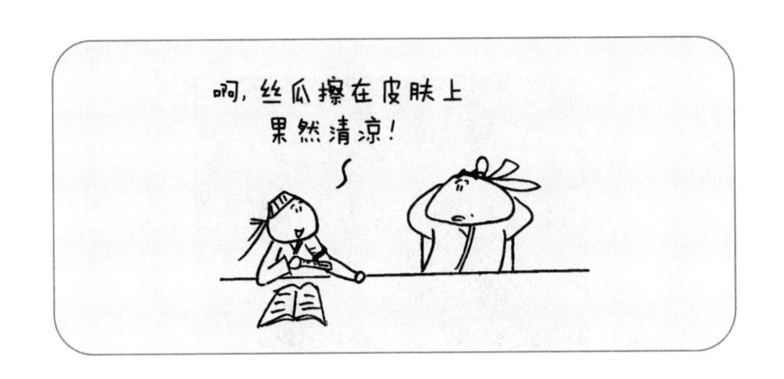

那是我带来准备中午炒着吃的，
10块钱一根，赔我。

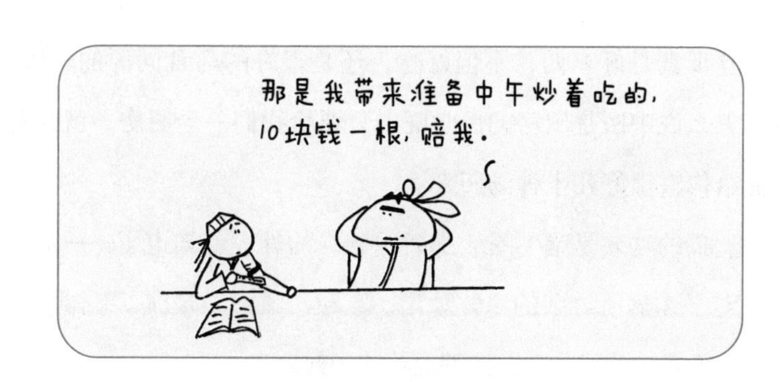

大家都知道丝瓜好，却不知道丝瓜皮也是宝贝。对，你没听错，就是那绿绿的外皮。

外皮有什么作用呢？**丝瓜皮主要的作用就是清热解毒，比丝瓜更胜一筹。**所以在治疗金疮、痈肿、疔疮、坐板疮时，用丝瓜皮更多。可以直接煎水服用，也可以捣烂外敷患处。

以后我们吃丝瓜，一定记得把刮下来的丝瓜皮清洗干净，晾干收藏备用。**如果家里有人得了热感冒，或者咽喉肿痛发炎，或者咳痰带血，都可以用丝瓜皮煮水，消肿解毒，效果不比药物差。**

丝瓜络大家知道吗？就是丝瓜长老了以后，中间长空了，生成很多丝络。届时把外皮和果肉去掉，晒干，就成了丝瓜络。

就是它，是不是很熟悉？

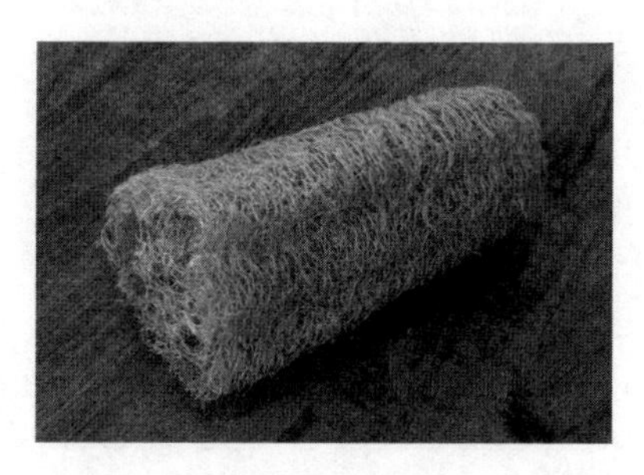

现在的孩子都不认识丝瓜络了，但是我们小时候几乎家家都有。因为那时候可没有洗洁精去油腻，家里洗碗都用丝瓜络。还有人喜欢用它洗澡，搓完后浑身经络舒畅，那叫爽滑！

丝瓜络有祛风、通络、活血、下乳的功效。常用于治疗痹痛拘挛、胸胁胀痛、乳汁不通、乳痈肿痛。

乳汁不通时，用丝瓜络6克和通草6克一起煮水喝。

治疗关节痹痛时，可以在方中加入丝瓜络6克，加强活血和通络的效果。

腿脚不好的老人，可以常用丝瓜络15克、羌活6克、独活6克、当归15克，代茶饮，对于血气衰弱、筋骨运转不利、痰湿阻滞等关节问题，都有良效。

总之，丝瓜浑身上下都是宝，好吃好用好疗效。最好的药物就是天地之间的食物，中医的智慧就是天人合一的智慧啊！

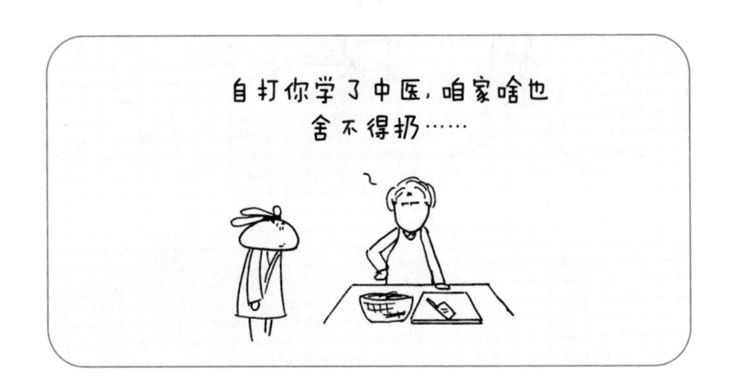

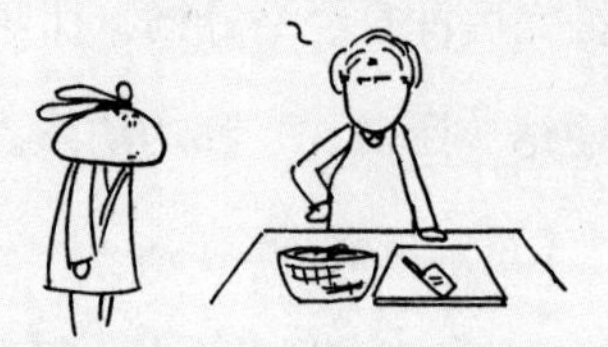
柜子里全是晒干的西瓜皮、
冬瓜皮、萝卜皮、丝瓜皮……

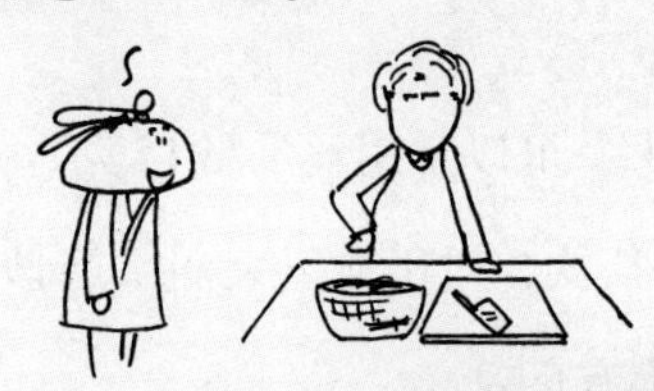
那不好吗！
都是治病的好药啊。

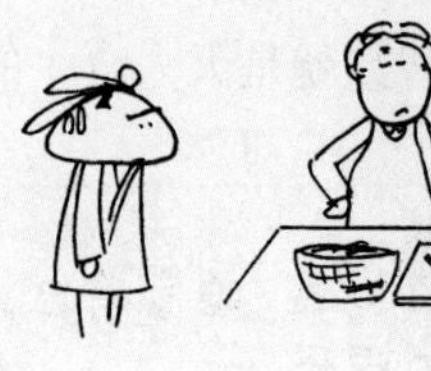
我这都没地方上新货了。

05 荸荠实在好，养生又治病

荸荠，很多地方又叫马蹄，为了验明正身，放张照片：

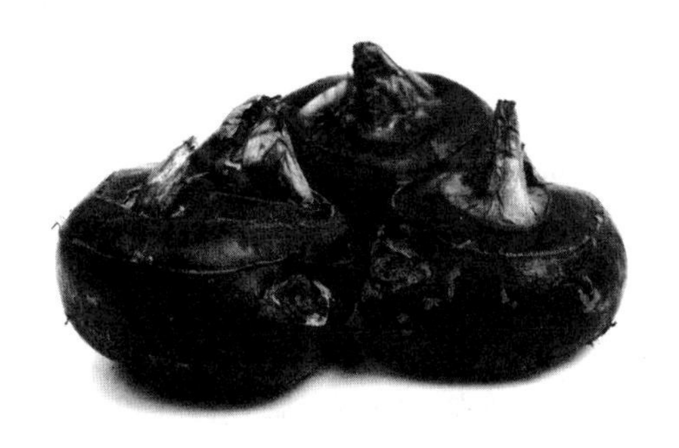

荸荠一般在10月寒露节气以后陆续上市，是秋冬季节的时令蔬菜。

很多人喜欢吃荸荠，一般都是炒着吃，比如荸荠炒肉片。但殊不知，荸荠煮成甜品，味道极佳，还有很多养生功效，能治疗不少疾病。

快说快说，看看我
有没有这样的疾病。
内经
你只有"脑子不好"，
这一种疾病。
内经

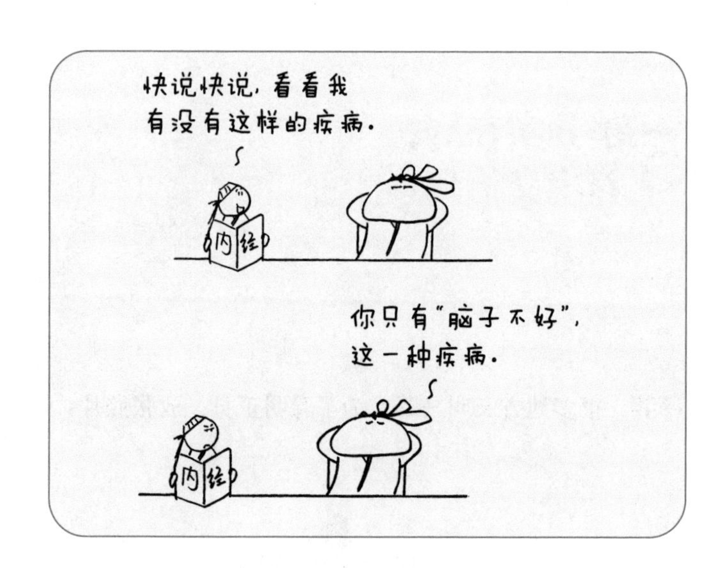

荸荠性味甘寒，入肺、胃经，有清热、利咽、化痰、止渴、开胃、消食、益气、明目的功能。

1.荸荠止咳化痰

荸荠甘寒，色白入肺，可以清肺热，宣肺气，化痰止咳。秋冬季节本身就很干燥，再加上北方房间里都有暖气，很容易肺热伤津，引起干咳。

此时用荸荠几颗，去皮后切成小块，和适量冰糖一起煮水饮，不但好喝，而且止咳化痰。

即使没有咳嗽，单纯只是口干津少，鼻子里热烘烘的，都可以常煮荸荠水当饮料。润肺生津，预防咳嗽。

2.荸荠利大小便

秋冬季节得热证的人不少，究其原因就是吃得多、穿得暖、房间热。

此时若出现小便黄、涩痛（急性尿道炎），或者单纯只是小便少，都可以用荸荠利小便。

尤其是很多生病发烧的患者，很容易出现小便少、黄，更是适合饮用荸荠水来利小便，退高热。因为肺与膀胱相别通，小便顺畅可以帮助散肺热，退烧。

另外，由于荸荠甘寒生津，因此它还是通利大便的好食物。对于肠燥津亏导致的便秘，多吃荸荠疗效很好。

果然这些病我却没有.
内经
你还是太年轻啊,
没点病怎么在社会上混.
内经

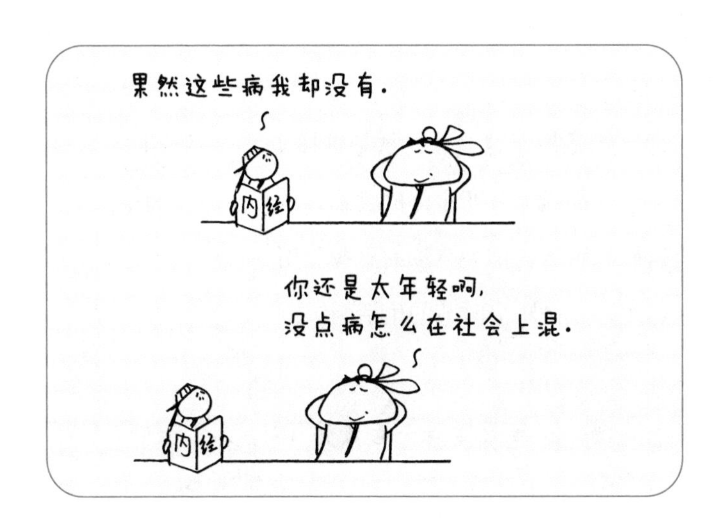

3.荸荠消积食

很多人都知道山楂、白萝卜可以消食，但绝想不到荸荠也可以消食。

当小儿有积食时，可以用荸荠煮水，吃荸荠喝汤汁。也可以用荸荠加水榨成荸荠汁，煮沸后饮服。

尤其是那些口有热气、舌苔比较厚腻的小朋友，每日服用一杯熟荸荠汁，可以有效地除积食，消胃热，生胃津。

除了以上的功用外，荸荠最大的药用在于透发麻疹。由于现在小孩子都打了预防针，所以出现麻疹的概率很小，这里就不再多说。

荸荠虽好，但还是有食用注意：荸荠属于寒性食物，且生长于地下沼泽或水田中，表皮多有细菌、寄生虫附着，因此不宜生食。另外对于脾胃虚寒者，也不可以一次性食用太多，以免引起腹泻。

大自然是最智慧的，在秋冬这样干燥、容易生内热的季节，它就会给人类送上甘寒生津的食物，供养生命。而中医更是没有辜负这样的智慧，把大自然的恩赐利用到了极致。

养生，就是顺应时节的生活啊。

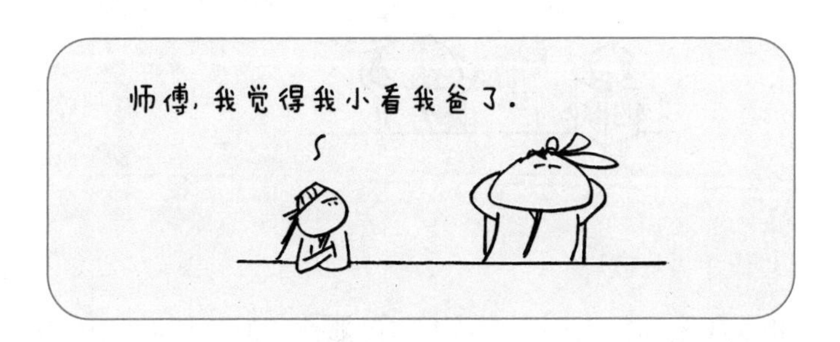

他一身的病，你说的他都有。

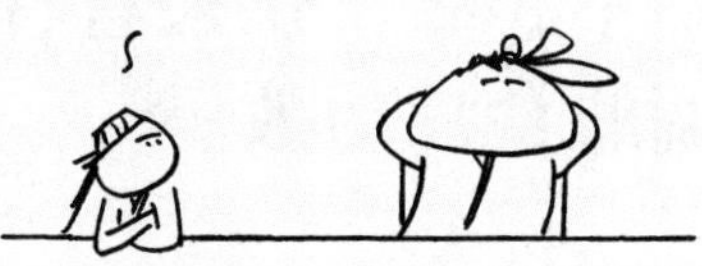

所以他肯定混得特别好，
但一直没告诉我。

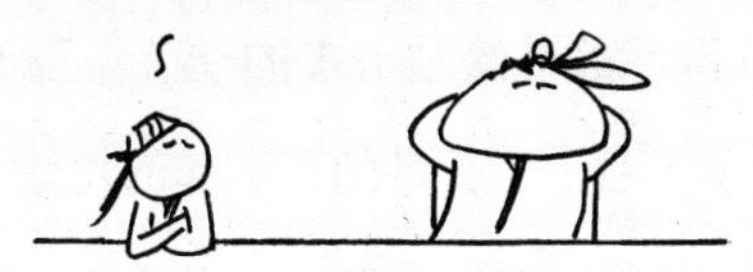

可能怕我因为是"病二代"，

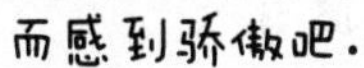

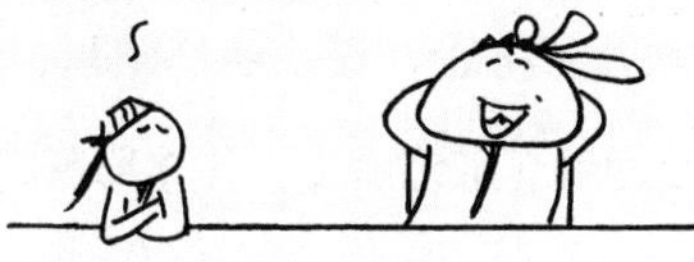

06 慈姑不起眼，快来看看它低调的食疗功效

每年11月份，都是慈姑上市的季节。下面就来和大家聊聊这个不起眼的小东西，所具备的了不起的功效。

慈姑是水生植物，叶子像箭头，开白花。地下有球茎，黄白色或青白色，以球茎作蔬菜食用。

慈姑色白入肺、胃经，甘、苦、微寒、无毒。主解百毒，有凉血止血、止咳通淋、散结解毒、和胃厚肠等功效。

师傅，直接说使用场景，
都是术语，谁记得啊？
内经
瞧瞧你这学习态度.
内经

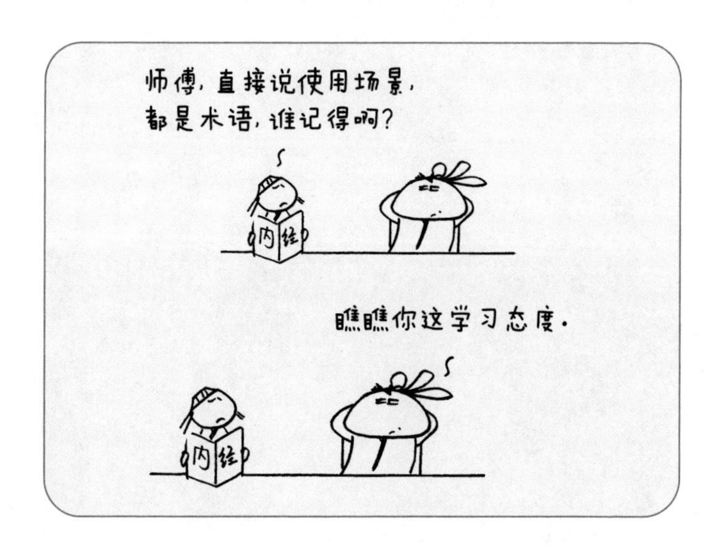

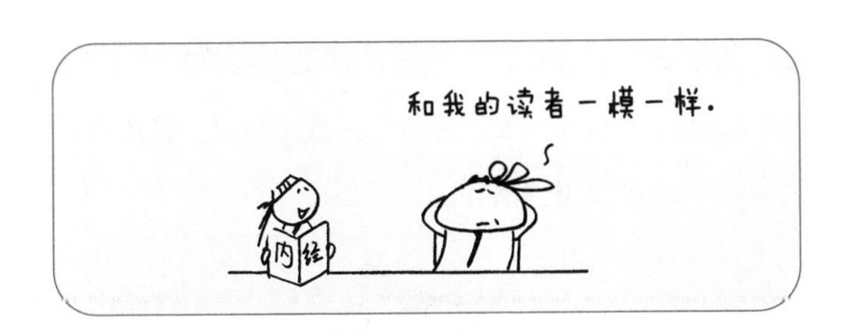

好吧，直接开机。

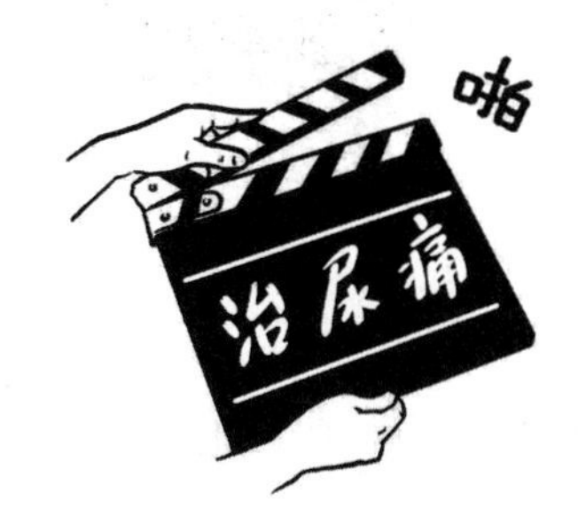

慈姑因其苦寒之性可凉血清热，利湿通淋，尤善治疗小便涩痛有血、尿出灼热刺痛、血色鲜红、苔黄、脉数有力者。

《千金要方》：慈姑亦善下石淋。

因此，**如果有尿痛尿涩，甚至血尿者，慈姑都是首选的食疗佳品**，可以直接煮汤服食。连吃几顿即有显效。

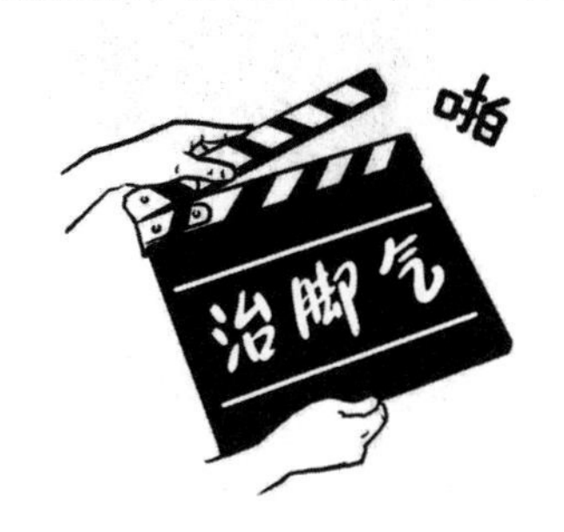

脚气患者，尤其是脚痒，流黄色脓水，或长黄色小水疱的，可用慈姑煲汤，加点儿芡实、薏苡仁，清热利湿，收效很快。即使有红肿的，也可以很快消肿。

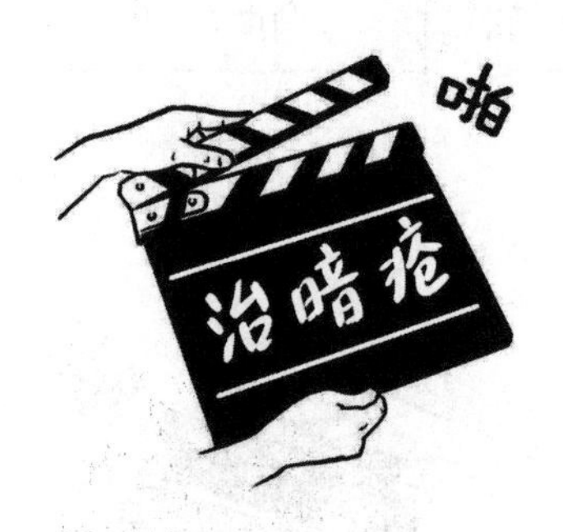

很多人脸上都常有暗疮，色红、有脓点，按之疼痛。此时可以将生慈姑的小尾巴切掉后，取中间部分切片，用断面上滋润的汁液擦涂暗疮患处。等汁液干了，再换一片擦涂。

最好早晚各一次，一次20分钟，对于暗疮消肿、收脓、清热，有很好的效果。

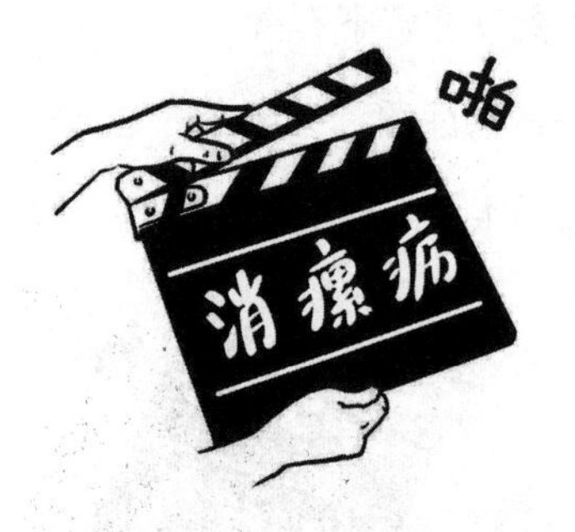

瘰疬是长在颈部的痰核，而慈姑可以消肿散结，因此服用慈姑有消瘰疬的作用。如果可以在慈姑汤中加入一些海带，散结效

果更快。也可以同时将慈姑切片轻擦患处，辅助治疗。

但慈姑毕竟是食物，疗效有限，若瘰疬很多，已经累累成串，那就必须用中药汤剂治疗了。

《福建药物志》中载，慈姑可治乳腺结核、骨膜炎、睾丸炎。

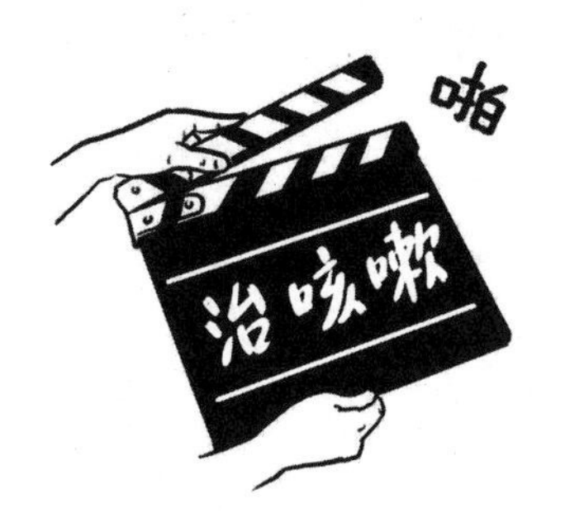

《滇南本草》中载，慈姑可“厚肠胃、止咳嗽”，可治咳嗽致痰中带血、咯血、呕血等症。

每到冬天北方地区全部供暖的时候，就会有不少北方朋友开始热咳。此时就可以买回慈姑煲汤代茶饮，不但清肺热，还可以化痰、凉血。

慈姑功用很多，食疗效果好，大家一定要好好利用。但慈姑也分食用和药用两种，入药的一般都是山慈菇，长在山上的那种，功效更强。

另外，慈姑有消痈的作用，因此孕妇忌服。一般人也不要一次吃太多，毕竟苦寒。

老崔，咱们也烧
慈姑红烧肉吧。

慈姑是谁？

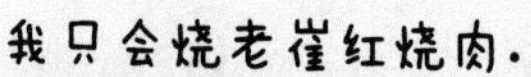

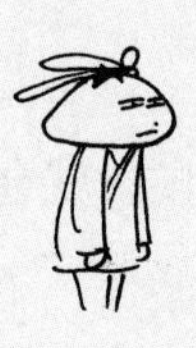

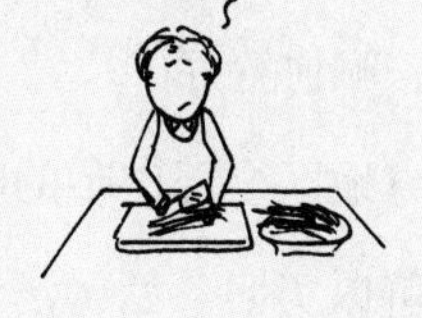

07 小小食盐，以一己之力撑起家庭小药房

我一直都说家里的厨房就是药房，那里面的宝贝可多了，家里有人生病先从厨房找药，多半都有对证的。

大多数人都知道，葱、姜、蒜、辣椒、川椒、八角、草果，这些都是药，但是很少有人知道盐也是药。

所以今天我们就来讲盐的药用，否则太对不起这个我们一日三餐都离不开的小宝贝了。

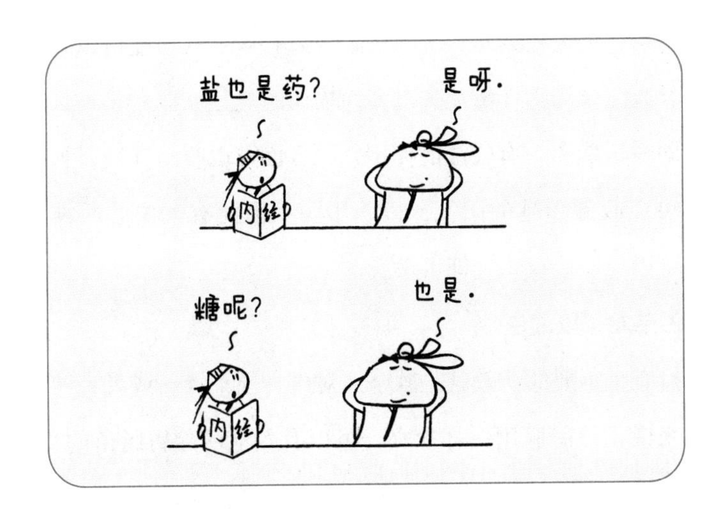

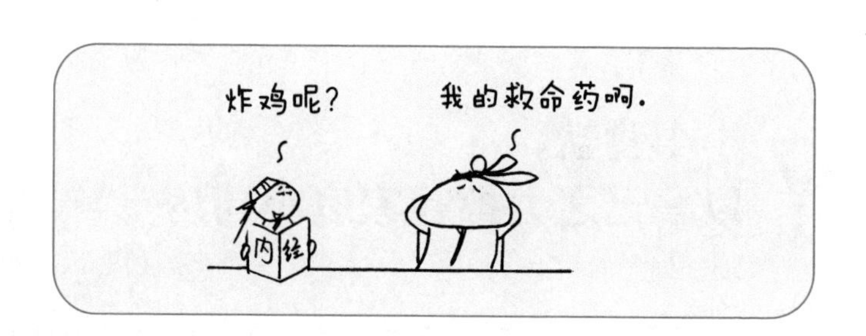

盐为什么能治病呢？在中医里，所有的食物都有性味归经，盐只要有性味，就会有药用。

盐，性味咸寒，入胃、肾、肺、肝、大肠、小肠经。因此它能治的病五花八门，下面就简单地给大家捋捋。

1.豆浆加盐，能治疗中暑昏迷

彭子益先生在《圆运动的古中医学》里讲到中暑时，说可以用咸豆浆治疗中暑汗出昏迷。

为啥？因为豆浆是黄豆做的，可以补脾益气，盐可以补养心气，补充人体因为汗液流失过多而损伤的盐分。

同时盐咸寒，有收涩的作用，一方面可以收敛汗液，另一方面还可以收敛浮越的阳气，以防阳脱。因此有人中暑后神志不清，可以急服咸豆浆，即可救急。

2.盐水可以通便

盐有个重要的功效就是软坚，对于大便干燥，或者大便秘结的人来说，清晨服用一杯盐水，可以有效地清除胃肠道的积热，补充肠道的津液，同时软化大便，让大便更容易排出。

这杯盐水一定要晨起空腹喝，通便效果才好。有些人一喝完盐水，一会儿就会有便意。

当然这个效用只针对大便干燥人群，如果是因为气虚便秘，或者寒秘，则无效。

3.盐可清热解毒敛疮

如果出现牙龈红肿热痛，可以直接含漱浓盐水，一天数次，可以有效地缓解痛感，同时起到清热的作用。

如果是咽喉发炎、肿痛，甚至咽喉出现白色的脓点，或者是扁桃体上面的“小舌头”掉下来了，可以用粗盐研末，然后直接用筷子蘸一点儿盐点在患处，一天数次，即可让白色脓点收敛，不再疼痛，若有“小舌头”，也可缩回。

4.盐水可以止呕

家中有人吃坏肚子，或者犯脾胃病的时候，常出现呕吐不止，甚至有时候吐出黄疸水也无法止呕，非常难受。

此时喂药也不行，入口即吐。

《黄帝内经》：诸上冲逆，皆属于热。所以可以用盐水止呕，每次只服一小口，慢慢咽下后，停一会儿再服一小口，如此服用数十口，即可止呕。

5.暴泻时用盐水急救

万一出现腹泻不止，人濒临脱水的症状，需要赶紧送往医院救治，同时要服用盐水急救。

盐水不仅可以补充津液，还可补充流失的盐分，最好同时加点儿糖，喝盐糖水。既补益中气，又可以补益心气。

6.盐水醒酒

盐有清热安神的作用。如果酒醉，出现浑身燥热，心烦异常，呕吐不止，神志不清，都可以急服盐水醒酒。

《肘后备急方》中记载：凡饮酒，先食盐一匕，饮必倍。

可见盐的醒酒作用。即使不是先服盐，在喝酒时将少许盐加入酒中，也有解酒的作用。

7.跌打损伤昏迷时用盐水灌之

盐可以止血，一般鼻血流淌不止时，可以用棉球蘸盐水塞鼻，同时服用盐水止血。

陈存仁先生在《津津有味谭：荤食卷》里就说，跌打损伤造成的出血以及昏迷时，一定要及时灌入盐水，不但可以止血，还能让患者慢慢神志清醒。

8.被蚊虫叮咬后，在患处撒盐

这个真是在伤口上撒盐的范例了。因为盐可以解毒、杀虫、止痒，当被蚊虫叮咬，出现红肿痛痒时，可以直接在患处撒盐，很快就可以消肿，止痒。

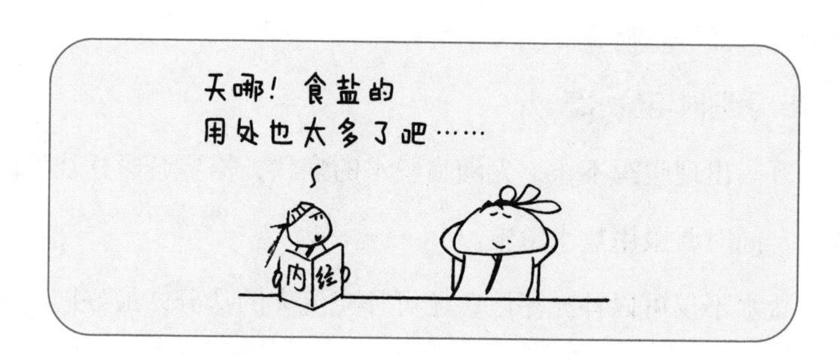

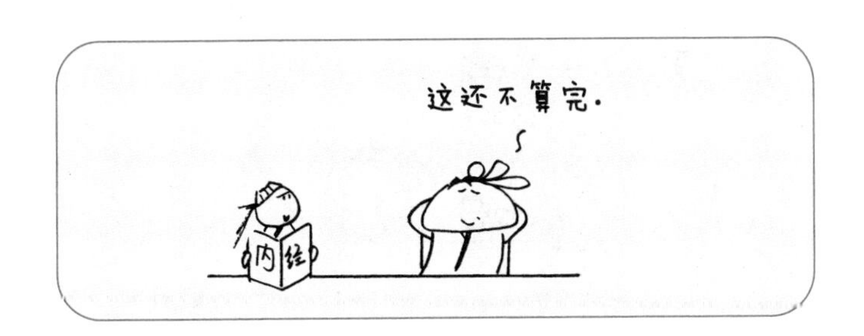

食盐的功效真的太多了，比如盐可以腌制肉类、蔬菜，防止食品腐烂。

盐可以洗茶杯，去污垢。

盐水可以保持鲜花持久不衰。

盐可以去除牙垢，防治蛀牙。

盐甚至可以溶在墨汁中，防止墨水写在纸上洇开。

总之，盐的好处多多。但是盐也不能多吃，会加重肾脏的负担，引起肾水肿等症。

另外盐吃多了会导致血压升高。因为盐可以让血液变得黏稠，血黏稠后流动缓慢，身体必须加压才能推动血流速度，所以会出现高血压。

盐吃多了也会口干舌燥，这可不是因为盐为热性，而是因为血液黏稠后，胃里的津液就会进入血管补充血脉中的津液，从而导致没有足够的津液输布于口舌，出现口渴咽干。

盐的功用实在太多，我们能把上面的记住并活学活用，就已经很了不起了。以后，大家都为自己“带盐”。

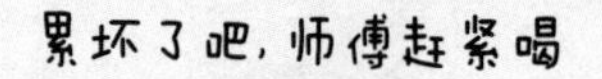
累坏了吧，师傅赶紧喝
一口盐水。

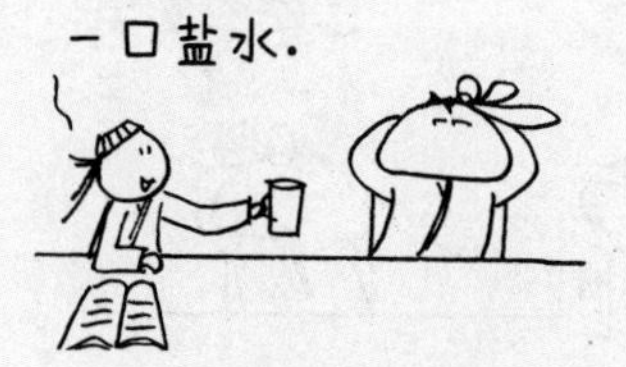

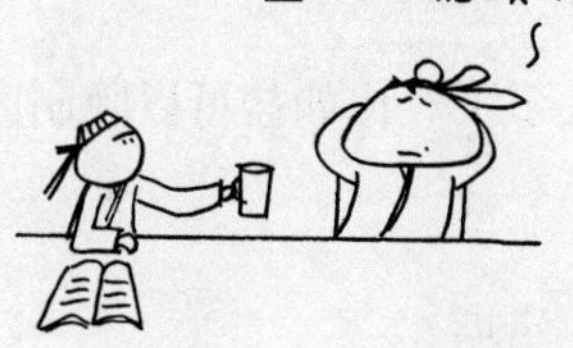
盐水不能续我的命。

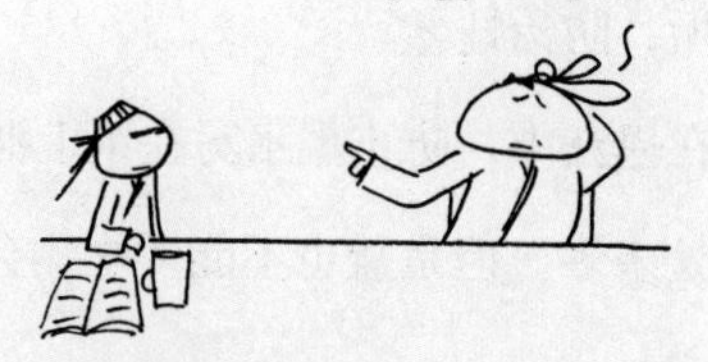
奶茶，三分糖，去奶盖，
加芋圆和椰奶冻。

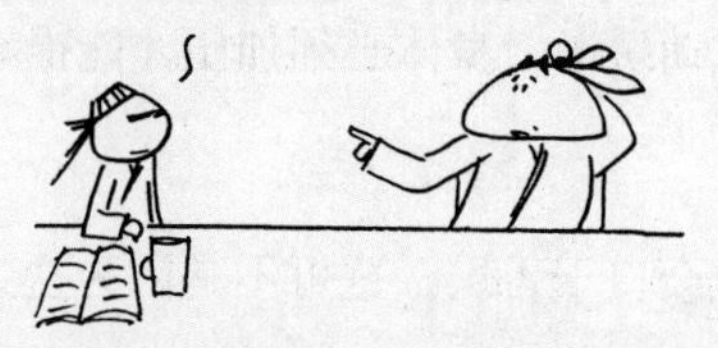
那你在续命前，
先在我的账户里续个费。

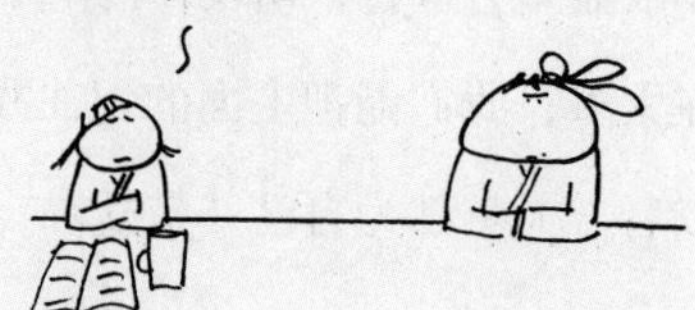
否则你这薄命，我也是
帮不上什么忙了。

08 吃海带的妙处，了解一下？

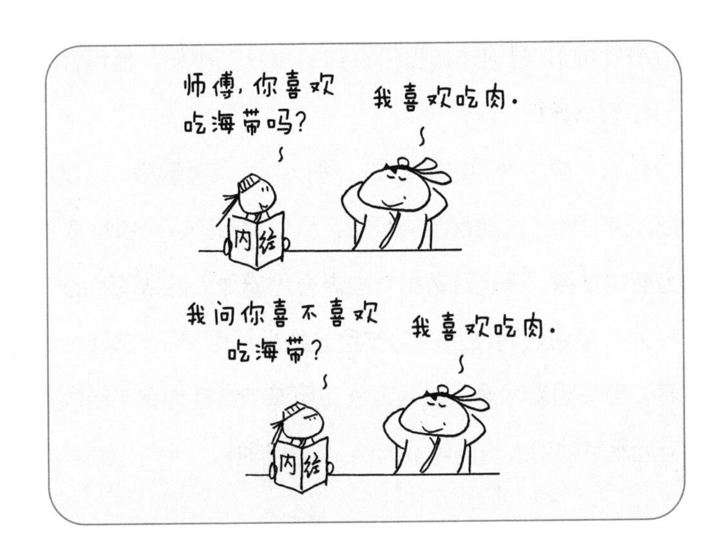

我不喜欢吃海带，煮起来太麻烦，而且嚼着也费劲，我喜欢吃一切软糯的东西，比如包子。

但是海带治病，它不仅仅是食物，还是非常廉价易得的药物。

海带治瘰疬，你们都听说过吧？瘰疬就是长在颈部皮肉间，可以摸到的一个个核块，一般来说，既不疼也不痒，没什么特别的存在感。

瘰疬在中医里属“痰核”，是气滞痰凝后结成的块状物。所以治疗的原则无非就是行气化痰散结。海带就是最常用的药物，可以和其他药物一起熬成汤药，也可以直接单味食用，治疗效果很好。

海带泡酒，你们喝过没？用海带500克（洗净），酒2升（米酒、清酒皆可），浸泡一周以上，然后每日三小杯，稍稍含咽之，可以治疗颈部瘰疬。

为什么？因为海带性味咸寒，可以消痰软坚散结，利水消肿。是治疗痰湿凝滞、气血瘀阻的瘿瘤、瘰疬常用药。之所以要泡酒，是因为酒味辛辣，辛也可散结，二者合用能加大散结消肿的力度。

另外，海带还有祛水湿的作用，如果是湿热下注导致的女子白带黄、男子阴囊潮湿、湿热脚气，用海带食疗均有不错的效果。腿脚容易水肿的老人也应常食海带，利水消肿。

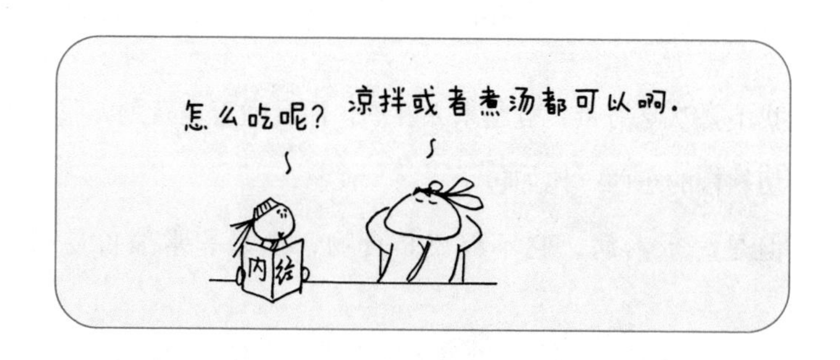

《医学衷中参西录》里，张锡纯先生就记载了一个医案：一个妇人，脖子上长了一个好大的瘰疬，有小橘子那么大。但是妇

人并无痛感，也没什么其他身体疾病。于是张先生就让她回去喝海带汤，每天都喝。用了半个月，这个像橘子一样大的瘰疬消失不见了。

《小郎中学医记》里讲了两个医案：一个教师右脚背侧长了一个肿核，医院诊断为腱鞘囊肿。这个囊肿不痛不痒，揉之还可移动。医生就让他每天吃250克煮熟的海带，不要放油，清淡饮食。结果半个月后这个囊肿就变软了，然后由李子般大小变成了豆子般大小。又服用了半个月，囊肿就完全消失了。另一个男子，左手食指处有一个豆子大小的肿核，不红不肿。医生同样让他服食海带，一个多月后，肿核也消失不见了。

腱鞘囊肿这个病，一直有好多朋友问过我。它主要发于四肢腕踝关节，在中医里属痰湿淤堵。治疗法则无外乎软坚散结、利水消肿。而海带长于水中，像缎带一样随波漂浮，因此可通人体经络，治十二经水肿。腱鞘囊肿里的积液痰凝，自然也可以随之消尽。

所以说，海带食疗的作用一点儿不比药物差。但由于海带本身咸寒，如果是脾胃强壮之人，直接吃就可以。如果是脾胃虚寒之人，就需要配合其他温补脾胃的药物一起吃才行。比如可以在海带汤中加入党参9克、干姜3克。

另外，瘿瘤，也就是甲状腺结节，也可以用海带食疗，具体的做法就是每日三餐均食用一小碟醋泡海带。因为酸味入肝，可引药入经。只是食用时间比较长，可能要1～2个月才能见效。

小明，被关在家里的这两个月，
你过得怎么样啊？

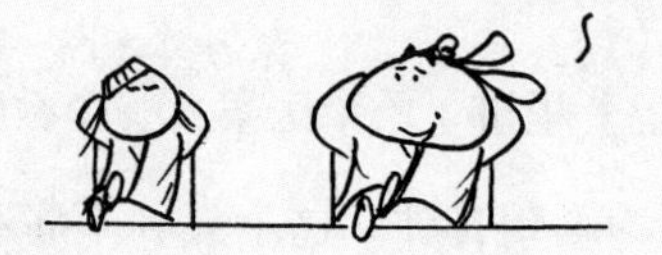

我很好啊。

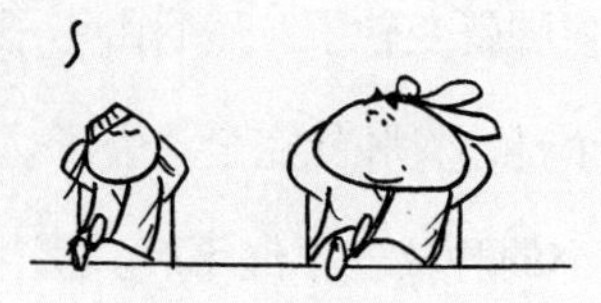

就是我们家的猫和狗表现
得有点儿不正常。

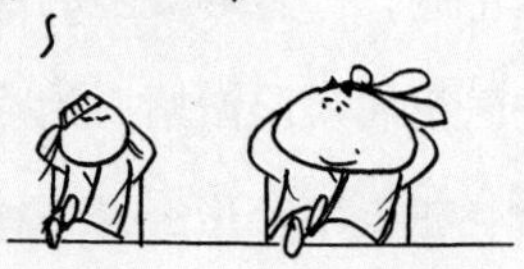

小猫多次离家出走。
小狗也有了自闭的倾向。那你爸妈呢？

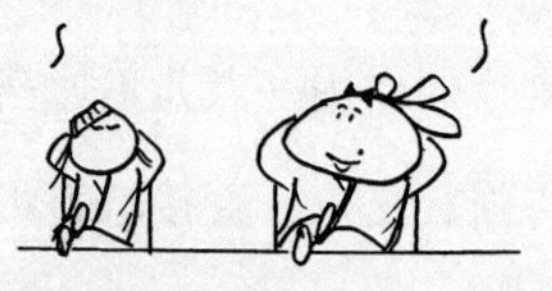

参见猫狗。

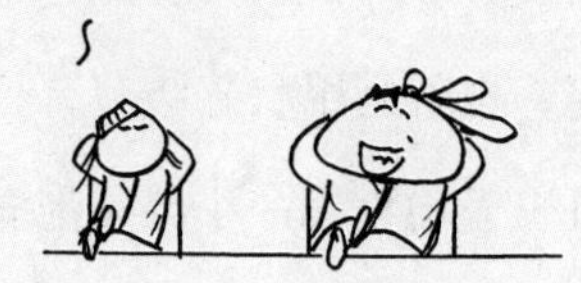

09 槐花不仅好看，还很好吃啊

是的，任何能吃的东西我都不会放过。从海里的，到树上的，连花朵也在我的菜单上。

不过这也不能怪我，谁让槐花不但好看，还好吃，还能治病呢。

其实槐树一身都是宝，除了槐花，槐角、槐树树枝都能入药。

师傅，你吃过槐花包子吗？
啊？！……没……没有。
内经
内经
没脸在包子圈混下去了……
内经

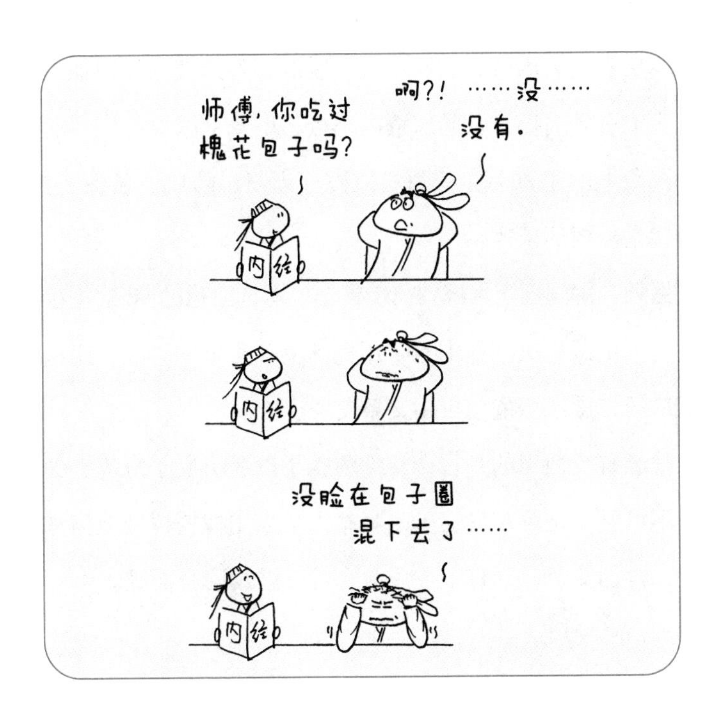

槐花能治痔疮出血。一直以来槐花都是治疗痔疮出血的良药，可以直接打粉服用。

用法：槐花、荆芥炭打粉，每次酒服3克，治大肠下血。

荆芥炭有收敛止血的作用。

但一般来说，槐花和地榆是最常见的配搭。赵绍琴先生就特别喜欢用这对搭档，每逢清热凉血化瘀，必用此药对。地榆凉血止血、解毒敛疮，槐花凉血止血、清肝泻火，二药组合治疗各种大肠出血，效果很好。

槐花能治病，它的果实也是一味好药。

有一种中成药叫作槐角丸，具有止痒痛、消肿聚、驱湿毒、清肠疏风、凉血止血的功效。主治五种肠风泻血（粪前有血名外痔，粪后有血名内痔，大肠不收名脱肛，谷道四面胬肉如奶名举痔，头上有乳名瘘，及肠风疮内小虫，里急下脓血）。

槐角丸的组方为：槐角、地榆、当归、防风、黄芩、枳壳。槐角就是槐树的果实。

另外，民间还有用槐树树枝煮水，熏洗痔疮的做法。《小郎中学医记》记载，民间郎中有个用槐汤治疗痔疮的办法，用槐树树枝煎浓汤，熏洗痔疮，再用艾条艾灸患处。

曾经有个西川的判官，长途骑骡子以后引发了痔疮，到了驿站痛不可忍，坐卧难安，于是驿站人员采用槐树树枝煎汤熏洗的办法，再加艾灸，判官很快痊愈，可以继续骑骡而驰。

骑骡子都能
骑出痔疮啊。
是啊，多么可怜的
骡子啊。
内经

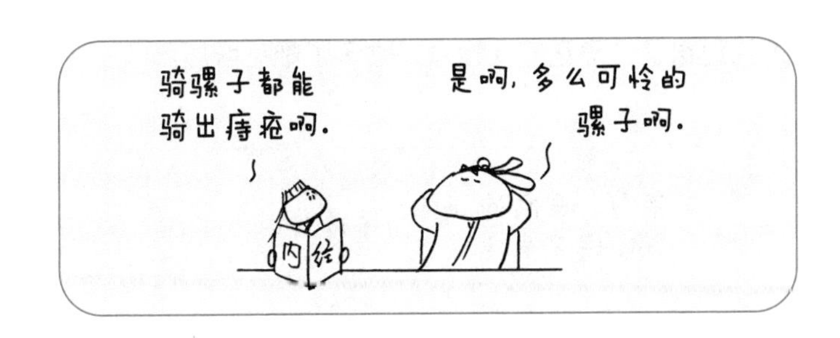

除了治疗痔疮，槐花治疗眼睛的病症也是一把好手。

槐花泡水可以治疗眼睛红肿热痛，估计很多人都不知道。大家只知道清肝明目可以用菊花，眼睛发炎可以用蒲公英，却不知道槐花清泻肝热、明目的效果更胜一筹。

肝开窍于目，当肝经有热时，常会出现目赤肿痛。菊花可清肝明目，可是不能通大肠，而槐花性味苦寒，既可以清泻肝火，又能将火从大肠泻出，因此明目的效果更快，同时还可以治疗肝阳上亢导致的头痛、头晕等症。

具体用法：直接用槐花6克煮水，代茶饮，配合菊花，效果更好。

《小郎中学医记》里记载了一个使用槐花的经验方：用槐花30克，加入150毫升的水，隔水炖20分钟，去渣取汁调入冰糖，当茶频服，可治疗小儿头面部脓疱疮，3～5天即可消肿病退。

此方取的就是槐花苦寒下行之性，既可以清热凉血，又可以导热下行，脓疱疮自然得以治愈。

槐花除了可以泡茶，还能熬成粥，炒鸡蛋，包饺子，烙煎饼。胃肠道有热，舌苔黄，口气重的朋友都适合吃。但是脾胃虚寒的人就别吃了，毕竟槐花性寒，吃多了难免增病。

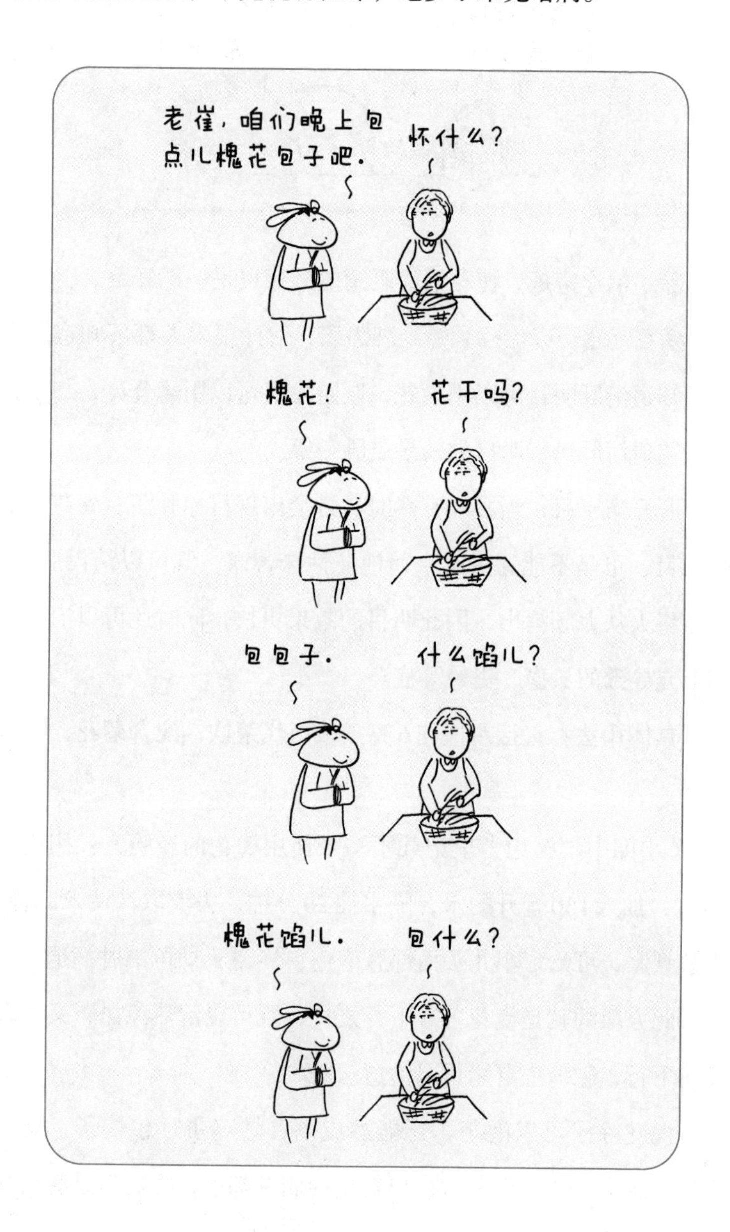

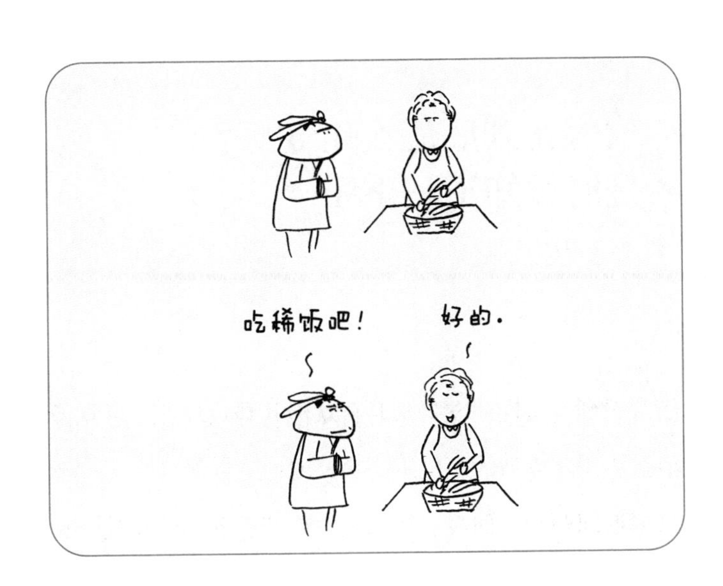
吃稀饭吧！
好的。

10 玫瑰花到底怎么用才好？是时候知道一下了

经常看到有女性朋友喝水时喜欢泡几颗玫瑰花，感觉像洗澡时在浴缸里撒花瓣似的，也不为啥，就为了好看。

再多追问两句，回答一般都是玫瑰花有美容的功效。具体怎么美容呢，又答不出所以然来。

没学中医就算了，学了中医咱们用玫瑰花就不能这么外行啦，要真正地把玫瑰花用在点子上。

因为，玫瑰花确实是味好药啊！

师傅，你怎么从来不泡玫瑰花喝？
我感觉和我的飒爽的气质不符。
内经
那倒是，你的气质只和通利大便的东西比较相符。
内经

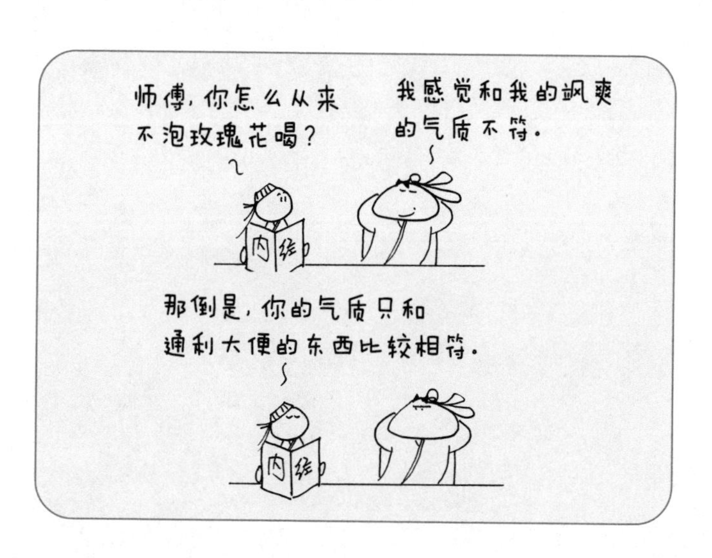

玫瑰花作为一朵花，为什么可以入药呢？那是因为玫瑰花有迷人的独特香气，而这香气可以开郁。另外，花朵本身就是开放的，因此能够开闭解郁。

那是不是所有有香气、又开放的花朵都有解郁的功效呢？当然不是。玫瑰花还有一个最大的不同，就是它是带刺的。在中药里，凡是带刺的植物都有开破的作用，都可以用于治疗痈肿、积聚，玫瑰花的刺让玫瑰花有了别的花朵所不具备的开郁能力。单味药泡水，就有很好的疗效。

比如给孩子辅导作业的时候，建议家长除了吃味逍遥丸以外，还可以泡点儿玫瑰花水，算是疏肝加强版，可以抵抗12级“熊娃”。男女皆能用，爸爸也有救。

尤其是被“熊娃”气得肝胃疼痛时，玫瑰花为首选。

《本草纲目拾遗》：**治肝胃气痛，玫瑰花阴干，冲汤，代茶服。**

药用时，务必选用花苞状的玫瑰花。因为含苞欲放时，开郁的效果更好，它有即将开放的力量，而且香气还都郁闭在内，没有散失。一旦完全开放了，开郁的效果就会差很多，香气也都散掉了。

那这样说的话，师傅，我觉得
咱们也应该泡点玫瑰花喝？
我不需要。
内经

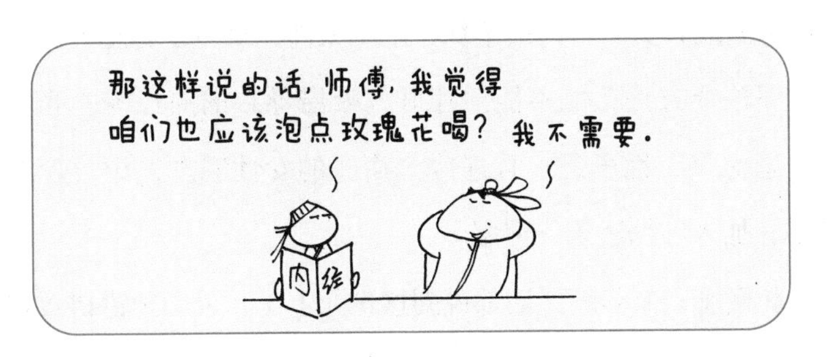

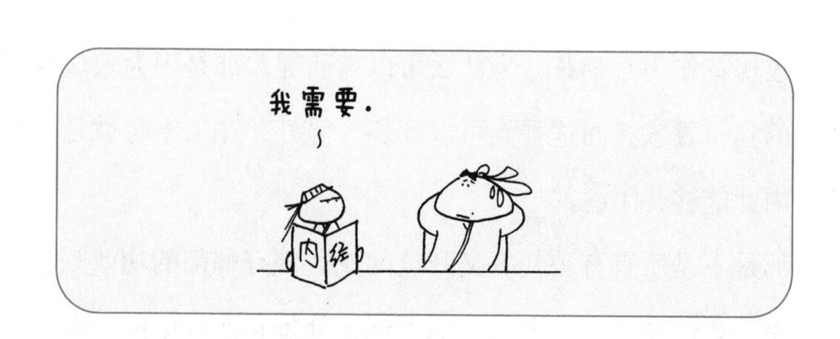

既然玫瑰花入肝经，又能开郁散结，那么它一定可以治疗一个常见的病证，想必你们已经猜到了。是的，就是乳痈，也就是乳腺结节。

乳痈，属于气血凝滞，用芳香类的药物，可以行气活血以达到散结的功效。玫瑰花香气浓烈，但清而不浊、和而不猛、宣通郁滞的同时，又可行气活血。

《百草镜》：治乳痈初起，胸中抑郁，用玫瑰花初开者，阴干，三十朵，去除花蒂，以陈酒煎，饭后服之愈。

《随息居饮食谱》：调中活血，舒郁结，辟秽，和肝。酿酒可消乳癖。

为何要用酒煎？因为酒入肝经，辛烈走窜，配合玫瑰花一起，可以加强行气活血散结的作用，效果来得更快。一般来说可以用米酒或者黄酒，白酒辛辣，浓度太高，喝多了容易上头。

那这个方法，能不能治疗肝气瘀滞导致的痛经呢？当然可以。思虑重、性子急，且遇冷会痛经的女性朋友，用玫瑰花苞30朵，加入红糖适量，煎服。

肝藏血，血养颜。话都说到这份儿上了，就必须讲讲玫瑰花养颜美容的功效，否则也太辜负玫瑰花又入肝经又调气血的本事了。

玫瑰花美容消斑，还是依赖于它对气血的调节，它能顺气解郁、活血调经。气血通畅后，自然会带着郁滞下行。所谓的斑，不过就是瘀血而已。把污浊带走，新血生起，自然面色红润了，看起来更俊美了，算是意料之中的结果。

说来说去，玫瑰花只对你们女人有用啊。
瞎说，你们男人能用到的地方也很多。
内经

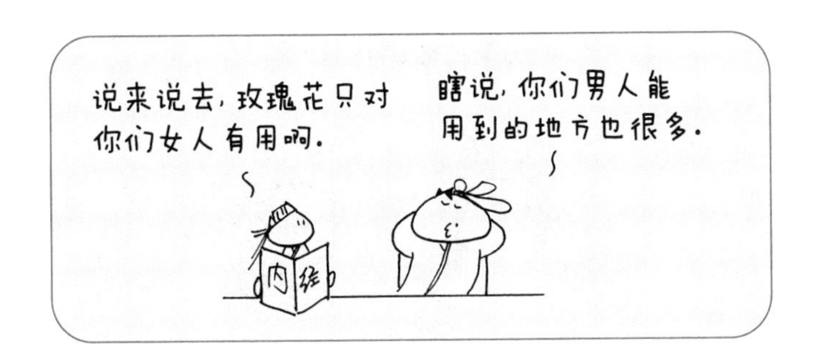

玫瑰花能治疗慢性肠炎，这个功效总是男女都适用吧！

慢性肠炎的主要症状就是腹痛、腹泻、稀水便或黏液脓血便，一天数次，这在中医里被归为痢疾。

中医里能治疗痢疾的药有很多，但数玫瑰花最为平和。《小郎中学医记》里记载了一个医案：有一个日本的汉方医学博士患了慢性肠炎，久治不愈，非常痛苦。后来从邻居那里得了一个祖传秘方，就是用玫瑰花煮水喝。结果他只喝了两三天，泻下黏液的次数就从一天十多次减少为几次。连着服用一段时间后，这多年的宿疾，居然就这样治愈了。后来，他就用这个方法给患者治疗痢疾，无一失败。可见玫瑰花治痢的功效非同一般。

这个药方是：玫瑰花去蒂，焙燥研细末，黄酒送服。每服1.5克，一日2～3次。

玫瑰花虽好，但也有不适宜人群。因为它性温，所以阴虚火旺的人少服。

肚子疼多喝热水.
肚子疼，喝点儿玫瑰花茶.
师傅，你说那姑娘
会选哪个小伙子?

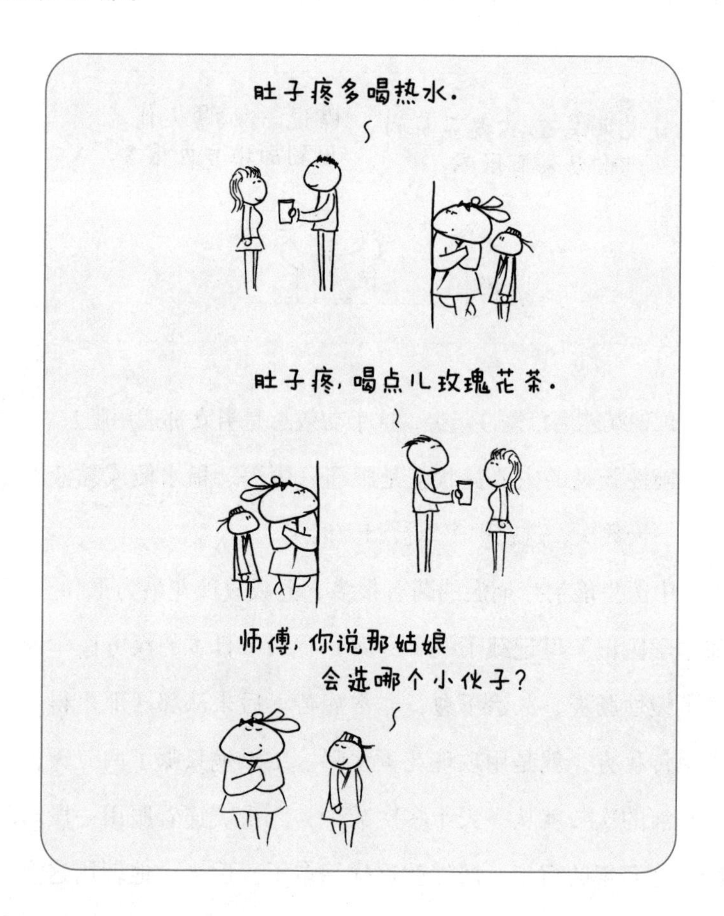

这还用说吗，
长得帅的那个。

11 冬瓜皮、冬瓜子都别扔，全是好药材

现在的人越来越注意养生了，每天都会吃点儿瓜果蔬菜，以补充维生素。可是你们知道吗，在我们丢掉的厨余垃圾里有好多宝贝，甚至比我们吃掉的都要有用。比如冬瓜皮和冬瓜子，那可是夏日闷热又潮湿的天气里最实用的药材。

冬瓜浑身都是宝。**冬瓜肉味甘、性寒，可以清热解暑、利尿。**夏天，饭后来一碗冬瓜海米汤，鲜美又清爽。冬瓜瘦肉汤，也是极好的滋阴药膳。古时候的夏天没空调又没电扇，铁匠打铁时汗流浃背，极度耗损津液，他们就是靠喝冬瓜瘦肉汤来滋补的，防止中暑的同时还可大补阴液，真的太有智慧了。

《随息居饮食谱》中说到冬瓜："若孕妇常食，泽胎化毒，令儿无病。"

冬瓜有解鱼毒的功能，如果夏天吃了鱼肉出现过敏或者呕吐的现象，可以急用冬瓜煮水喝来解毒，效果很好。

老崔在夏天最喜欢煮冬瓜海带汤，放凉了喝，味道特别好。就是里面没啥油星，差评。

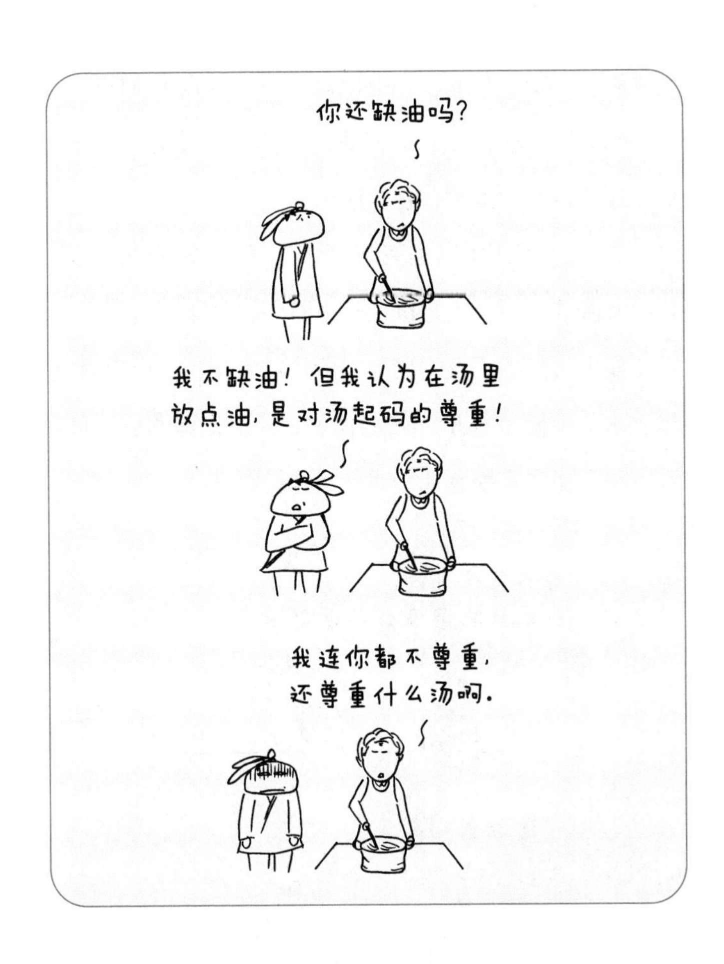

通常会被我们当垃圾随手扔掉的冬瓜皮其实是一味真正的中药，晒干后可以入药房的。

冬瓜皮味甘、性凉，归脾和小肠经。有利尿消肿的功效。可用于治疗水肿胀满、小便不利、暑热口渴、小便短赤等症。

《江苏植药志》中记载：治腹泻、足跗浮肿。

《山东中药》中记载：利湿消暑。

治水肿。《湖南药物志》中记载：以本品配五加皮、姜皮，煎服；《浙江药用植物志》中记载：若治体虚浮肿，用冬瓜皮、赤小豆、红糖适量。煮烂，食豆服汤。

治暑热证。《四川中药志》：冬瓜皮、西瓜皮等量，煎水代茶饮；若治暑湿证，可与生薏苡仁、滑石、扁豆花等同用。

因此如果暑热的天气需要外出劳作或者游玩，可以直接煮点儿冬瓜皮水放在随身杯里，解渴消暑，还能消除水肿，降心火，让你不用感到那么心烦意乱，比什么饮料都好。

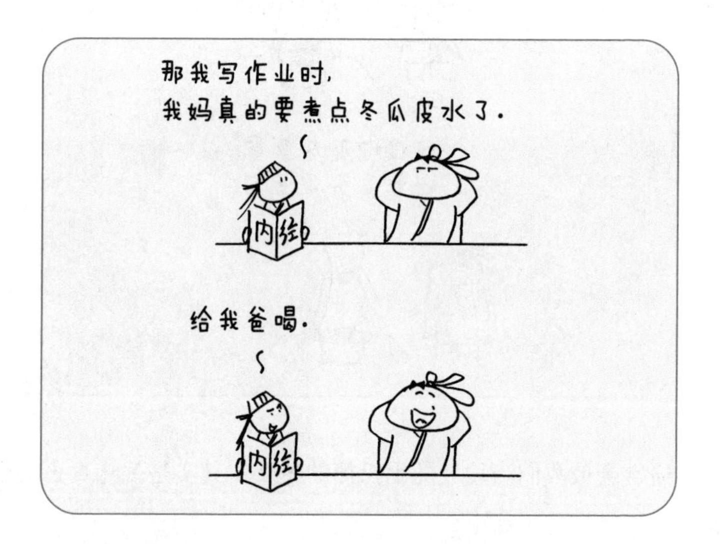

咱们再来说说冬瓜子。

冬瓜子就是藏在冬瓜瓤里的子，也叫冬瓜仁。

一般是洗净后晒干，阴凉储存。**冬瓜子味甘，性寒。长于清肺化痰，消痈排脓。多用于肺热咳嗽，肺痈、肠痈初起。**

支气管炎咳嗽、肺脓疡咳血：冬瓜子15克，加白糖适量，水煎服，每日3次。

我们在日常治疗咳嗽有痰时，可以直接抓一小把冬瓜子（15克左右）放进汤药中，助化痰止咳之力。如果是寒痰，那就放点儿生姜，以中和冬瓜子的寒性。

另外，《得配本草》说冬瓜子："入足厥阴经。"

因此**冬瓜子也常被用来治疗女子的白带问题**，如果白带黄臭，说明肝经有热，湿热下注。此时可以直接用冬瓜子15～30克煮水喝，清热除湿利水。

总之，冬瓜浑身都是宝，里里外外都有用。夏天自己整点儿解暑的药，连藿香正气水都免了。行了，不说了，我去买冬瓜了，然后让小明帮我抱回家。

师……师傅，你就不能自己抱会儿吗？
我这是锻炼你，给你成长的机会！
那你能不能也让自己成长一下？

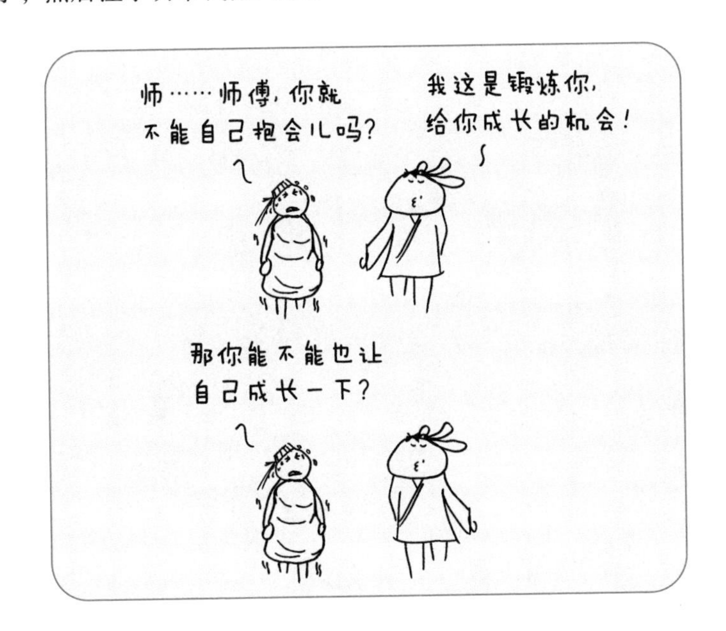

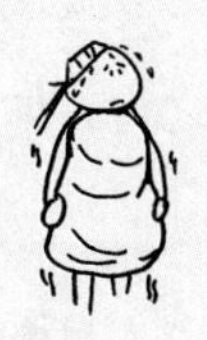
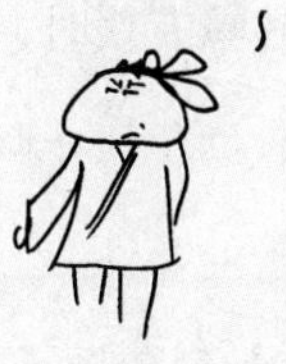
你看你这孩子，
怎么这么斤斤计较呢？

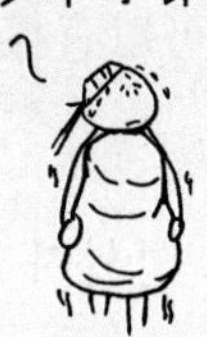
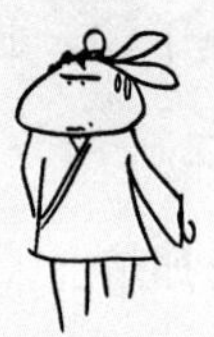
我……我……我真不是斤斤计较，
我是二十多斤才计较……

12 海蜇也是味好药，怎么用你一定想不到

海蜇大家一定都听说过，也吃过，常见的吃法是用麻油凉拌，里面放点儿香菜，吃起来极为爽口，是一道很美味的凉菜。

不过你肯定想不到，它还是一味有用的中药。大自然就是这么智慧，它是不会让我们吃一些没用的东西的。现在所谓的垃圾食品都不是原生态的食物，全是科技与狠活加工配制而成，完全违反了自然之道。

海蜇又名水母，8—9月，海蜇常成群浮游于海面，有时被冲击而搁浅在海滩上。捕捞时，先用长标刺穿其伞体，然后用网捕获。捕后用石灰、明矾浸制。再榨去其体中水分，洗净，盐渍。一般伞体部和口腕部分开加工，口腕部俗称“海蜇头”，伞部俗称“海蜇皮”。

因此海蜇头相对来说比较坚硬，需要切成小块才方便食用，而海蜇皮则很柔软，即使是牙口不好的人也可以佐餐。海蜇皮凉拌萝卜丝，是小朋友也喜欢的美味。

人类真残忍，连长得那么
好看的水母都吃。
内经

照你这样说，长得丑的
动物就活该被人吃了？
内经

不过好像仔细想想，我们
常吃的动物里确实没啥颜值高的……
内经

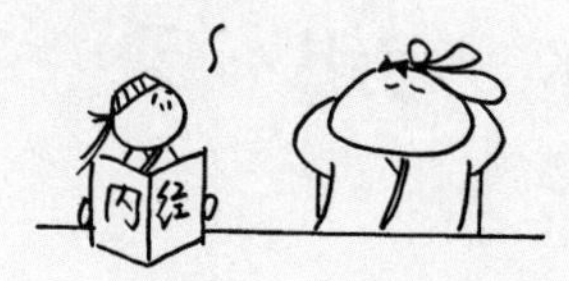

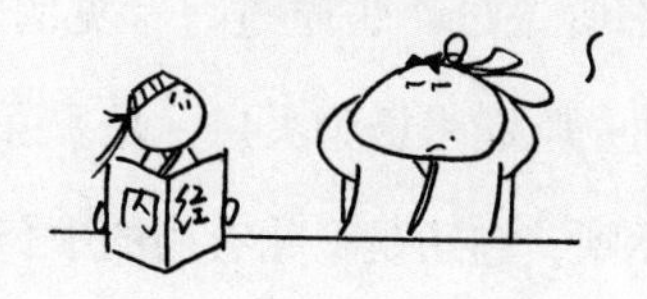

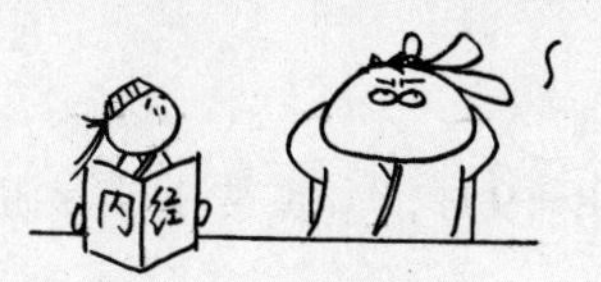

海蜇味咸、性平。具有软坚化痰、消积化滞、润肠通便的功效，常用于阴虚肺燥、高血压、痰热咳嗽、哮喘、瘰疬痰核、食积痞胀、大便燥结等症。

《归砚录》：海蜇，妙药也；宣气化瘀，消痰行食，而不伤正气……故哮喘、胸痞、腹痛、症瘕、胀满、便秘、滞下、疳、疸等病，皆可量用。

《医林纂要》：补心益肺，滋阴化痰，去结核，行邪湿，解渴醒酒，止嗽除烦。

简单地总结一下：海蜇可以消积食、化痰、散结，最常用于治疗腹胀、便秘、咳嗽、哮喘等症。

哎，真是万万没想到，你是这样的海蜇啊！

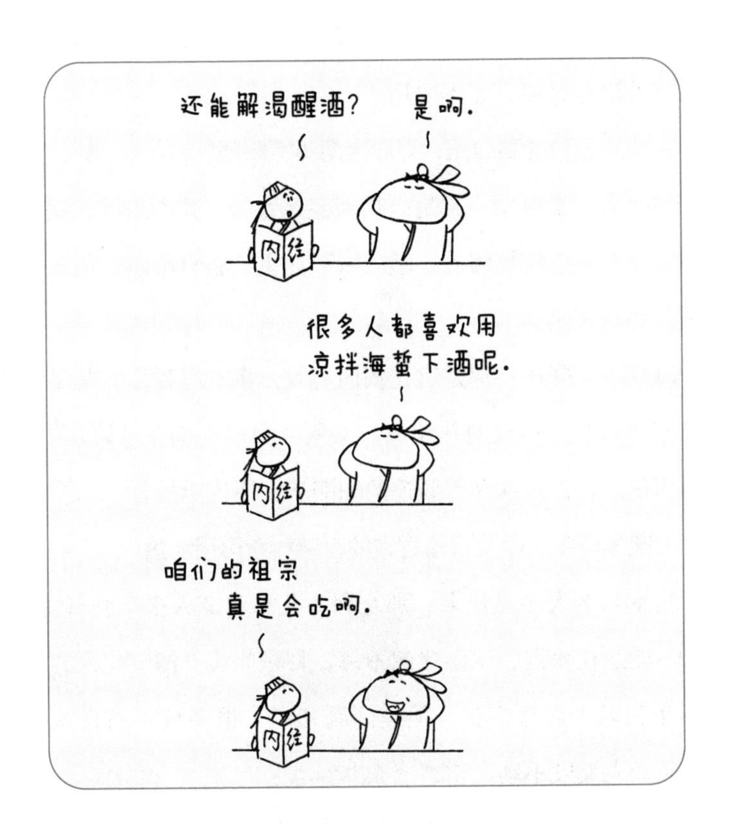

下面就介绍一些海蜇的使用方法。

1.痛风发作时，可以用海蜇皮外贴

足部发生痛风时，红肿热痛难忍，可以用海蜇皮外敷，直接贴在患处，再用纱布包扎，每隔几小时更换一张。海蜇寒咸，可以消肿止痛，软坚散结。虽然这不是治疗痛风的根治之法，但是可以减少患者的痛苦。记得使用时不要将海蜇皮上的盐洗得太干净了。

其他红肿热痛，也都可以使用海蜇皮。只是使用时要注意，如果患处已经破溃，就不要用。

2. 痰壅导致的高血压，可以用海蜇“降压”

很多人的高血压，都是痰热壅盛导致的。此类患者，痰多舌红苔黄腻，体态痴肥臃肿，睡眠鼾声如雷，整日嗜睡。因此想要降压，要消痰热。

海蜇不能降压，但是有化痰的功效，多吃海蜇，尤其是用萝卜丝凉拌海蜇，可以清热化痰。久服，必然会消痰“降压”，同时消积化滞，让痰饮和胃肠道的积滞从大便排泄掉。

3. 咳嗽有痰，以及痰壅导致的哮喘，皆可用海蜇

儿童和老人多见痰多，那是因为儿童和老人多半脾气虚弱，脾虚不能运化水湿，水湿代谢不掉，日积成痰。海蜇化痰，有痰的小儿和老人最宜多吃。但是问题来了，很多孩子不喜欢吃海蜇，而老人又咬不动海蜇，怎么办？

最简单的办法，就是用海蜇煮水喝！

吃过海蜇的人都知道，海蜇不能见热，遇热则会化为水。所以陈存仁先生在《津津有味谭》介绍了一个食疗化痰方：将海蜇头切成小块后，与马蹄（荸荠）一同煲水。

海蜇经过水煮，就化为水液，而荸荠本身就鲜嫩多汁，色白入肺，有清热润肺的功效。二者合一，不但可以化痰降逆，还可以清肺热，是老人孩子极好的化痰、止咳、消喘的良方。

而且海蜇洗干净了以后煮，就没什么咸味。小儿服用的时候，还可以加少许冰糖调味。冰糖也有化痰止咳的作用，加了冰糖的海蜇荸荠水，相当于简易版的止咳糖浆。

很多人都不太爱吃海蜇，觉得处理起来挺麻烦。但是如果你知道海蜇的妙用，就会对它另眼相看。只是海蜇寒凉，如果脾胃虚寒的人就尽量少用凉拌的方法，可以煮水喝。煮的时候在里面加上两片生姜，可以避免寒凉。

老妈，暑假我要减肥。
你别诱惑我吃零食了。
薯片
小孩儿你懂什么？！
男生都喜欢微胖的女生。
薯片

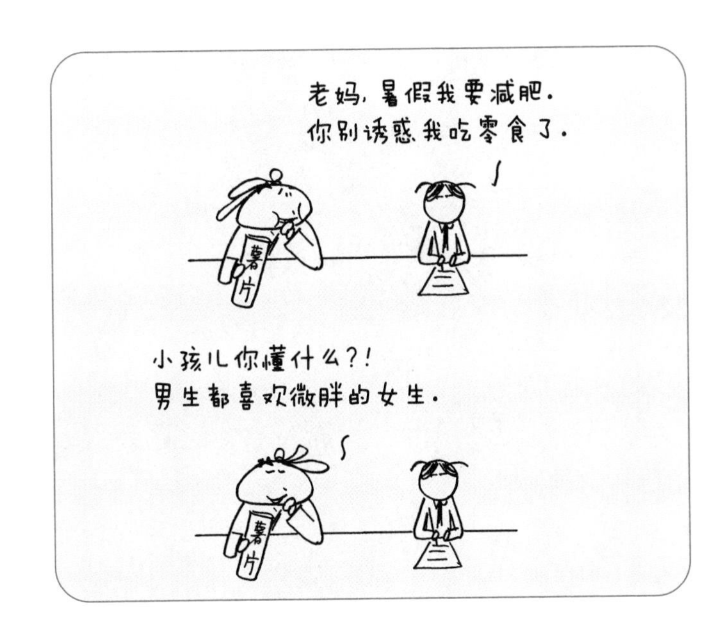

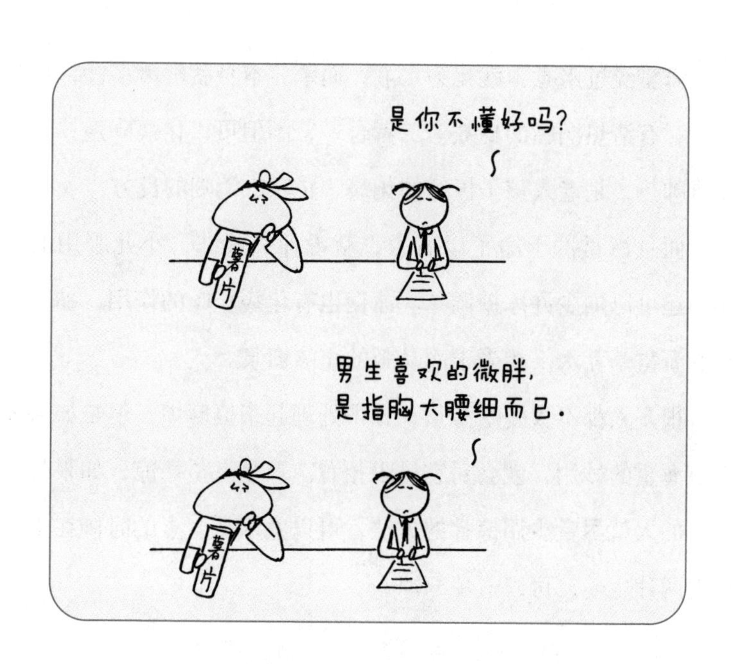
是你不懂好吗？
薯片
男生喜欢的微胖，
是指胸大腰细而已。
薯片

13 吃藕丑？没文化太可怕！

每逢9—10月，都是莲藕丰收采摘的季节，莲藕可是药食同源的宝贝，错过它等于错过一个亿。

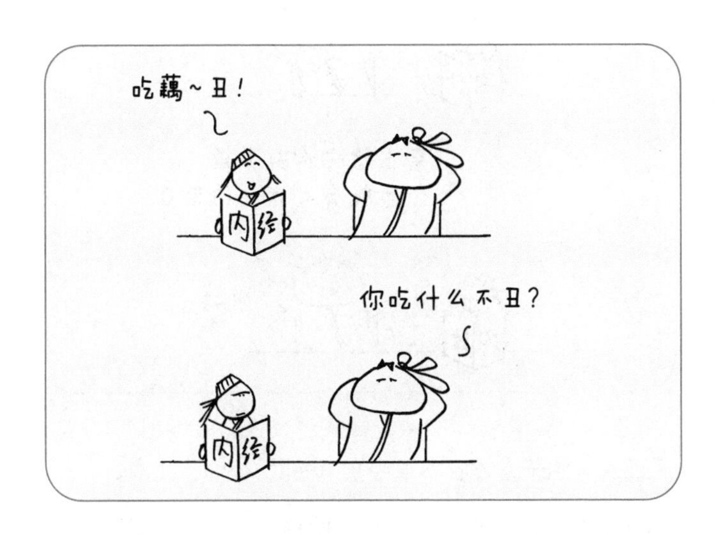

我们日常吃的莲藕，指的是莲肥大的地下茎。莲藕微甜而脆，可生食也可做菜，而且药用价值相当高，只可惜很多人都不知道。

独用莲藕，可以消食止泻，开胃清热，滋补津液，预防内出血，是老人、孩子、体弱多病者上好的滋补佳珍和日常食品。

莲藕最早产于印度，估计是老天爷觉得印度兄弟都太不容易，常年生活在那么热的地方，所以就提供了莲藕给他们清热滋阴。之后传入我国，并开始了大面积的种植。据说在清朝咸丰年间，莲藕甚至是御膳贡品。

其实我觉得上贡是最早的外卖形式。
内经
皇上想吃啥就下单。然后就有人送上门来了。
内经

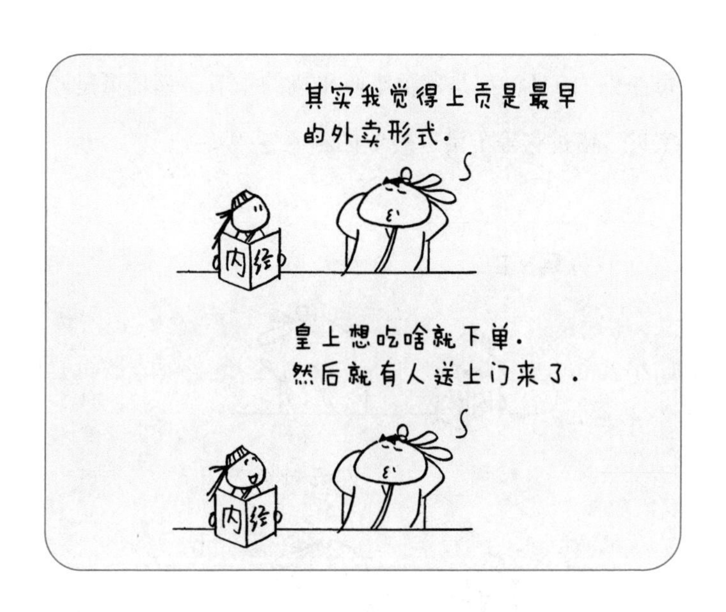

莲藕入药始于《神农本草经》，功能为补血、止血。

《本草纲目》：莲藕能厚肠胃，固精气，治女人带下。

陈存仁先生在《津津有味谭》里也记载了莲藕的药用价值，第一个就是藕汁能止血。他说："大量出血，如呕血（胃出血）、咯血（肺出血）、泻血（胃肠道出血）、牙龈出血，凡是病势不紧急的患者，可用莲藕搅汁作为冷饮，每日饮两三杯，可以止血。”

如果不能搅汁，用莲藕煲汤，饮用后也可以止血凉血，不过妇人产后必须温饮，不可冷饮。

除了上面讲述的几种出血外，儿童最常见的流鼻血，一样可以服用生藕汁治疗，以清热凉血，让血不再妄行脉外。

莲藕的第二个常用功效就是清肠热。大家看莲藕的形状就知道了，一节一节的，连串在一起，很像我们的肠子，因此它善于清肠热。

什么是肠热？就是不管我们是外感还是内伤，只要出现了口干舌燥、大便不畅的症状，就可以用生榨藕汁的办法来清热生津通便。尤其是秋季，很多人都觉得口鼻干燥，手心发热，好像内在有团小火苗一直在烧。此时冷饮或者温饮生榨藕汁，都是极好的食疗方法。

要是有痰，就加入梨子一起榨汁。《温病条辨》中的名方五汁饮，就有梨汁和藕汁。

在热病之后的恢复期，高烧退了但是津液耗损过多，出现口干、没精神、低热时，藕汁也是首选良药。

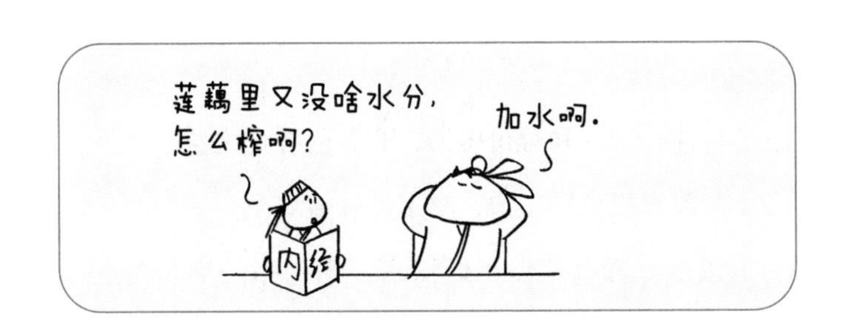

那你说胡萝卜汁
怎么来的？
内经
也是，连我都可以被榨开，
何况它们。
内经

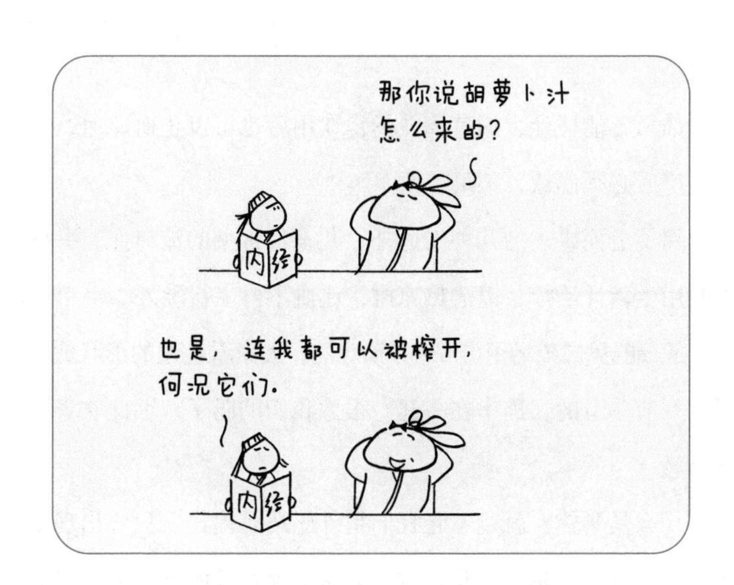

另外，**莲藕还有个很特别的功效就是通小便。**凡是中空的植物，基本都有通的作用，比如通草、丝瓜络、白茅根。藕也是一样，中间全是洞，当然可以利尿通淋。

当我们小便频繁、刺痛不畅、尿液黄浊甚至带血，也就是我们常说的尿路感染，就可以饮用藕汁来进行治疗。也可以用车前子15克、通草3克、荸荠5个，和莲藕一同煮汁，加强清热通淋的效果。

再分享几个《津津有味谭》里关于莲藕食疗的方法，供各位参考：

（1）将莲藕切片和鲜鱼煲汤，有养阴补血之益。

（2）莲藕和黑豆煲牛肉，吃了能补血养生。

（3）以绿豆和莲藕煲汤做糖水，患疮疖的小儿食之，可清血热。

（4）以莲藕切片和海蜇拌和，再加些豉油佐餐，小儿出疹之后吃了可解毒清血。

总之，莲藕是极佳的日常养生食品，用得好，真的能解决不少问题。好吃不贵，还没有挂号费！

我总有种幻觉，
我们公司有个人名字叫外卖。
因为每天中午都会有人
在门外喊：
外卖！
外卖！
我总有种幻觉，
我们家里有个人名字叫外卖。

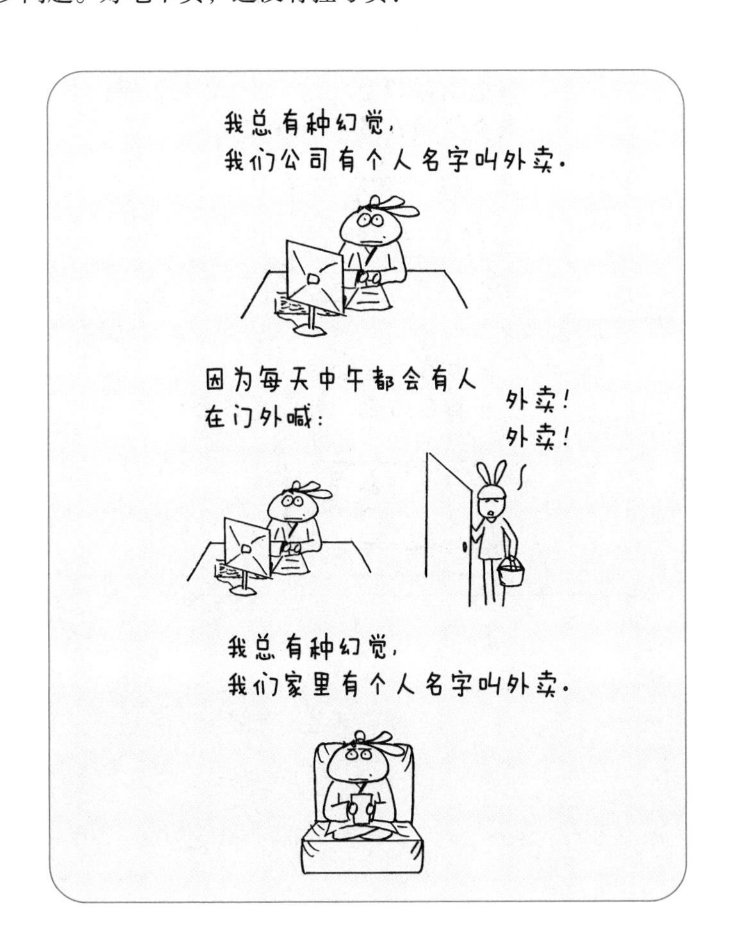

因为经常在深夜
有人会在门外喊：

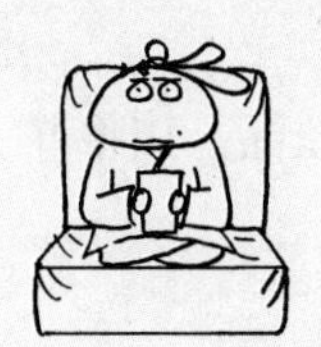

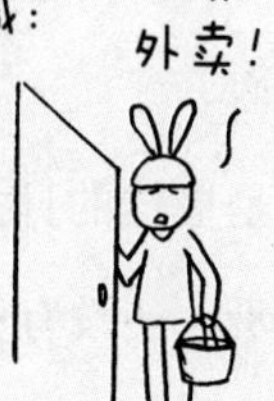

我总有种幻觉，
我有个情人名字叫外卖。

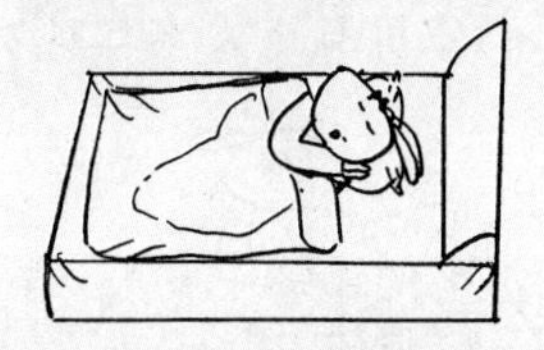

因为每次在梦里，
我都会叫喊：外卖是我的！

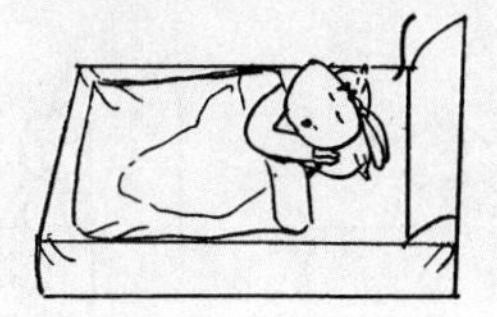

14 “以通为补”，大白萝卜就是冬天最好的补药

每年冬天一到，大家就开始各种进补了，大鱼大肉的不算啥，现在都是吃膏方。

膏方里的药物真是高级啊，人参都不好意思提了，一般是鹿茸、灵芝、虫草、紫河车。天山雪莲是因为不咋好搞，要是条件允许的话，天山雪莲估计也能当雪莲果一样天天吃。

那么问题来了，现在的人，真的需要补吗？补哪儿？往哪儿补？

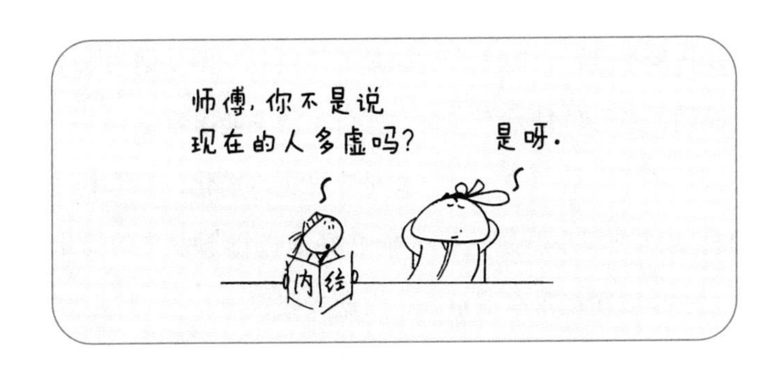

内经
气虚·血虚·脾虚·
不是不让，
是没地方。
那为啥不让补？
内经

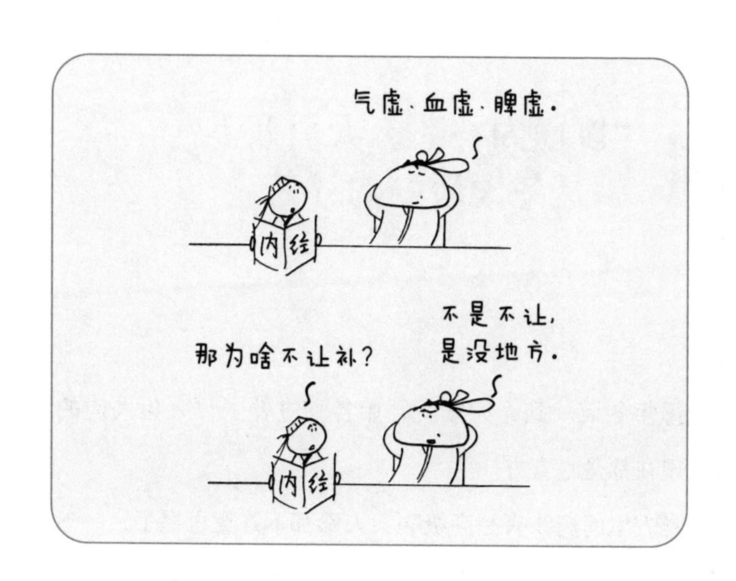

为什么说没地方？因为我们的胃、肠道都被塞得满满的，就好像冰箱里还放着去年的冻肉呢，这鲜肉进来了放哪儿？

在中医里，六腑以通为补，六腑的生理特性是“实而不能满，以通为顺”。

以胃来举例：胃的生理功能是受纳食物，但受纳的限度是实而不能满，意思就是差不多吃饱就行了，不能撑着。

另外还要以通为顺，意思就是吃完了得消化，要顺利地把胃里的食糜排送到小肠，这样才能好好地进行下一步的运化和吸收，而不是淤积在胃里下不去，引起胃胀胃痛。

大家想想，人什么时候会感觉胃部比较舒适？并不是我们刚吃完饭，而是我们吃了东西，然后消化得差不多的时候——既没有饱腹感，也不觉得饿，身体轻盈舒畅，感觉活力十足。

所以六腑通畅很重要，胃、肠道、胆囊、膀胱、大肠、三焦腹膜，都不能有淤堵，这样才能气机调畅，吃的东西可以被消化，进补的营养可以被吸收。

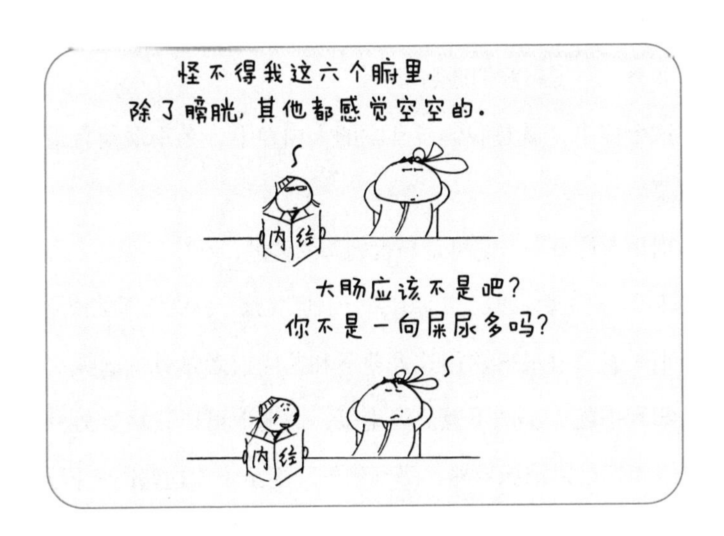

冬天之所以有进补的传统，是因为冬天人在户外活动的时间相对较少，消耗也少，比较适合滋补营养，相当于给自己储存能量，以便来年有力量生发。

但这是古人的观点，已经不适合现代人的体质了。现代人普遍营养过剩，吃得太多太好，胃肠道别说空了，常常塞得连一条缝隙都没有。

这种情况下，脾胃负担已经非常重，根本没有余力再去消化高能量的补品。因此**很多人看着虚，但是虚不受补，一吃补品就上火。说到底，是真实假虚，实在六腑，虚在气血。**

所以冬季想要吃好喝好，进补到位，就务必先把六腑弄通顺了，牢记六腑以通为补。

那怎么通呢？情况严重的，当然要吃药。如果没有明显不适的，就可以用食疗的方法。

萝卜，就是最好的通腑食物。

这个萝卜，就是我们日常吃的大白萝卜，冬季最便宜最常见的蔬菜。

别小看这萝卜，它可是药食同源的佳品，在中医里，**白萝卜辛凉，味甘，有补肺益气、生津止渴、止咳化痰、降逆通气的作用。**

平时老百姓最喜欢用这大萝卜和羊肉或者排骨一起炖，一方面是荤素搭配，不油不腻。肉生痰，而萝卜可以化痰。另一方面则是因为它可以消积导滞，降气顺气，不至于让这些肉食积聚。

一般做过胃肠道手术的人都有经验，术后医生会嘱咐患者多喝萝卜水，一旦患者可以放屁了，说明肠道通顺没有粘连，就可以放心出院啦。

本身冬天阳气回收，人体内部都会偏热，耗伤阴液。萝卜润肺生津止渴，可以当作冬季的水果食用。如果不愿意生吃的，可以煮上一锅萝卜水，全家人当茶饮，也是非常有益处的。

感冒发高烧的时候，就可以多喝梨子汁、白萝卜汁，润肺化痰、补充津液。白萝卜汁尤其好，能通肠道，大肠与肺相表里，肠道一通，肺部的热也会随之降下去，更加有助于退烧康复。

总之，冬季可以补，但前提一定是在通的情况下才能补。否则越补越弱，越补越堵。

我前几天才看的一个病例，她就是本身淤堵的情况下还各种滋补，原想着是想改善自己经血少的问题的，结果一通猛补后直接闭经了。

大自然是最慷慨智慧的，冬天当季上市的蔬菜就是最好的滋补佳品，萝卜白菜都是润肺滋阴的好东西。配搭冬季油腻的进食，它们就像是清洁剂，可以帮助身体刮除油脂，清洁肠道，减肥又健康啊。

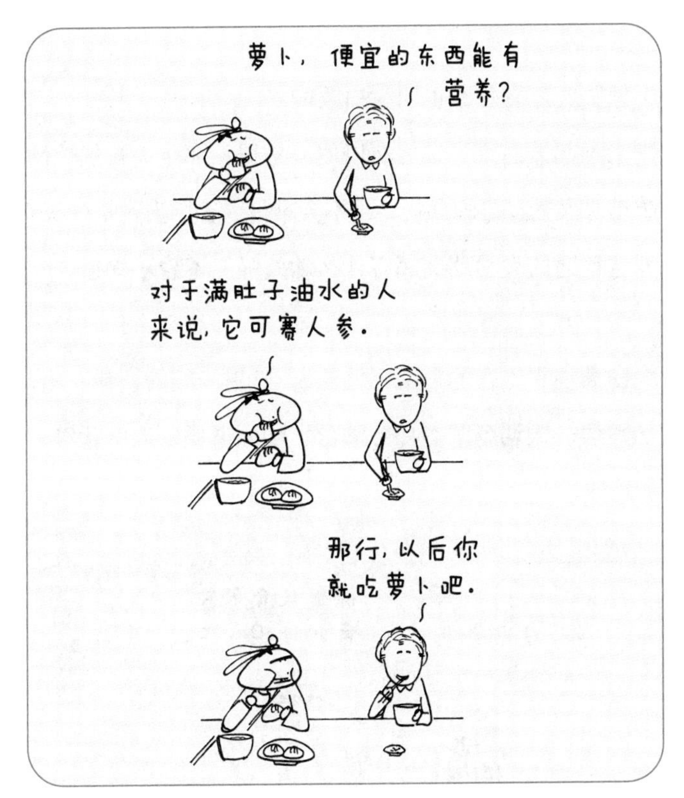

15 冬天的大白菜，吃起来就不要停了

大白菜？

一定会有朋友笑了，你说的就是菜市场一块多钱一斤的大白菜吗？

不然呢？还有什么也叫大白菜的？

别看不起大白菜，它之所以便宜易得，那是大自然慷慨的馈赠。越是对人类有益的食物，越不会难得，否则人类早就灭亡了。

那这普通的大白菜到底有什么功效呢？不看不知道，一看吓两跳。

大白菜性平（有的书上写性温），味甘，归脾、胃、大肠经。有清热除烦、通利肠胃、补中消食、利尿通便、清肺止咳、解渴除瘴的功效。

啊，这还是我认识的大白菜吗？
那就从今天起，重新认识一下。
内经

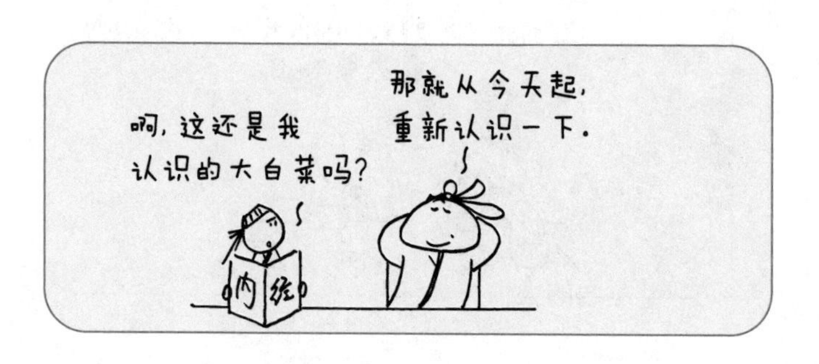

大白菜是冬天北方最重要的蔬菜之一，我记得我小的时候生活在内蒙古，冬天好像只有两种菜可以吃：大白菜和土豆。

以前没有冰箱，北方到了冬天，大自然就是天然的冰箱。可是人们住的房间里都有炉子啊、暖气啊、热炕啊，十分暖和，没办法储存食物，所以家家户户就会建一间不住人的房子当仓库，把过冬需要的蔬菜、肉类，都放在里面，就不会腐坏了。

大白菜一般是在仓库里，而土豆则是在地窖里，因为土豆不能上冻，地窖冬暖夏凉，温度刚好储存土豆。百姓生存的智慧在平常的点滴生活中真是体现得淋漓尽致。

那为何北方人对大白菜那么情有独钟？一是大白菜特别好养，耐寒，喜欢冷凉的气候，适合北方的黑黄土地。二是大白菜可以通利肠胃，说直白点儿，就是刮油利大便。

北方人一到冬天，肉就吃得很多，再加上户外实在太冷，也很少有户外活动。吃进去的油腻无法消耗，常会觉得肠胃胀满，很不舒服。怎么办呢？吃大白菜啊。这几乎是人的本能需求，并不确切地知道为什么要吃大白菜。

人们传下来的经验就是，冬季用大白菜炖肉、煮汤、热炒、凉拌。总之，大白菜有很多吃法，但大多都是配合肉类一起食用的。这样一来，就算肉吃得很多，肠胃也不会胀满，也不容易便秘了。

想想看北方最常见的酸白菜炖猪肉、白菜炖羊肉、白菜炖牛肉，往往都是里面的大白菜最受欢迎。这些好吃的炖菜如果没了大白菜，就几乎没了灵魂。

从中医的角度来解释，**大白菜有清热利尿、消食通便的作用。**不但可以消化那些油腻的肉食，还能帮助身体快速地把残渣排出体外，让人感觉清爽。

这也是我们很少会单吃大白菜的原因——想想看，如果一个炒菜里只有大白菜，没有肉，那是啥味？就算把白菜炒成酸辣白菜下饭，吃完之后胃里也会觉得非常寡。这就是因为大白菜刮油。

现代营养学研究认为，大白菜里含有丰富的维生素、膳食纤维和抗氧化物质，能促进肠道蠕动，帮助消化。大白菜的维生素C含量高于苹果和梨，与柑橘类居于同一水平，而且热量低得多。

所以减肥要吃啥？水煮大白菜！别问我怎么知道的。

哎师傅，你为了减肥，
真是用尽了人间的办法……
内经
别提了，都是泪.
内经

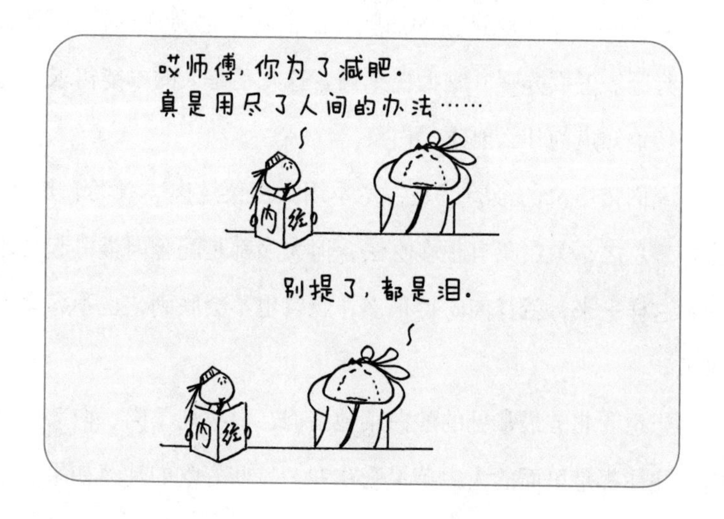

除了消食，**大白菜还有清热的作用。**虽然它本身是性平的，不凉，但是可以清热生津，所以配搭热性的肉食可以清热，让人不上火。而作为药用，就可以清肺热，治疗肺热咳嗽。

大白菜入大肠经，大肠又与肺相表里，肺热可从大肠解。当出现肺热咳嗽时，可以直接切点儿大白菜丝煮水喝，也可以加少许水一起打成大白菜汁服用。效果不比喝梨汁差。

如果有痰，那么就放入少许白萝卜，一起打汁，既清解肺热又化痰，还理气消食。

如果不喜欢生吃大白菜的味道，就用大白菜切丝煮汤，加少许麻油调味，既可以清内热，又能通便，真是药食同源的好吃法。

好了，大白菜的内涵就介绍到这里。相信你们以后再拿到大白菜，一定会对它刮目相看——不要错过身边的每一个不起眼的食材，它们都是大自然的礼物啊。

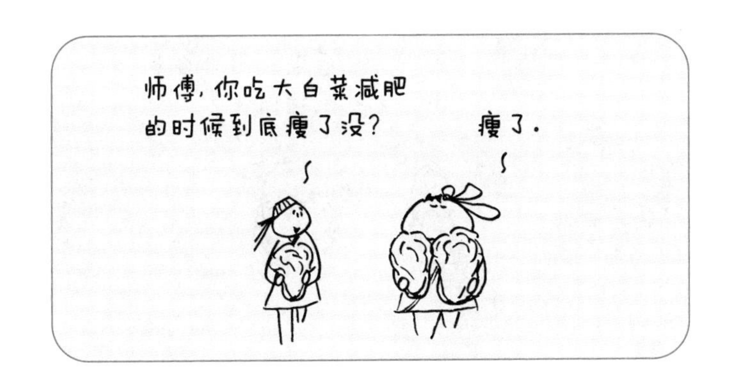

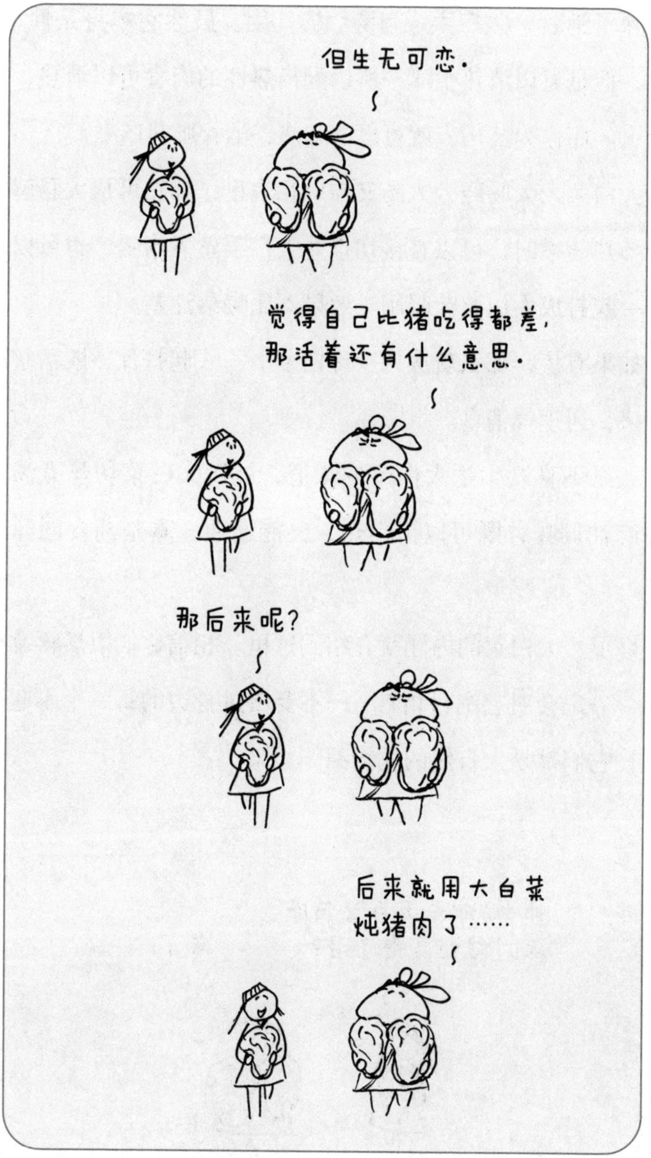

但生无可恋。

觉得自己比猪吃得都差，
那活着还有什么意思。

那后来呢？

后来就用大白菜
炖猪肉了……

16 冬笋既是美食又是好药，不会吃就太可惜了

冬笋可是冬季的时令菜，味道鲜美，入口爽滑，与猪肉、鸡肉配搭，实在是不可多得的美味。可是你们知道吗，它和大白菜一样，虽然是日常美食，却也是很好的中药，有很多不为人知的功效，下面就带着大家重新认识一下冬笋。

竹笋一年四季都有，但只有春笋和冬笋最为可口，而其中冬笋更为美味。冬笋是立冬前后的毛竹（楠竹）的地下茎（竹鞭）侧芽发育而成的笋芽，因尚未出土，笋质更幼嫩，素有“金衣白玉，蔬中一绝”的美誉。每年1—2月，正是吃冬笋的好时节。

冬笋味甘、性微寒，归胃、肺经；具有滋阴凉血、和中润肠、清热化痰、解渴除烦、清热益气、利尿通便、解毒透疹、养肝明目、消食导滞的功效，还可开胃健脾，宽肠利膈，通肠排便，开膈豁痰，消油腻，解酒毒。**主治：食欲不振、胃口不开、脘痞胸闷、大便秘结、痰涎壅滞、形体肥胖、酒醉恶心等病症。**

啊，药食同源的
宝贝真多呀。
是呀。
要是每天有人做给
我吃就好了。
我……不是人。

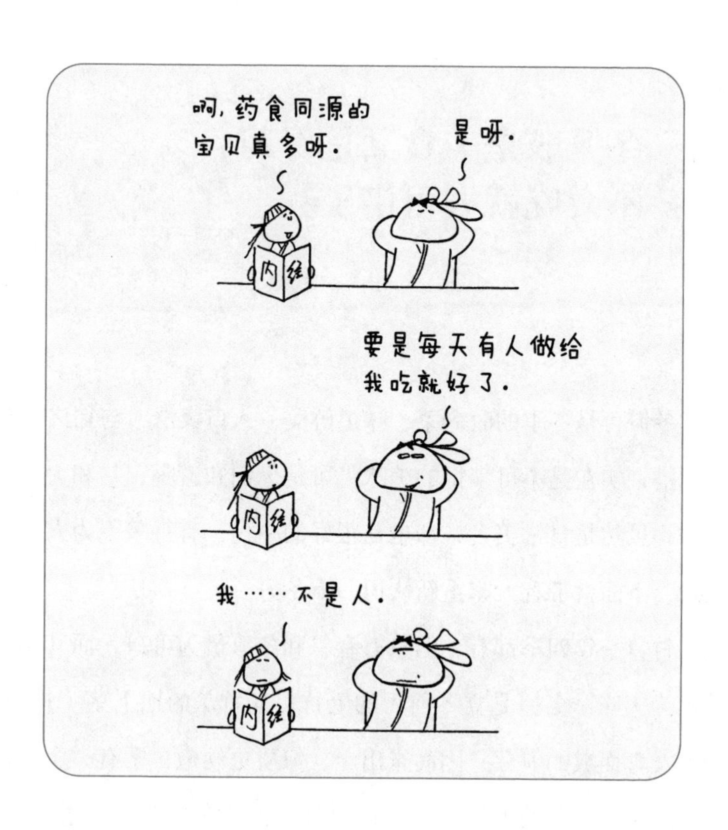

我每次一写药食同源的食材，比如桂圆、山药、大白菜，总有人担心自己的体质不能吃。其实，之所以能药食同源，就是因为它们本身是食物，没那么大的偏性，绝大多数的人都能吃。极个别吃了会不舒服的，不吃即可。

冬笋微寒，入肺胃经，肺胃的热症，吃冬笋都可以缓解。冬笋清热化痰，冬季里由于房间里很热，热咳的人很多，此时煮点儿冬笋水放点儿冰糖当茶饮就是最好的饮料。

知道为什么冬笋总是和五花肉一起炖煮吗？那是因为冬笋刮

油。冬笋清炒，除非油放得很多，否则炒出来会很柴，很不好吃，和大白菜有点儿类似。这种单炒不好吃的蔬菜，多半都有去油腻的作用，配搭肥肥的猪肉一起，就会变得异常美味。

冬笋本身就有滋阴生津、清热除烦的作用，而猪肉又是滋阴补气的佳品，所以对于体虚有热，冬天长时间待在暖气房间里的人群，就特别适合常吃冬笋炖猪肉，不但可以去除身体的虚热，还可以消积导滞，通利大便。

能通便真是
太好了。
是啊，吃多少拉多少，
最好。
内经
那……为什么还要吃呢？
内经
大概……是为了
图个热闹吧。
内经

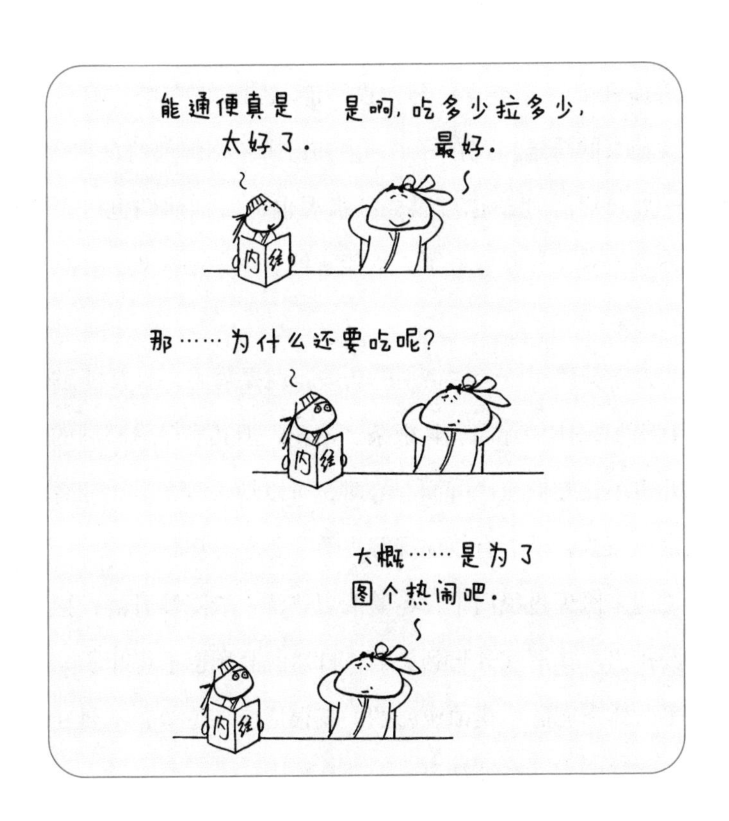

《随息居饮食谱》说到冬笋："舒郁、降浊升清、开膈消痰。"

冬笋可以解郁，这一点就很少有人知道了。什么叫解郁，就是生气的时候帮你消气，把郁结的气给散开，别让它一直堵在那里。

这对于现代人来说太重要了，因为气郁基本成了普遍病症——给孩子辅导功课的时候郁不郁？年底业绩没完成，郁不郁？双十二活动没抢到自己心仪已久的东西，郁不郁？

这么多郁，积在那里怎么办？解开啊。可是，不能总是吃加味逍遥丸吧，那毕竟是药，也不能总喝玫瑰花吧，有些人就不喜欢花茶的味道。现在好了，多知道了一样解郁的食物——冬笋——炒可以，炖汤也可以，煮水喝也可以，油焖也可以。总之，你就换着花样吃就好了，都能解郁。吃完一高兴，什么烦恼都忘记了。

另外冬笋还有一个很特别的功效，就是解酒。日常能解酒的食物有很多，比如柠檬、葛根茶、葛花，但其实冬笋解酒的能力一点儿也不比它们差。醉酒恶心时，可以炒一盘冬笋，或者用冬笋煮水当茶饮，都能有效地缓解头晕、恶心等症状。

说起来医理也很简单：冬笋清胃热，又能降浊升清，把浊物从大肠排出，让清气升腾到头脑，自然就酒醒也不想吐了。

平时体形肥胖、痰浊壅盛的人就很适合吃冬笋，不要和肉一起炖，清炒为主，刮油祛痰，十分有妙用。

胸膈痞满、胃口不好的人，也很适合吃冬笋。冬笋可以宽胸利膈，消食健脾，让气顺了，积滞的浊物排出去，人自然就有胃口，想吃东西了。

总之，冬笋是冬季时令好物，好好吃，千万别错过。所有的时令菜，一定是当季最好的食物。

17 秋冬季节甘蔗汁的妙用，你知道多少？

我从来不喝甘蔗汁，因为我怕胖。

我之前的想法是：甘蔗是用来做糖的，那甘蔗汁就是糖水，喝了除了会胖，啥作用也没有。

直到后来我看了陈存仁先生的书，才知道甘蔗有那么多的妙用。

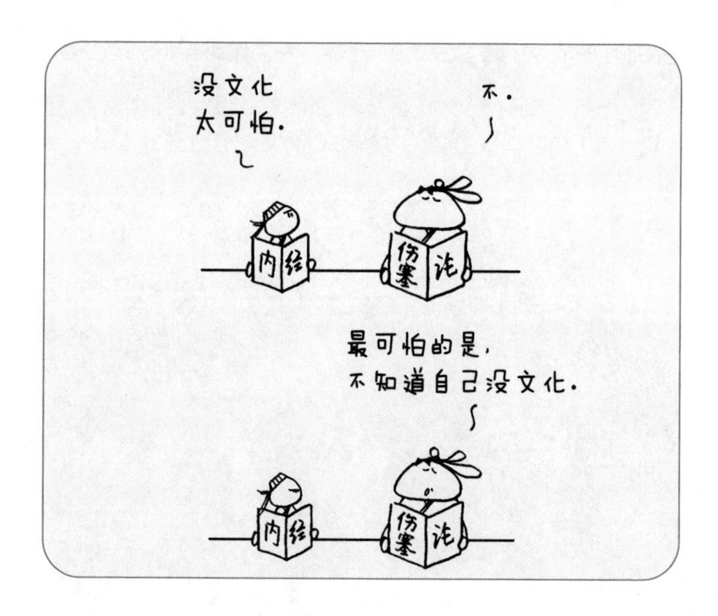

陈存仁先生说，甘蔗汁甘寒，能治热病。很多医生在患者高热时，都让服用甘蔗汁补充津液，同时清热解毒。很像我之前说的，高热时服用西瓜汁辅助退热的道理。

我一查，甘蔗果然有清热解毒、生津止渴、和胃止呕、滋阴润燥等功效；主治口干舌燥、津液不足、小便不利、大便燥结、消化不良、反胃呕吐、呃逆、高热烦渴等。

既然如此，不但发高烧的时候可以喝，平日内热严重、口渴心烦的人，都可以把甘蔗汁作为日常饮料，经常服用。尤其是小儿高烧过后，出现内有余热未清、食欲不振的情况时，多饮甘蔗汁，可以滋补胃阴，清除余热。

另外北方冬天房间中暖气温度高，人体内在火气旺盛，喝甘蔗汁既可清热，又可滋阴生津，比什么饮品都好。

可能有朋友会问，上次说喝西瓜汁也有同样的功效，那到底喝西瓜汁好还是喝甘蔗汁好。我的回答是，大自然多智慧啊，夏天西瓜上市，是当季的时令水果，咱们就用西瓜。秋冬季是甘蔗上市，那咱们就用甘蔗汁。

所有的解药，老天都配好了，我们只要按照季节用就可以。或者楼下水果店有啥，你就先买啥。

这也太不讲究了吧.
都是好吃的,
吃啥不是吃.
内经
伤寒论

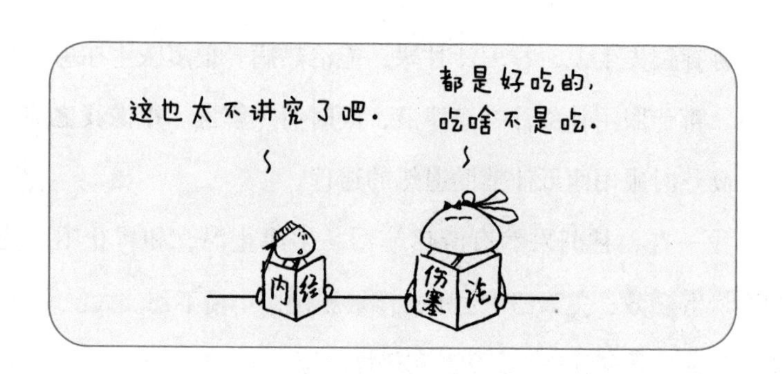

甘蔗的第二大妙用，就是治疗尿频尿急尿短少。这个功效也和西瓜很像，但是这个方子是记载在《外台秘要》里的古方——用甘蔗汁作为饮料，每日服用六七杯，可以使小便通畅，尿量增多，次数减少。

主要还是因为甘蔗有清热的作用，可以治疗这种因湿热下注而导致的小便问题。

甘蔗汁的第三大妙用，陈存仁先生不说，我可能真这辈子也想不到。就是用**它外敷治疗眼皮红肿、眼内结膜炎或眼角红肿。**

这类眼科疾病，在病初起时，用川黄连末6克和甘蔗汁调匀，成浓浆状，在临睡前涂于眼眶、上下眼皮，上面再敷纱布加上眼罩，有清热消肿的功效。如果同时以一杯甘蔗汁冲服黄连末3克，功效更好。

甘蔗汁的第四大妙用，我觉得是它所有妙用中最让人惊喜的——**甘蔗汁能解酒毒。**

也就是说，甘蔗汁可以醒酒。《随息居饮食谱》记载：甘蔗甘凉清热，润肠解酒。

因此饮酒过量之后，服用甘蔗汁或者直接咀嚼甘蔗，都能起到醒酒的作用。或者用甘蔗汁和白萝卜一起煮，煮到萝卜烂软时喝汤。不但解酒，还有消食下气的作用。要是酒后恶心呕逆严重，胃气上逆，可以用甘蔗汁煮生姜片服用，有解酒止呕、生津养胃的作用。

总之，甘蔗汁绝不是糖水那么简单，我们要会吃勤学啊。

老板，
来杯甘蔗汁。
好嘞，
请扫码
等一下，请问，
有无糖的吗？
啊？…
没有。

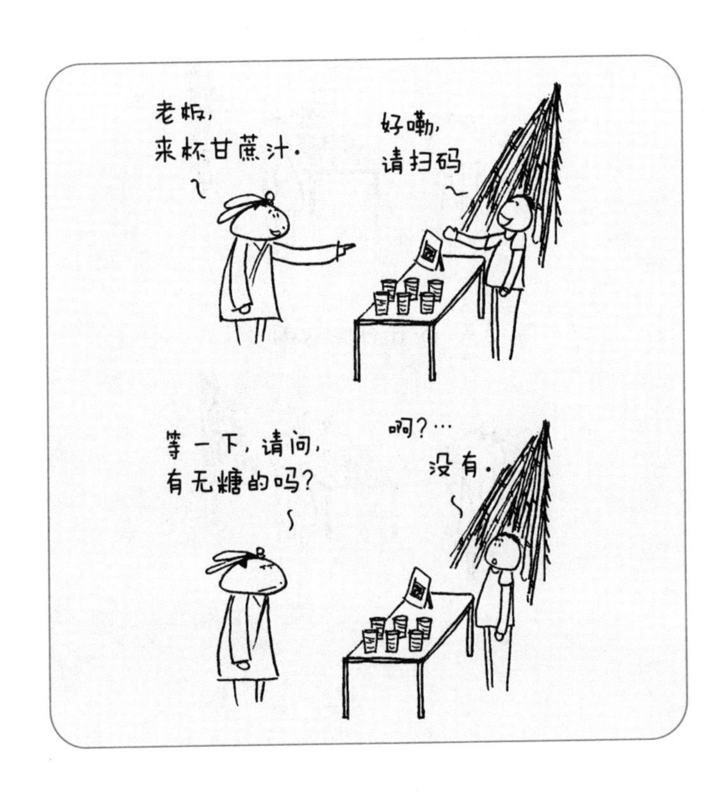

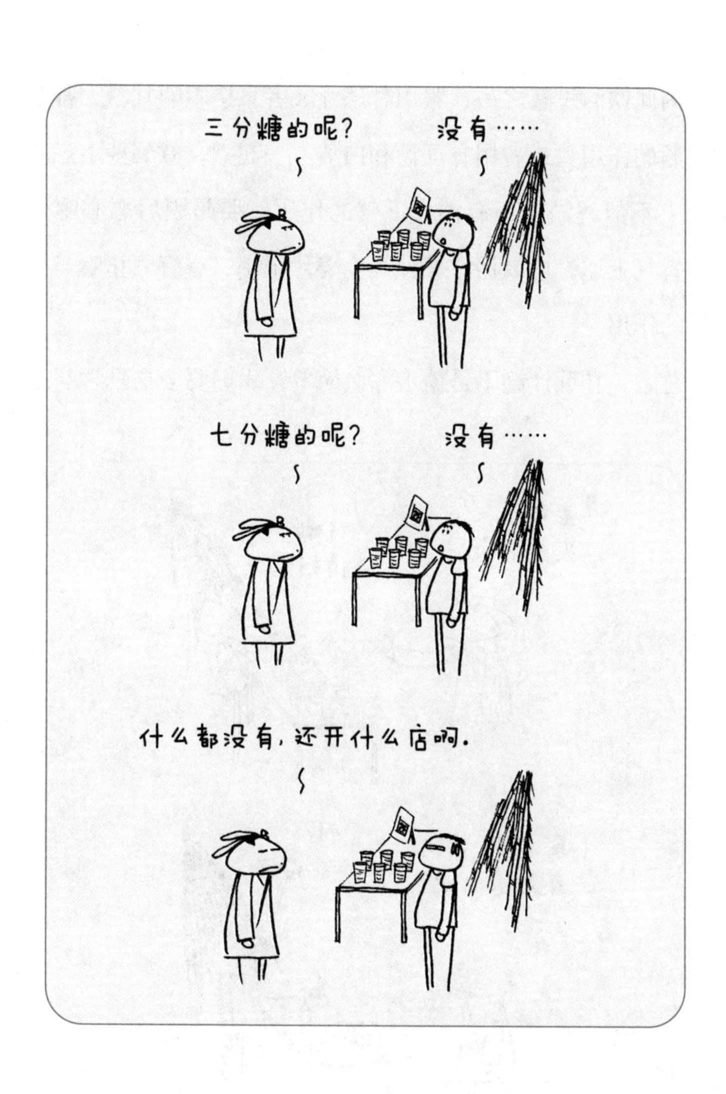
三分糖的呢？
没有……
七分糖的呢？
没有……
什么都没有，还开什么店啊。

18 潜伏在厨房里的好药——葱白，你会不会用？

葱白？是的，就是我们平时炒菜时用的大葱的葱白部分。那是药，你信吗？

都说了，中医是厨房里的医学，中医汤药就是源于厨房里的药膳。所以说妈妈是孩子最好的医生，有点儿啥小毛病的，直接在厨房里找，顺手就给治了。

葱白加淡豆豉煮水，能治疗风寒感冒初期，这个就不用我说了吧，相信大家都知道。

今天说点儿葱白那些还不为人知的事情。

师傅，你是
怎么知道的？
还不是因为我喜欢
打听八卦吗？
内经

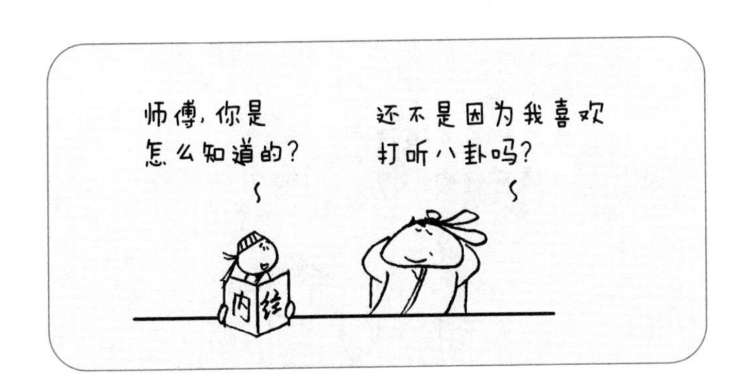

《千金方》里说："食生葱即啖蜜，便作下利。"这是什么意思？简单地说，就是吃了生葱以后千万别紧跟着吃蜂蜜，否则会拉肚子。

对于正常人来说这是饮食禁忌，可是反过来，对于常年便秘的人那就是偏方良药了。

为什么会有这样的效果呢？因为葱管是中空的，它最大的本事就是通气。是的，中医就是这么用植物的形态、特征进行类比来治病的，不服不行。因此葱可通脏腑之气、毛窍之气、血脉之气。

而蜂蜜呢，可以润肠通便，和葱配搭在一起，一个通气，一个润滑，肠道里的宿便好像一下子得了东风和波浪，立刻被推着往外走了，再拉不出来说不过去啊。

尤其对老人和小儿的虚秘，这个方子特别好使，方便简单安全，就算吃了效果不好，也没副作用。如果小儿没办法吃生葱，那就用一小把葱白直接煮水，然后加入蜂蜜即可。

哦，原来葱白是治疗
大便不通的。
No、No、No.
内经

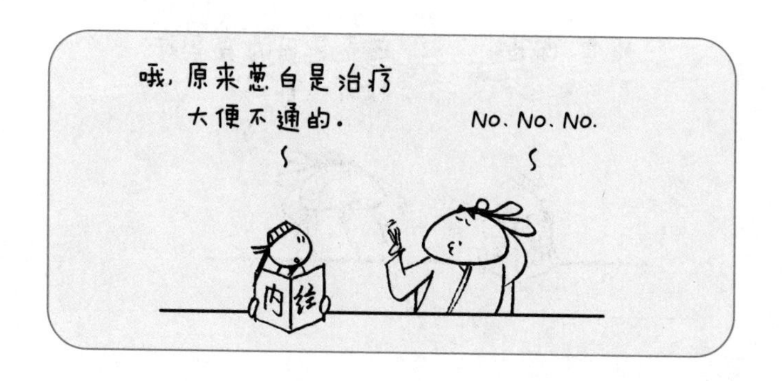

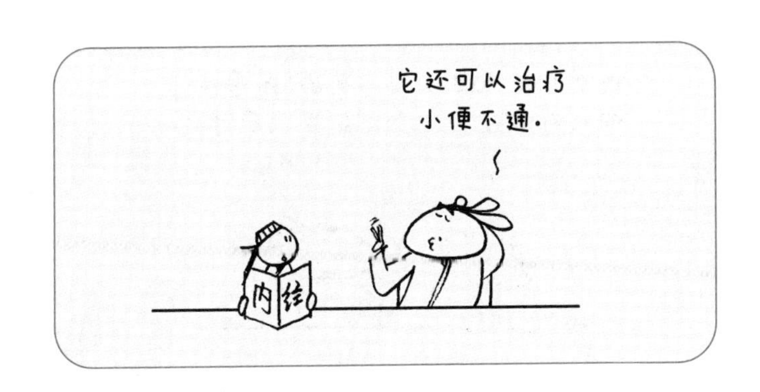

有个医案。一男童，3岁，小便不畅，腹胀。问及病因，家长说孩子特别喜欢蹬被子，晚上醒来看他，常常是被子蹬在一边，小肚子完全露在外面。医生诊脉，辨证为小腹受寒导致的小便不畅。

小腹受寒为啥会影响小便？《黄帝内经》记载：膀胱者，州都之官，津液藏焉。也就是说，膀胱是管理小便的，如果膀胱受寒，气化不利，小便就难以排出。对于这类小便不畅的问题，治法也很简单，就是温暖下焦，让膀胱恢复气化的功能即可。

于是医生嘱咐孩子的家长，回家后用葱白3斤（1500克），捣烂炒热，用布包裹，分为两团。趁着热气拿来烫熨肚子，但谨记不要过热以免烫伤。一个凉了，再换另一个。

结果呢，当天下午熨完后，小男孩就排出很多小便，小肚子一下就舒服了。

《本事方》：治小便难，小肠胀，葱白三斤切碎炒热，用帕子裹成两份，直接烫肚脐下，边烫边按摩。

这个方法师傅
你以前讲过。
是的，张锡纯
先生推荐过。
内经

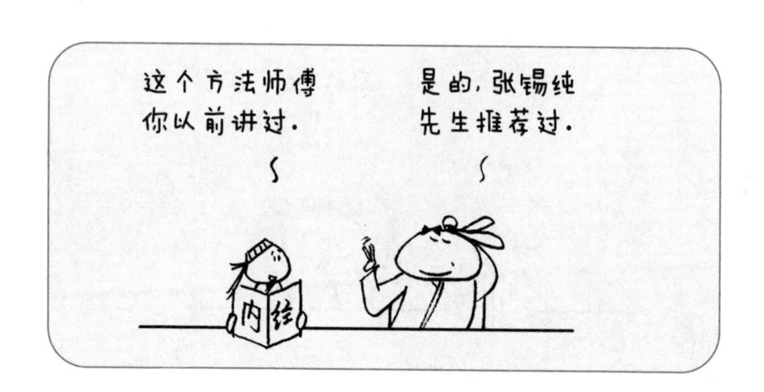

葱白不但能治大便不通，反过来，受寒腹泻或者饮食不洁导致的腹泻，葱白也一样能用。

《本草纲目》："葱，所治之症，多属太阴、阳明，皆取其发散通气之功。通气故能解毒及理血病。气者，血之帅也，气通则血活矣。"

因此不管是受寒还是饮食不洁，葱白要么散寒，要么解毒，都有疗效。而且食用方法非常简便，只要把葱白切碎后和米一起煮成粥就可以了。好了后撒上一点儿盐，就是香喷喷的葱花米粥啦。

《食医心镜》：治赤白痢，用葱一握，切细，和米煮粥，空心食之。

《小郎中学医记》：**国医大师朱良春用葱白治外感初起，有以下三法。**一法，用葱白一握，和米煮粥，粥成，加入食醋，趁热食之，可迅速收发汗解表退热之效。此方又名"神仙粥"。二法，婴儿感冒，不便服汤药者，用葱白绞汁，兑入母乳或牛奶中，然后放入奶瓶中吮吸，服后得汗便热退身安。三法，生姜、葱白各30克，同捣如泥状，临用加食盐少许，布包，对感冒发热患者，涂擦其前胸后背，一日两次，涂后盖被取汗，如适当加热后用，效果更好，此外治法也。

葱白是不是个好药？我们平时有没有给它应有的尊重？关键时刻，它就是让我们脱离病痛的宝贝。所以没事儿多在厨房里待会儿，那里有很多东西都值得我们深究，都是治病良药啊。

兔子，帮我看看我的小孙子。
他一放学回来就流清鼻涕。
小明，这种情况
你应该到厨房找什么呀？
啊，我知道了。

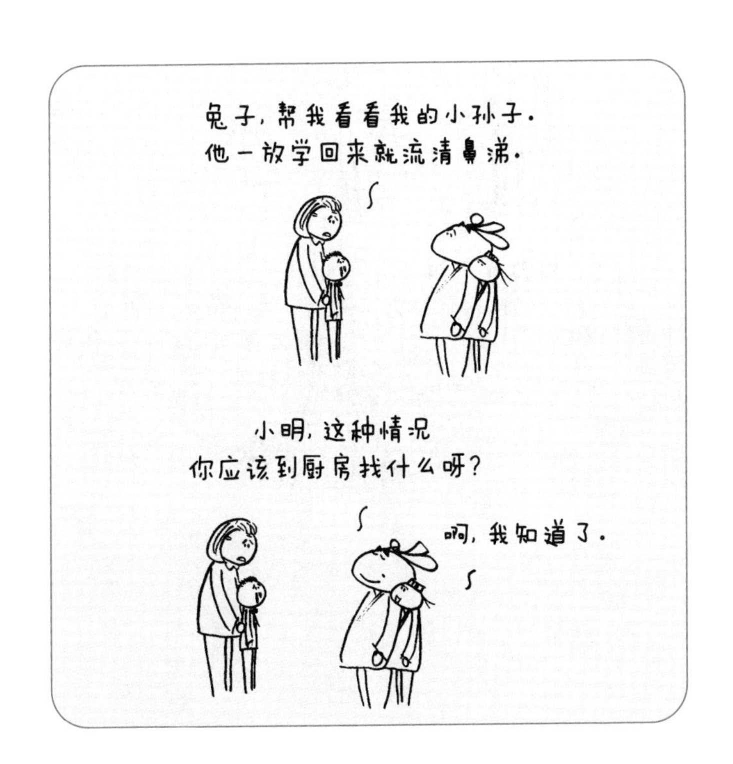

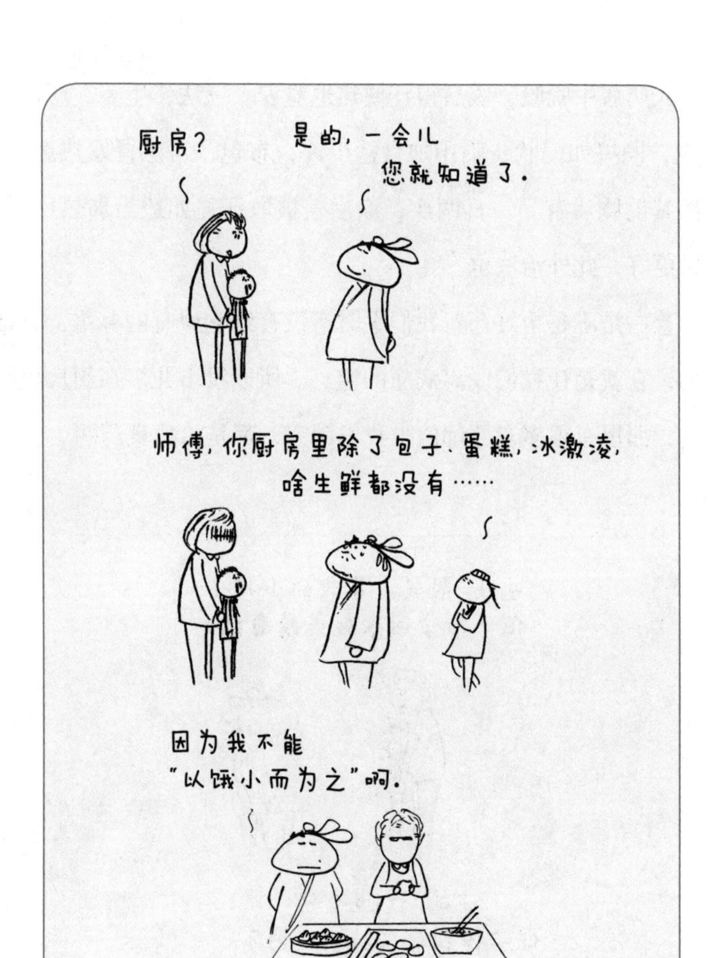
厨房？
是的，一会儿
您就知道了。
师傅，你厨房里除了包子、蛋糕，冰激凌，
啥生鲜都没有……
因为我不能
"以饿小而为之"啊。

19 葱白的神奇功效 第二弹

自从我知道了葱白的妙用，之后再买葱，回家后总是要好好地捋顺它的葱须，用塑料袋装好，放在冰箱里醒目的位置，给这个低调的大咖以应有的尊重。

感觉葱真的要涨价了。
好想有个卖葱的找到我，让我为葱代言。
内经
艺名都想好了，叫“葱冰冰”。
内经

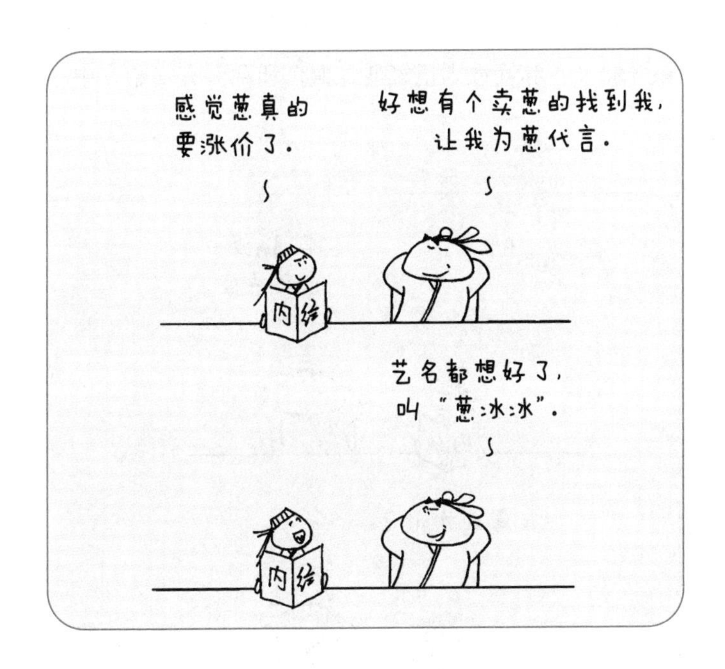

《活人书》：治伤寒头痛如破，用连须葱白汤主之。

意思是：**受了风寒导致的头痛，用葱白连着葱须一起，煮水喝。**要是能加点儿米酒进去，效果更好（后面这句话是我加的）。

这里需要注意的是，治疗风寒感冒及头痛，一定只用葱白。金代名医张元素认为："葱茎白专主发散，以通上下阳气。"

葱叶留下炒菜，也不浪费。

葱白散风寒的功效，就不多说了，大家都知道。**说说它解郁的本事，这点几乎没人知道。**

《雷公炮制药性解》：葱白，入肺、胃、肝三经。

《本草经疏》：葱，辛能发散，能解肌，能通上下阳气。故外来怫郁诸证，悉皆主之……肝开窍于目，散肝中邪热，故云归目。除肝邪气，邪气散则正气通，血自和调而有安胎安中利五脏之功矣。

小明，翻译一下
这段古文.
内经
我真的太难了……
内经

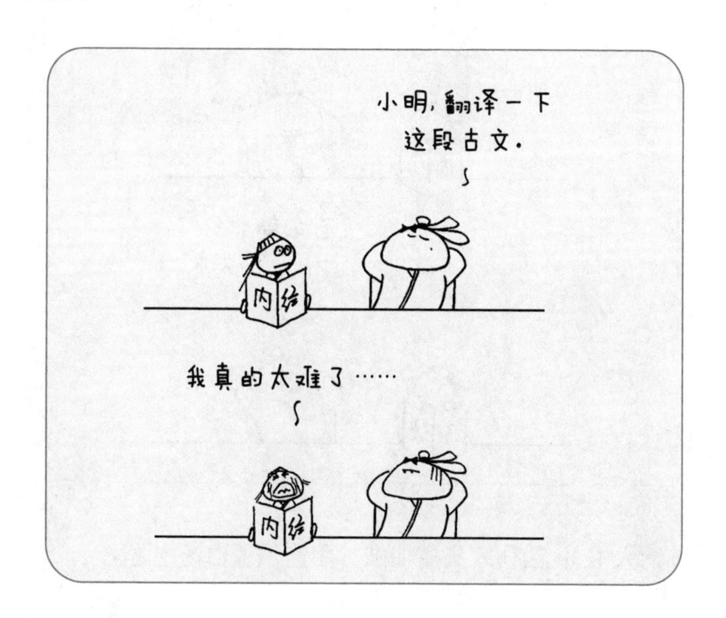

这段古文的意思是，葱白辛散，任何郁滞之证都可以治。肝郁也是一种邪气的郁滞，葱白把肝郁散开，邪气也就散了，从而正气通畅五脏调和。

现实生活中的应用，打个比方：**如果你最近思虑太重，心情不好，并常感到头疼目涨，就可以用葱白煮水喝，以疏肝气。**只要是肝郁，都有用葱白的机会。

除了内服，葱白用来外治，也是一把好手。

《日用本草》：治磕打损伤，头脑破骨及手足骨折或指头破裂，血流不止。葱白捣烂，焙热封裹损处。

《经验方》：金疮折伤血出，用葱白连叶煨熟，或用锅炒热，捣烂敷之。冷即再易，随后血止痛息，数日后不见痕迹。

这么说吧，古时候的人也没有云南白药，也没有创可贴。**遇到跌打损伤、扭伤或者破血，就用葱白带叶炒热捣烂，外敷在伤口处。**好了还不留疤，用户评价都是五星好评。尤其是古时行军打仗，常用葱白止血，小到手指流血，大到被马车撞伤，皆用此方，效验无数。之所以可以有这样的效用，是因为葱白善于疏通气血，又善于解表，可以促进局部气通血活，加强新陈代谢，自然伤口恢复得快。

现在中医临床上，也常用到葱白治疗腰、腿、足关节扭伤，方法为：取葱白适量，切碎，文火炒热，趁热取出，外敷于扭伤关节（注意不要烫伤皮肤），半小时后取下，即有效果。如无痊愈，可再敷2～3次。

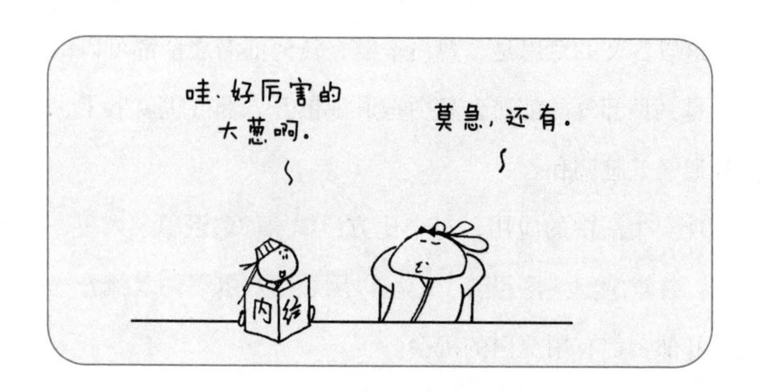

葱白能通乳汁，可散乳痈。主要是外敷。

葱白通乳汁时，可将葱白捣烂，外敷，之后用热水袋温熨，可散结通络下乳，专治乳汁瘀滞不下，乳房胀痛。

不仅仅是乳痈，其他各种痈疮肿毒，葱白皆可外敷。

《外科精义》：治痈疖肿硬、无头、不变色者：米粉四两，葱白一两（细切）。上同炒黑色，杵为细末。每用，看多少，醋调摊纸上，贴病处，一伏时换一次，以消为度。

《草药手册》：治痈疮肿痛：葱全株适量，捣烂，醋调炒热，敷患处。

《圣济总录》：治疔疮恶肿：刺破，（以）老葱、生蜜杵贴二时，疔出以醋汤洗之。

《本草纲目》：治阴囊肿痛：煨葱入盐，杵如泥，涂之。

就问你们中医是不是得学一辈子？光是个葱白，就写了两篇文章，而且还没写完。中医最有意思的地方就是化平常为神奇，用最简单的方法治病救人。行了，大家去做笔记吧，别假装看一遍就记住了。

海报我已经做好了，就等着卖葱的来找我了。

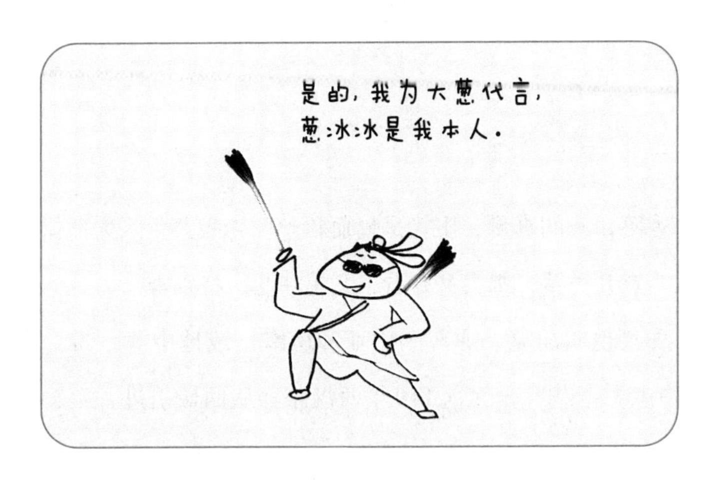

20 香菜的妙用，你千万记得传出去

香菜，我的真爱，不管是鸭血粉丝汤、酸菜鱼、大煎饼，上面撒一点儿香菜，都会又好看，又提味儿，特别香。

香菜也叫胡荽，原产于中亚和南欧，或地中海一带。唐代《博物志》记载，公元前119年西汉张骞从西域引进香菜，故初名为胡荽。

后来在南北朝后，后赵皇帝石勒认为自己是胡人，胡荽听起来不爽，就下令改为原荽，后来又演变为芫荽。

堂堂一个皇帝和
小小菜名较什么劲啊？
可能是因为
太闲吧。
内经

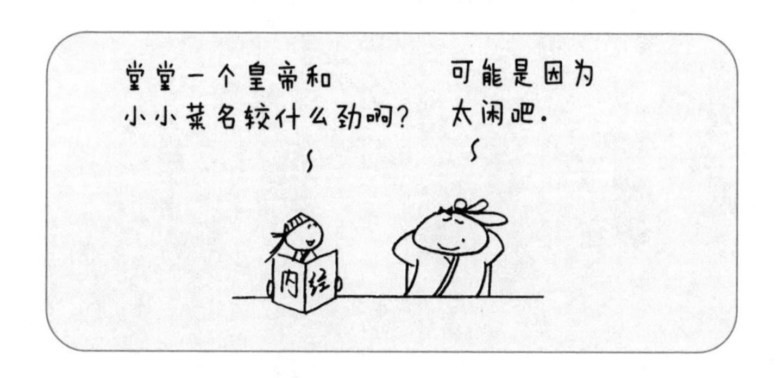

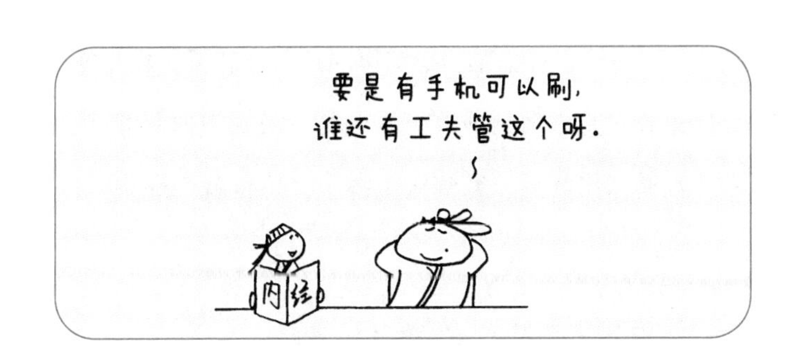

香菜气味辛香，性温，具有发汗透疹、消食下气、醒脾和中的功效，主治麻疹初期透出不畅、食物积滞、胃口不开、脱肛等病症。

这样说，你们可能对它的用途不能一目了然，举个例子就明白了：如果有人最近工作学习比较累，压力大，吃饭没有胃口，吃两口就不想吃了，就给他凉拌一小盘香菜，吃了香菜后胃口会大开，吃嘛嘛香。

因为香菜气味辛香升散，能促进胃肠蠕动，有助于开胃消食，可以唤醒我们沉睡的食欲，让你重新感受到食物的美味。

但是要注意，由于香菜性温，有发汗的功效，因此不能多服。如果连续几天，每天都吃一盘凉拌香菜，人就会感到体虚乏力，走路都轻飘飘的了。这是因为发汗的食物都可以打开毛孔，毛孔一直开着，人就很容易出汗，汗出多了耗气，人自然就虚弱了。

这就是我们吃那些味道比较腥膻的菜肴时，厨师都会在上面撒一些香菜的原因：一是遮盖腥膻味；二是开胃；三是稍微吃点儿就行了，吃多了反而不好。

既然可以发汗，那香菜当然可以治疗风寒感冒。在受寒初期，可以直接用香菜煮水喝，或者煮水泡脚，效果类似紫苏叶，能解表散寒。当微微出汗后，寒气被散掉了，感冒就会好。

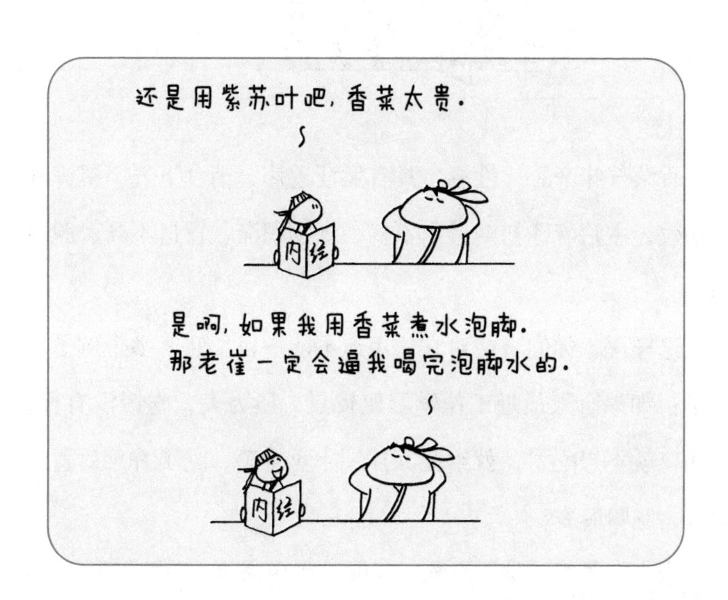

香菜虽然不宜常服，但遇到小儿麻疹未透时，可以用棉布包着香菜，加热后外熨患处，让麻疹迅速外透，用的就是香菜的辛温香窜之力。

另外香菜还有一个很牛的功效，也是我最想分享给大家的，就是**香菜可以治疗孕吐。**

孕吐可以说是非常普遍了，我当年怀孕的时候，前三个月基本都没怎么正经吃过东西，不但体重没长，还瘦了好多，就是因为孕吐得太厉害，吃啥吐啥，没有胃口。

当时我不知道香菜能治疗孕吐，我要是知道了，还用受那罪吗？

《小郎中学医记》记载香菜治疗孕吐的方法：取鲜香菜一把，加紫苏叶、藿香各3克，陈皮、砂仁各6克，煮沸后倒入壶内，壶嘴对准患者鼻孔，令其吸气即可。

因为香菜含挥发油，有强烈的异香气，加入其余四药，可宽胸和胃，定逆顺气。孕妇闻后，可芳香醒脾，胃口顿开。数分钟后，即可进易消化食物而不呕吐，一天熏吸数次，少食多餐，慢慢地孕吐就可减少，逐步恢复正常饮食了。

香菜入肺经，而肺开窍于鼻，这种熏吸的办法不仅可以治疗孕吐，还可以治疗鼻炎或者感冒鼻塞。肺气一通，毛孔皆开，鼻息自然通畅，风寒之邪也可随之外泄了。

香菜虽好，但也有食用禁忌。它属于发物（诱发旧疾的食物），因此很多有旧疾的患者都不宜服用。比如狐臭、口臭、龋齿、脚气、疮痈等，务必忌口。

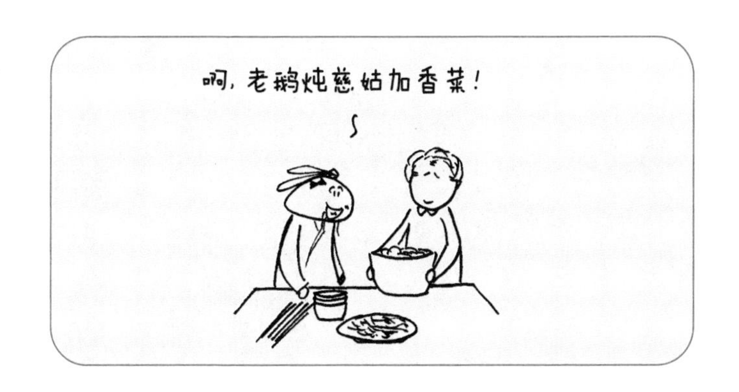

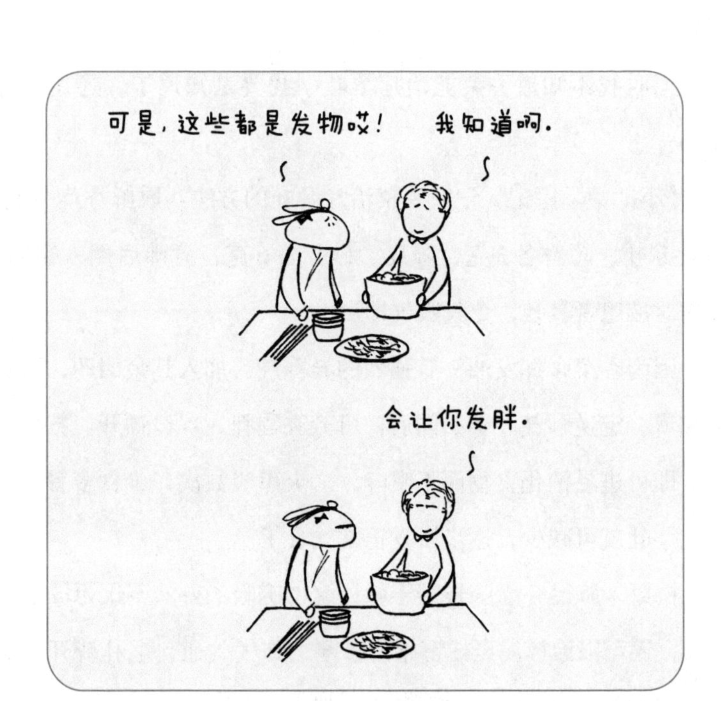
可是，这些都是发物哎！
我知道啊。
会让你发胖。

21 快在你的花园里种上这种花，又好看又治病

下面给大家介绍一种非常有用的花，它既是用途广泛的良药，又是美丽的花朵，种在家里，养眼又养身。

这是什么花呢？还要从我前几天收到的一个医案说起：

兔子老师您好！

有一年秋后，我女儿的手一层一层地蜕皮，抹过很多药膏都不管用，最后洗手的时候都疼。女儿哭丧着脸让我想办法。我就在网上找到一个偏方，用醋煮凤仙花洗手，连枝带叶，连花及果，均可，夏天效果最佳。

当时都快立冬了，我立马骑自行车出去在小镇上转了一圈，终于在路边发现了一棵凤仙花。我折了一枝，在回家路上买了一斤袋装的香醋。回家后就用那一斤醋把凤仙花连枝带叶煮开，待温度不烫手时叫女儿把手伸进去洗了洗，第二天早上加热后再洗了一遍。

没想到从此以后女儿的手奇迹般地好了，到现在都十年过去了，一次都没有复发过！中医真是太神奇了！今天，我想通过您

的平台分享出来，让更多的朋友知晓从而受益。非常感谢！

真神了！
内经
要不说咱有中医
护佑，啥也不怕呢。
内经

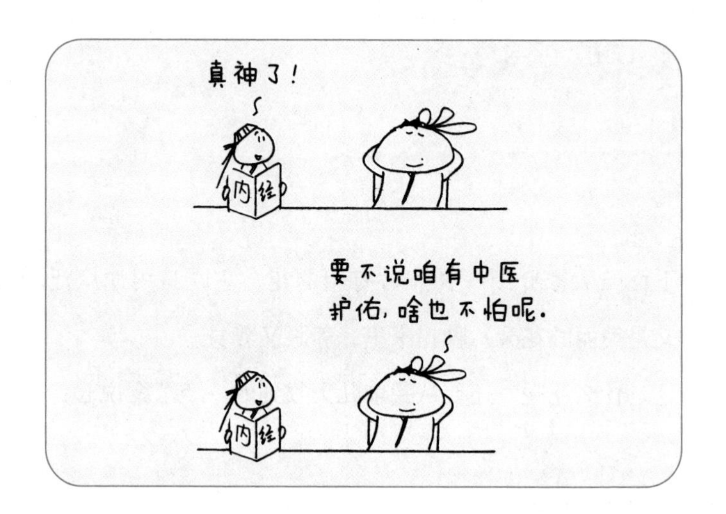

真的很感谢这位作者，医案虽短，但非常有价值。

凤仙花这种植物，我还是很小的时候接触过。我们小时候可没有专业美甲，想涂指甲油，都是小朋友自己去摘指甲花，捣烂了敷在指甲上，然后用树叶裹好，捂一夜第二天早上拆下来，指甲就变红了，可臭美了。

凤仙花，就是我们小时候用的指甲花。

清代汪灏等编《广群芳谱》卷四十七记载：凤仙……一名小桃红，一名染指甲草……人家多种之，极易生。二月下子，随时可再种。即冬月严寒，种之火坑，亦生苗。

凤仙花的花、茎叶、种子，都是非常有用的中药材，一身全是宝啊。

凤仙花的花，一般以花蕾入药，可以通经活血，利尿，治经闭腹痛，产后瘀血不尽，下死胎，小便不利，疔毒痈疽。中国民间常用其花及叶染指甲。

凤仙花的茎被称为“凤仙透骨草”，有祛风湿、活血、止痛之效，用于治风湿性关节痛、屈伸不利。

凤仙花的种子叫“急性子”，有软坚、消积之效，用于治噎膈、骨鲠咽喉、腹部肿块、闭经等症。

凤仙花在我国浙江省宁海县还作为四大腌制蔬菜（雪里蕻、凤仙花、冬瓜、蕌头）之一，是居家必备的家常菜。茎经腌制后可食用其髓部，味佳可口，耐贮藏，深受百姓喜爱。

哇！能吃！
这花种得太值了。
内经
哎，可惜知道它价值的人，太少了。
内经

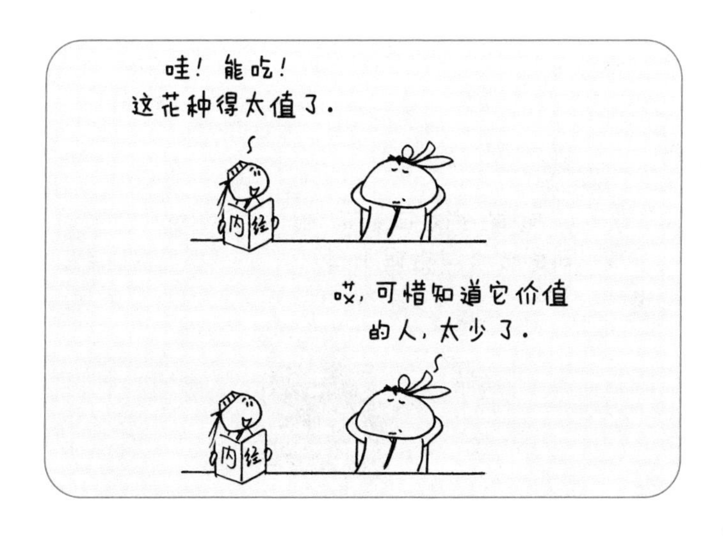

从凤仙花的功效就能知道，它可以治疗手蜕皮。手脚蜕皮的根本原因，多为湿阻经络，津液无法输布到皮肤表面，从而导致

手脚蜕皮干裂，说到底是没有气血津液濡养的结果。

凤仙花整枝煎煮，既可以通经活血，祛湿止痛，还可以去死皮生新皮，真的是治疗手脚蜕皮的首选药物。不但可以泡手，还可以泡脚，通治干裂蜕皮。

之所以要用醋煮，我想应该是用醋作为药引子，酸入肝，引药走血分。这样行气活血，化瘀止痛功效必然倍增。

另外很多文献都说凤仙花花瓣捣烂外敷，可以治疗灰指甲，而且是根治。由于我也没有看到实际病案，因此也只能提供大家实践参考。真的很感谢这位医案作者给我提供了这么好的医案，也让我重新认识了小时候最喜欢的指甲花。

越学中医，越感到大自然对人类的馈赠太丰厚，只可惜，我们知道的都太少了。

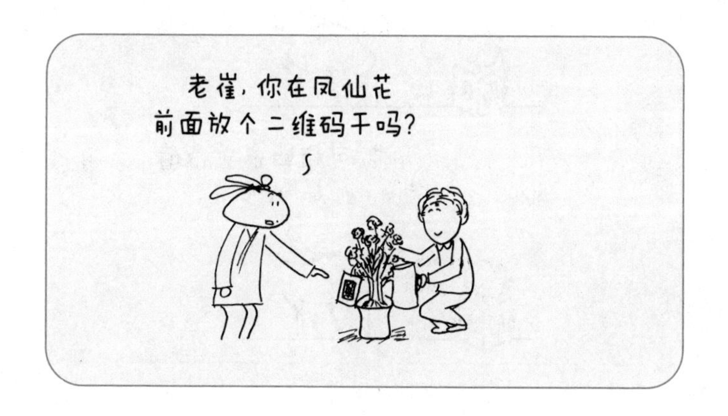

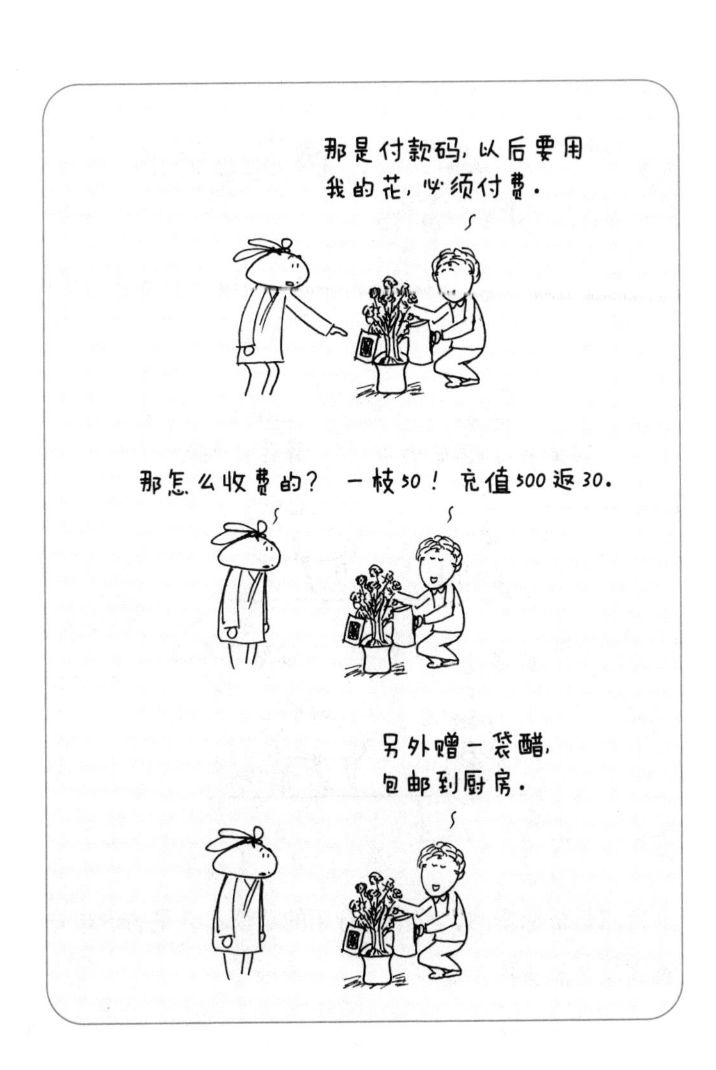
那是付款码，以后要用
我的花，必须付费。
那怎么收费的？
一枝50！充值500返30。
另外赠一袋醋，
包邮到厨房。

22 种药才是时尚，快来把你的花房变药房吧

可是我家没有院子。
有花盆就行。
内经
好养活吗？
比你好养多了。
内经

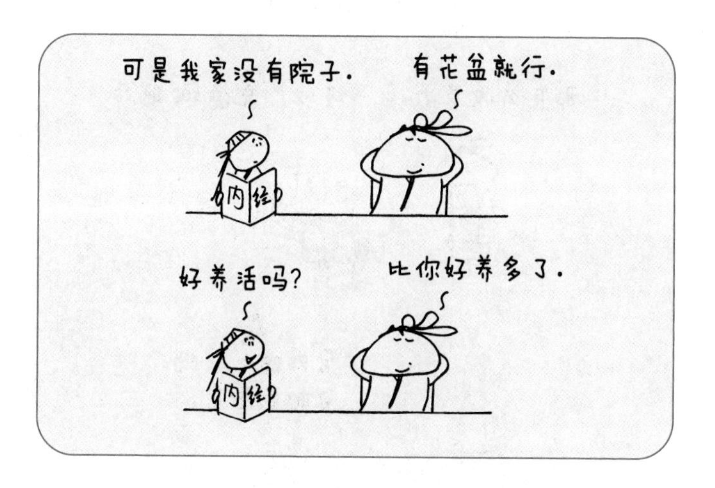

大自然是最慷慨的，常用且有用的草药不会是名贵难养的品种，否则怎么能救护大众呢？

所以千万不要小看了我们身边的花花草草，它们很多都是宝贝。

下面给你们个花房清单，赶紧把你们的小药房建起来吧。

1.薄荷

薄荷幼嫩茎尖可作菜食，全草又可入药，归肺、肝经。有疏

散风热、清利头目、利咽、透疹、疏肝行气的功效。

可以用于治感冒发热、喉痛、头痛、目赤痛、肌肉疼痛、皮肤风疹瘙痒、麻疹不透等症。此外，鲜叶捣烂外敷，对蜂虫叮咬、痈、疽、疥、癣、漆疮亦有效。

内服时不宜久煎，关火前5分钟下入即可。薄荷叶长于发汗解表，薄荷梗长于行气和中。一次用量：鲜者15~30克，或干品3~6克。

薄荷芳香辛散，发汗耗气，体虚多汗者不宜使用。

2.鱼腥草

鱼腥草又叫折耳根，生在湿地，叶和根都可以食用。

味辛，性寒凉，归肺经。能清热解毒、消肿疗疮、利尿除湿、清热止痢、健胃消食，用于治疗实热、热毒、湿邪、疾热为患的肺痈、疮疡肿毒、痔疮便血、脾胃积热等。

内服：煎汤，干品9~15克，或鲜者50~100克，亦可捣汁。

外用：煎水熏洗或捣敷。

3.金荞麦

金荞麦开白色小花，一般以块根入药。冬季采挖，除去茎和须根，洗净，晒干。切成厚片，生用。

其味酸、苦，性寒。归肺、胃、肝经。有清热解毒、活血消痈、祛风除湿的功效。主治肺痈、肺热咳喘、咽喉肿痛、痢疾、风湿痹证、跌打损伤、痈肿疮毒、蛇虫咬伤。

内服：煎汤，干品（块根）15克，或鲜者50克（叶、茎也有相似功效）。

外用：叶茎适量，捣汁或磨汁外敷。

4.蒲公英

蒲公英性味甘，微苦，寒。归肝、胃经。有利尿、缓泻、退黄疸、利胆等功效。治热毒、痈肿、疮疡、内痈、目赤肿痛、湿热、黄疸、小便淋沥涩痛、疔疮肿毒、乳痈、瘰疬、牙痛、目赤、咽痛、肺痈、肠痈、湿热黄疸、热淋涩痛。

还可以治疗急性乳腺炎、淋巴腺炎、瘰疬、疔毒疮肿、急性结膜炎、感冒发热、急性扁桃体炎、急性支气管炎、胃炎、肝炎、胆囊炎、尿路感染等。

蒲公英可生吃、炒食、做汤，是药食兼用的植物。

内服：煎汤，干品10～20克，或鲜者50~100克。

外用：蒲公英花叶茎适量，捣汁或磨汁外敷。

5.紫苏

紫苏常见的有紫色叶子和绿色叶子两种，均可供药用和香料用。入药部分以茎叶及子实为主，紫苏叶可解表散寒，行气和胃，可解鱼蟹中毒；紫苏梗有平气安胎之功；紫苏子能镇咳、祛痰、平喘、发散精神之沉闷。

紫苏叶又供食用，和肉类煮熟可增加后者的香味。

内服：煎汤，干品5～10克，或鲜者50克，不可久煎。

6.佩兰

佩兰的全草皆可入药，性平，味辛，归脾、胃、肺经，有芳香化湿、醒脾开胃、发表解暑的功效。

可用于治疗湿浊中阻、脘痞呕恶、口中甜腻、口臭、多涎、暑湿表证、头胀胸闷等症。

内服：煎汤，干品5~10克，或鲜者50克，不可久煎。

7.金银花

又叫忍冬花、双花。一般以花蕾和藤枝入药。

金银花甘、寒，归心、肺、胃经。有清热解毒、疏散风热的功效。用于治疗痈肿疔疮、喉痹、咽喉肿痛、肺痈咳血、丹毒、风热感冒、温病发热等症。还可清解暑热，煎汤代茶饮。

内服：煎汤，干品6~10克，或鲜者50~100克。

金银花藤又叫忍冬藤，味甘、寒。归肺、胃经。可清热解毒。主治温病发热，热毒血痢，痈肿疔疮，喉痹及多种感染性疾病。

内服：煎汤，干品10~20克，或鲜者100克。

金银花不管是花蕾还是藤枝，都可以用来煮水外洗治疗湿疹，能够有效地缓解瘙痒，帮助褪疹。

8.马齿苋

马齿苋生食、烹食均可，柔软的茎可用来做汤或用于做蛋黄酱和炖菜。

马齿苋酸、寒。归肝、大肠经。有清热解毒、凉血止血的功效。可以用于治疗热毒血痢、痈肿疔疮、丹毒、蛇虫咬伤、湿疹、便血、痔血、崩漏下血等症。

内服：煎汤，干品9～15克，或鲜者50~100克。

外用适量，捣烂敷患处。

以上就是给大家提供的清单，属于既常用、又好种的中草药。其中大部分都是清热解毒的，既可以内服，又可以外用。不可久煎的意思是，水开后煮5～10分钟香气出来即可。

可能有朋友要问，光清热不行啊，我们还需要散寒的药。

放心，散寒的药家里也有，都在你厨房的调味料里。比如葱、生姜、大蒜、花椒、肉桂、胡椒，都有散寒解表的功效。

所以把你的花房和厨房结合在一起，你就拥有了一个小小的药房啦，遇到点儿感冒、咳嗽、发烧、蜂虫叮咬、疮痈肿毒这类的病证，不用去买药，直接就在家里解决了。

家中有药，心里不慌啊。

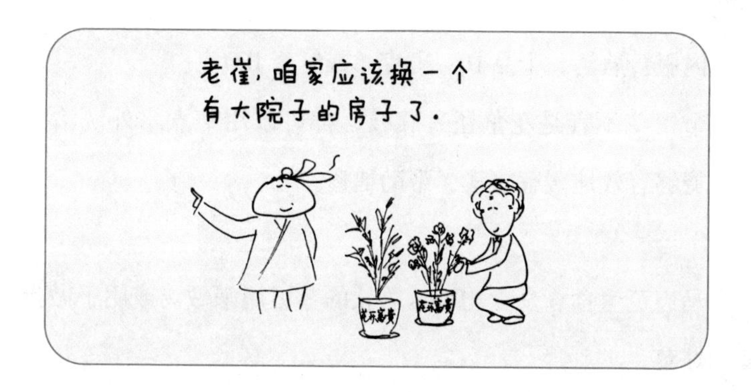

你种啊？

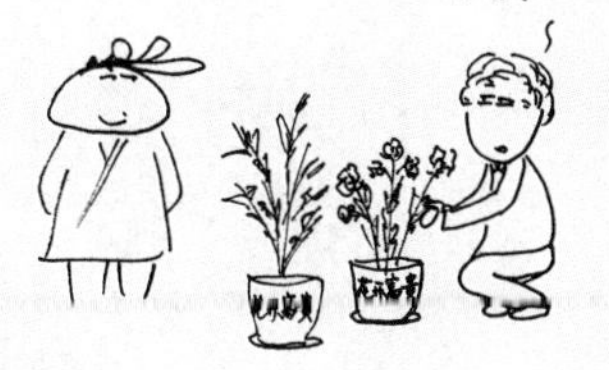

我……提供化肥。

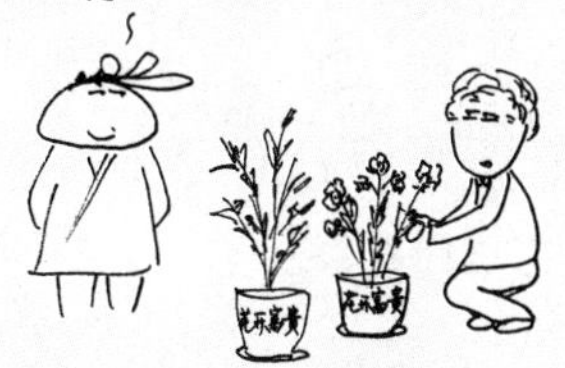

天然有机化肥，每天定点定量供应，从此肥水不流外人田。

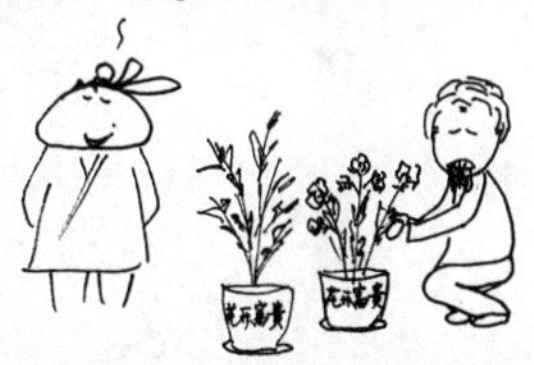

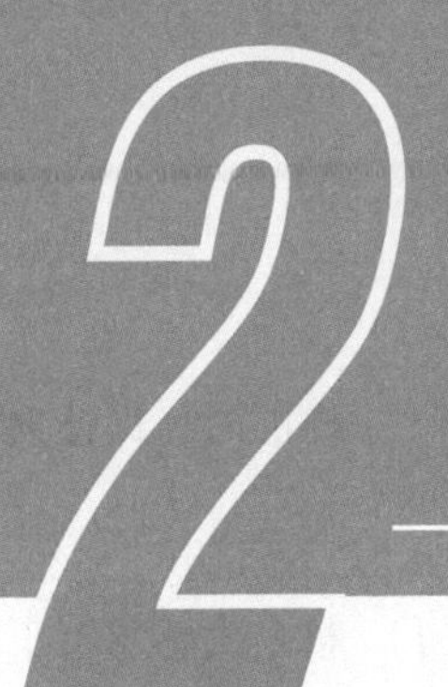

解馋还治病的 各种茶饮食疗方

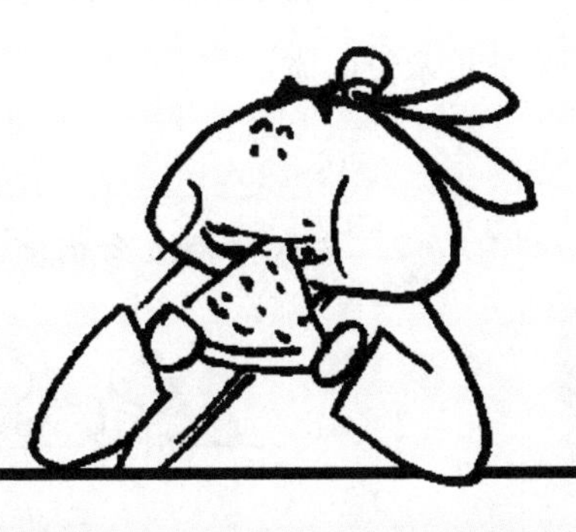

01 暑湿的梅雨季，你一定不要错过这个食疗方

每年南京的梅雨季，都会像“大姨妈”一样准时，即使偶尔会迟到，但绝不会缺席。

要说梅雨季节的难受，就不用我多说了，整个人感觉沉了不少，要是有人可以拧我，一定能拧出水来。

梅雨季的衣服是晾不干的，谁家不备上十几条内裤呢，因为少了就根本没的换。

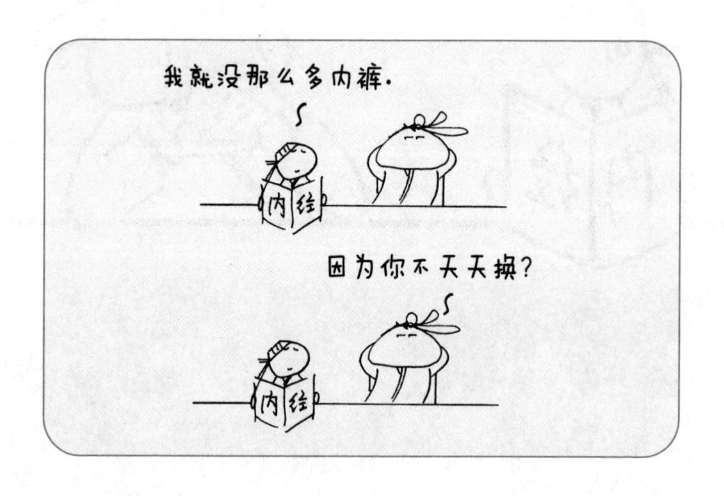

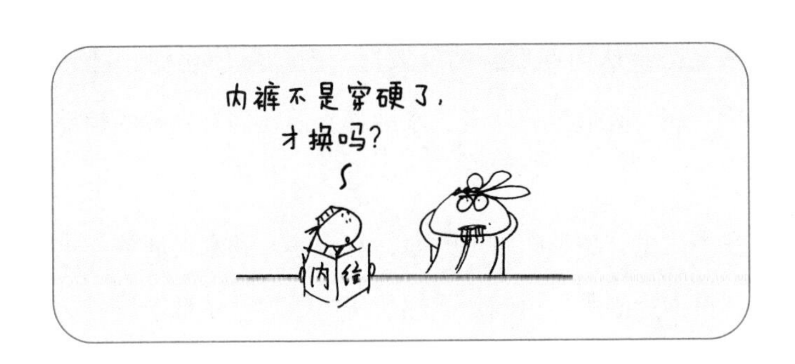

那这种暑湿季节我们该怎么做呢？当然是除湿，否则湿气重了就会出现很多不适，比如：头重如裹、精神萎靡、四肢慵懒、气虚乏力、嗜睡不醒、食欲不振、口腻苔厚、湿疹、脚气。

让本来就不想上班的身体，更是雪上加霜。

除湿有很多方法，比如吃药、泡脚、艾灸，都很好。但今天给大家推荐的，是食疗大咖陈存仁先生的食疗方。

是的，搞吃，我是认真的。

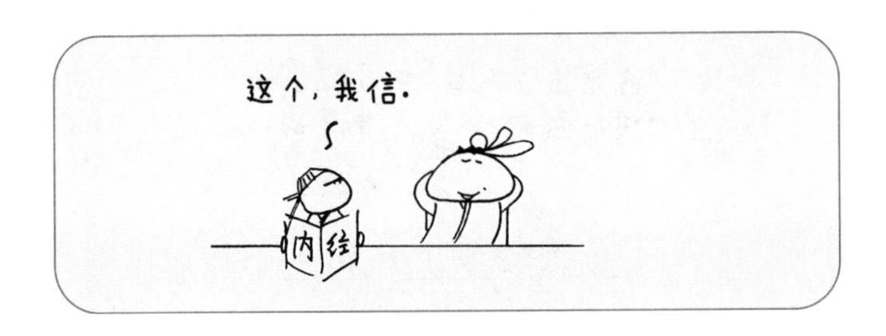

薏米冬瓜饮。疗效五颗星。

做法：冬瓜切小块若干（带皮）、生薏苡仁（薏米）50克，一起炖水，煮到冬瓜软烂即可饮用。

现代医学认为冬瓜含钠量较低，对动脉硬化症、肝硬化腹水、冠心病、高血压、肾炎、水肿膨胀等疾病有良好的辅助治疗作用。

在中医里，冬瓜味甘，性寒，有消热、利水、消肿、化痰的功效。可治疗水肿、痰喘、暑热、痔疮等症。冬瓜带皮煮汤尤其好，可增强消肿利尿、清热解暑的作用。

薏苡仁味甘、淡，性凉。可利水渗湿，健脾止泻，除痹，排脓，解毒散结。用于水肿、脚气、小便不利、脾虚泄泻、湿痹拘挛、肺痈、肠痈、赘疣、癌肿。

薏米冬瓜饮虽然简单但是祛暑除湿的功效强大，能治疗很多湿热病证。有脚气、湿疹、小便不利、水湿严重者可以将薏米冬瓜水当办公室茶饮，或者早上煮上一大锅，全家人当一天的茶饮，都是极好的。

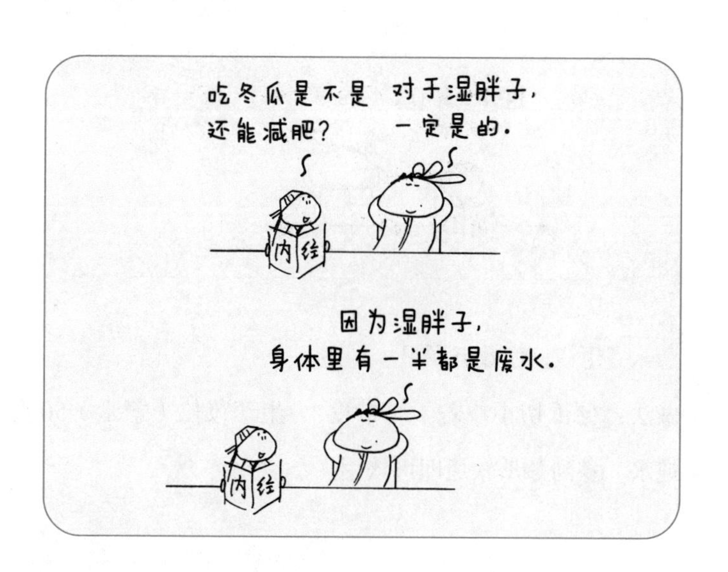

绿豆薏米汤。疗效四星半。

这是陈存仁先生推荐的第二款暑湿饮。

做法：绿豆两把、生薏苡仁（薏米）50克，一起煮水，不必等到豆烂，一般大火煮开，小火炖40分钟即可（不吃豆，只饮汤）。放点儿冰糖，味道更佳。

绿豆性味甘、凉，有清热解毒、消暑、利水的功效。主治暑热烦渴、水肿、泻利、丹毒、痈肿、解热药毒。

孟诜认为：研煮汁饮，治消渴，又去浮风，益气力，润皮肉。

《本草汇言》：清暑热，静烦热，润燥热，解毒热。

《罗氏会约医镜》：清火清痰，疗痈肿痘烂。

绿豆薏米汤不但清暑利湿，还可以清心除烦，生津解渴，放点儿冰糖，特别适合小朋友当作夏日饮品。味道好，又健康，能大大降低小朋友长痱子的概率。

除了以上两种，陈存仁先生还推荐了荷叶马蹄饮，也就是荷叶和鲜荸荠一起炖水。只是荷叶有点儿微苦，夏天又没有荸荠，所以这里就不多说了。

可能有人会问，为啥排行榜里没有大名鼎鼎的赤小豆薏米汤？

因为咱们这次主要说的是暑湿，就是湿气里夹着那么一丝丝的暑气……

赤小豆主要的功效是消肿祛湿，但不祛暑，对于梅雨季不够时令。

而陈存仁先生推荐的这两款就非常适合暑湿的夏季，口味比冷饮不差，但是功效却十分强劲，谁用谁说好。

“湿人”们，我能做的就是这些了，后面就麻烦你们动动手再动动嘴，把自己“甩干”一下吧。

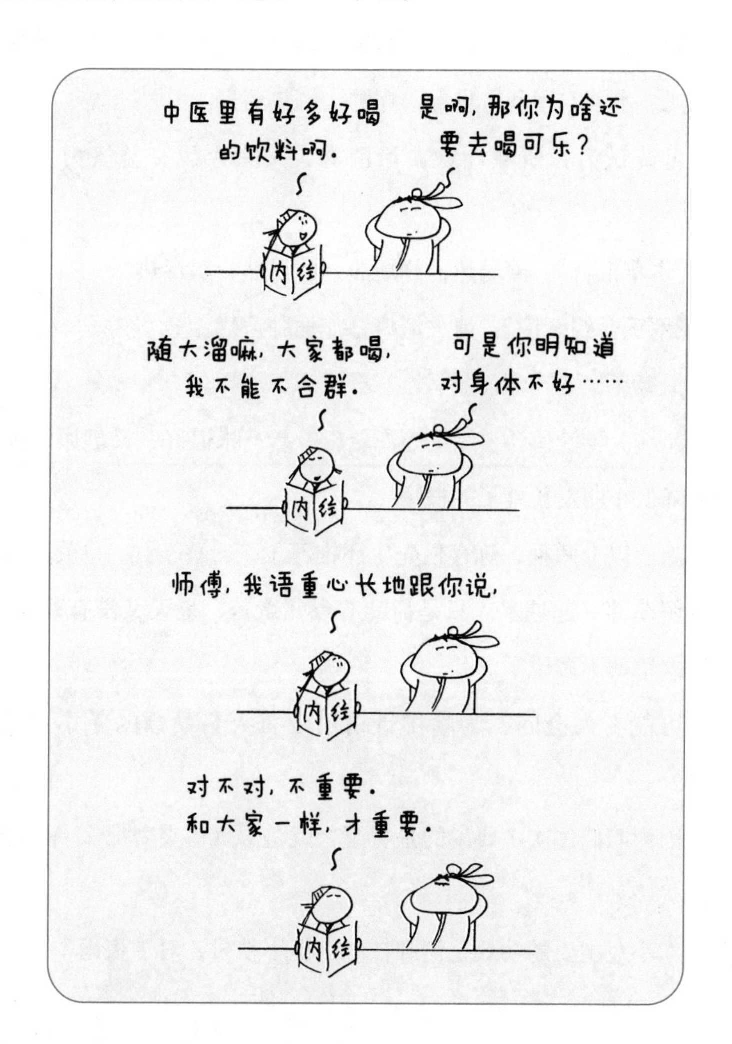

02 一锅好喝的汤，又减肥又能治疗暑湿感冒

每到暑湿季节，外面到处热气蒸腾又潮湿闷热，能不出门的人都在家待着了，但是……容易胖，容易感冒啊。

为啥？因为吹着空调，有汗憋着出不来，再受点儿冷风的侵袭，搞不好就暑湿感冒了。再加上哪儿也不去，就坐着边吃西瓜边刷手机，不胖真是说不过去啊。

虽然听着问题很大，但这可难不倒咱中医人，厨房里立马给你们整一个好喝的汤，上面的问题一把解决，方法总比困难多。

现做现吃，味道正宗，手艺地道，邻居看了也想打包。

赶紧拿出小本本吧，重点来了。

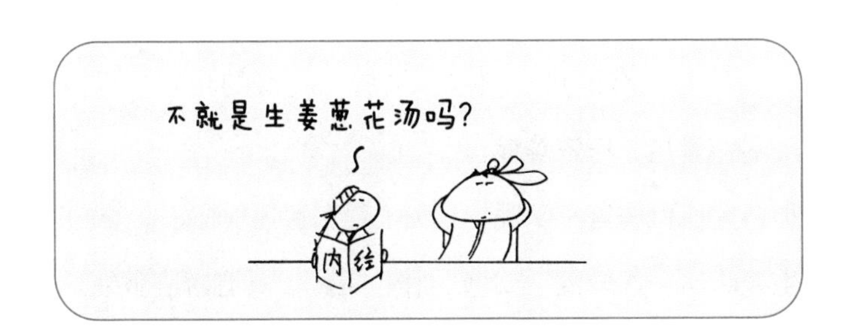

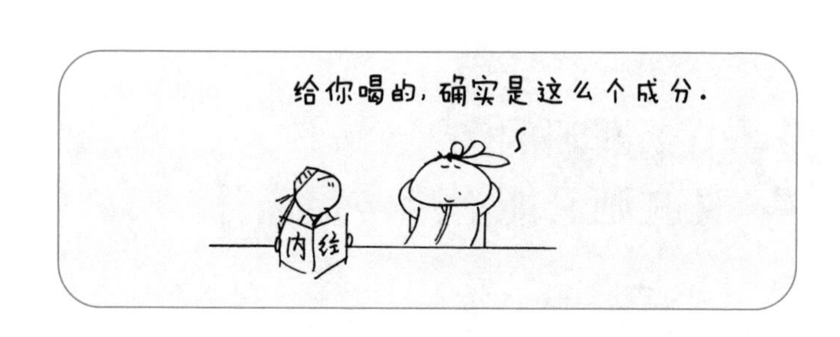

在说好喝的汤之前，先来看看专门治疗暑湿感冒的藿香正气水的组方，咱们也是有的放矢，不是随便配料的。

藿香正气水：苍术、陈皮、厚朴（姜制）、白芷、茯苓、大腹皮、生半夏、甘草浸膏、广藿香油、紫苏叶油。

这里面苍术、茯苓、大腹皮、半夏负责燥湿健脾，降逆和胃；白芷、藿香、苏叶负责解表散寒，祛风止痛；陈皮、厚朴负责温中下气，化食消痰。

所以整个方子的功效为解表化湿，理气和中。

那么，我们从厨房里找出功效一样的食物，配成一碗美味的汤，不就可以了吗？

苍术、茯苓这一队谁来替代呢？当然是冬瓜当仁不让了。冬瓜味甘、性寒，有清热、利水、消肿、化痰的功效。可治疗水肿、痰喘、暑热、痔疮等症。

那白芷、藿香这一队呢？生姜、葱白可以安排。

生姜味辛，性微温。归肺、脾、胃经。具有解表散寒、温中止呕、温肺止咳、解毒的功效，常用于风寒感冒、脾胃寒症、胃寒呕吐、肺寒咳嗽、解鱼蟹毒。

葱白（带须）味辛，性温。具有发汗解表、通达阳气的功效。主要用于外感风寒、阴寒内盛、格阳于外、脉微、厥逆、腹泻、外敷治疗疮痈疔毒。

厚朴和陈皮主要是下气化痰的，翻遍厨房，**海带和胡椒荣耀登场了。**

海带性味咸寒，归肝、胃、肾经，有消痰软坚散结、利水消肿的作用。可用于治疗瘿瘤、瘰疬、睾丸肿痛、痰饮水肿等症。

现代营养学认为，海带中含有的藻朊酸盐能有效抑制人体对脂肪的消化和吸收，对减肥瘦身大有好处。而且海带中含有多种维生素，有助于形成糖蛋白，使皮肤保持光滑细腻，韧性增强。海带中还含有硫蛋白质等营养物质，对美发大有裨益。

最重要的是，海带能降血压、血脂和血糖，在我国民间，早就有食用蒸海带降血压的做法。

胡椒归胃、大肠经，味辛热，温中散寒，下气、消痰。可用于胃寒呕吐、腹痛泄泻、食欲不振、癫痫痰多。

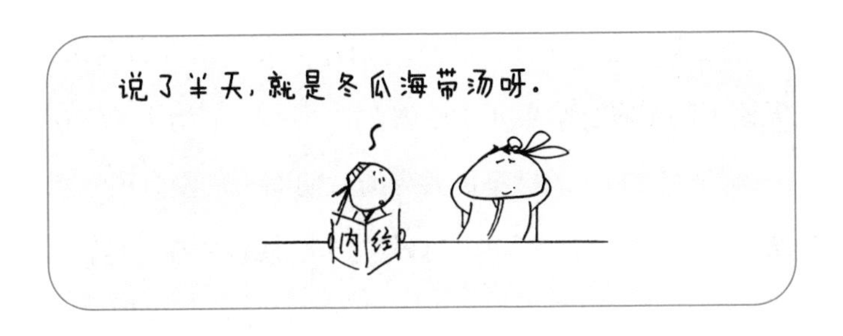

咋的，看不起海带，
还是看不起冬瓜？
内经
我看不起我自己，
从来没有口福吃过。
内经

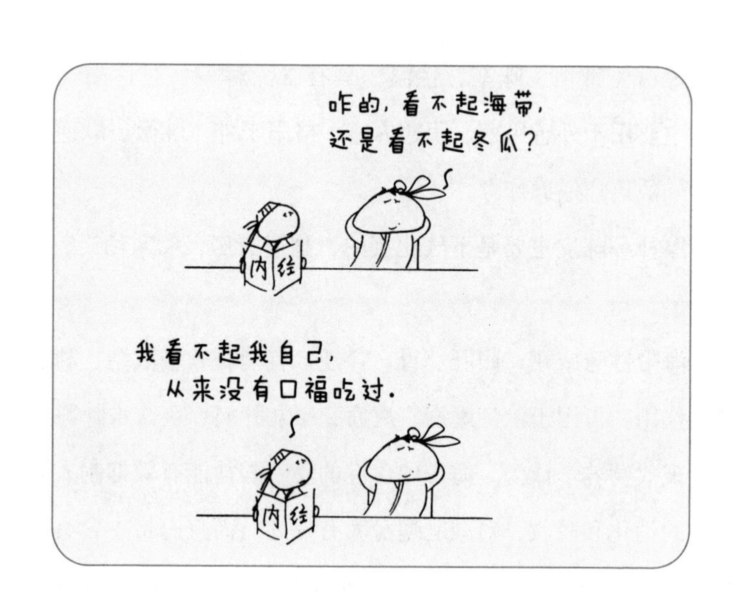

冬瓜海带汤真的是夏天必备饮品。我小时候，每到夏天我奶奶就会在中午煮一大锅冬瓜海带汤，不想吃饭的人就直接喝两碗汤，有营养又避暑又减肥。

如果贪凉感冒了，就把冬瓜海带汤煮开，然后放入几片生姜和适量葱白，煮上5分钟即可关火，撒上一层白胡椒粉，辣辣热热地喝下，之后赶紧裹着毛巾被上床睡觉。

一觉醒来，遍身小汗，感冒立刻好了大半。再喝点儿热粥，第二天该干吗干吗，啥事儿不耽误。

一碗热辣辣的白胡椒冬瓜海带汤就如同一剂藿香正气水，解表散寒，利水消肿，理气和中，效果好，口感也实在赞啊。

各位朋友们，以我在吃喝界今时今日的地位，你们闭着眼睛跟我张嘴就行了。

生病喝汤，吃粥，效果一点儿不比药差啊。

我跟在你后面尽学吃了，
说好的学中医呢？
民以食为天嘛。
咱先撑起一片天，
再搞学习。

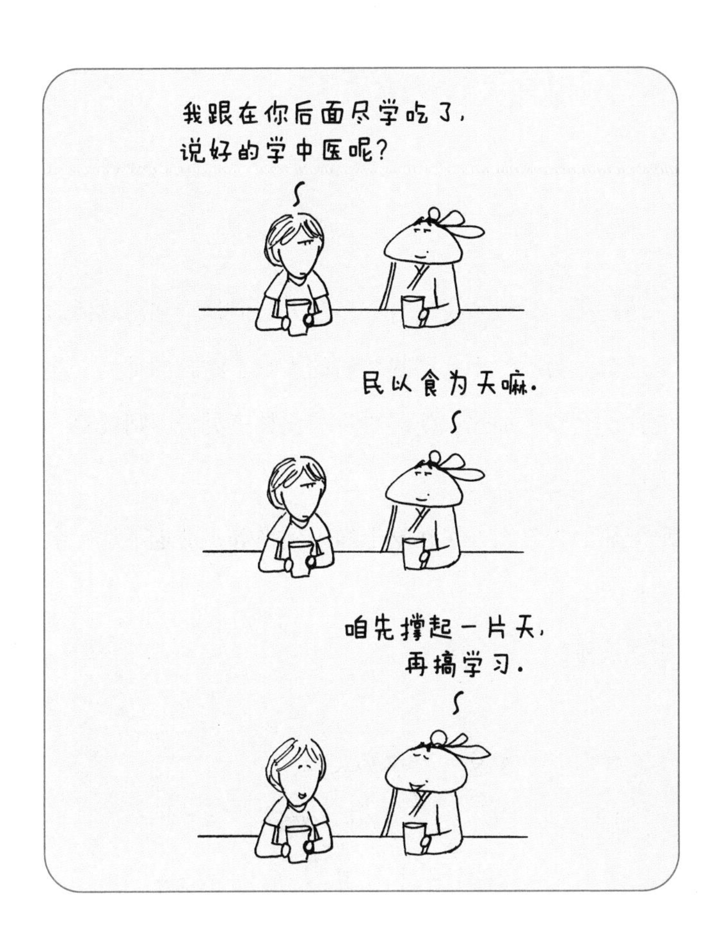

03 湿热人别哭，我来教你怎么吃，不做油腻中年人！

中药补品，一般来说适合大多数人，但是唯独湿热体质的人都不太适合。为啥？因为湿热体质的人吃了滋腻的补品，相当于火上浇油，会热上加热，痰湿更重。比如玉灵膏、阿胶膏，湿热体质人群就不适合服用。

那湿热的人怎么办？在吃上做不到平等，那也不是咱中医人干的事！

必须安排！

不湿也不热的人？
内经
这样的品种
如今难寻啊.
内经

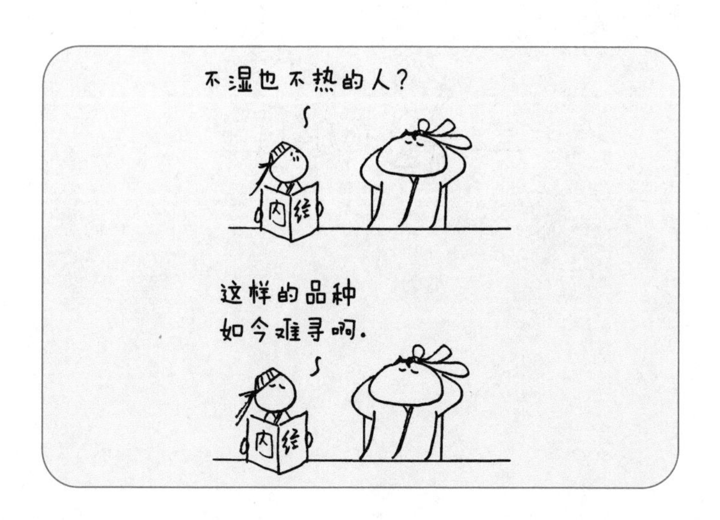

在安排伙食之前，咱们先来看看什么是湿。

湿本身是一种阴邪，一旦存在身体里就很难代谢出去，除非身体的脾气充足，阳气旺盛，才能把多余的水饮运化掉。可现代人的问题就是，普遍脾虚，阳气不足，所以十人九湿，遍地“湿人”。

不信你们随便叫身边的人把舌头伸出来看看，要么水拉拉，要么就有明显的口水线，要么就舌体胖大有齿痕，要么就有厚腻的舌苔。

总之好人易找，好舌难寻。

那湿热人是怎么来的呢？湿是有形的实邪，热为无形的实邪。有了湿，热就有了能停留的载体，所以立刻勾结，成了湿热互结。

热可以是外感的热邪，也可以是吃进来的热邪（比如过食辛辣、热性的食物），也可以是湿邪郁久自化热。

一旦湿热形成，就比较难治了——既要除湿又要清热，而且还不能清热清得太厉害，否则很容易形成冰伏，也就是把湿热这一团东西给冰冻住，更化不掉了。

那怎么办呢？**对于湿热，就要以除湿为主，清热为辅。**中药汤剂里有三仁汤、温胆汤、龙胆泻肝汤、平胃散，都是常用的除湿热的方剂。

可是有些人不太会辨证，不敢随便给自己用药，怕吃坏了更完蛋。所以咱们来几款食疗的方法，即使辨证没那么准确，也不会吃坏。

这个方法好哎。
就是比吃药慢，
要坚持吃。
坚持吃……这一点，
师傅你做得最好了。
内经
内经

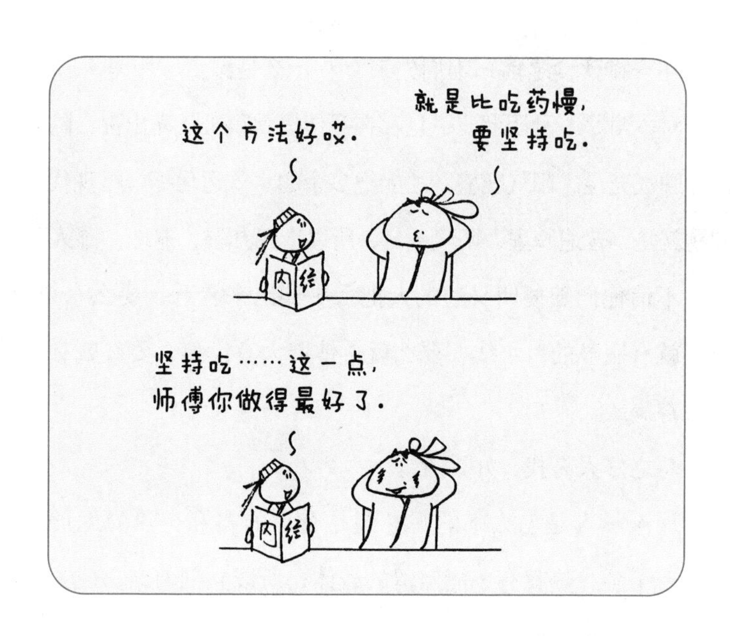

先确认一下湿热人的明显特征：

总体特征：面垢油光、口苦、苔黄腻。

常见表现：面部、头发容易出油，易生痤疮，口苦口干，身重困倦，大便黏滞或便秘，小便短黄，男性易阴囊湿痒，女性易带下黄多、豆腐渣状，舌质偏红，苔黄腻，脉滑数。

心理特征：容易烦躁、焦虑。

这样体质的人，是不适合进补的，否则更容易增加体热，出现上火症状。过于滋腻的食物，也会让本身就功能不是很好的脾胃负担更重。

因此要想进补，就得先把湿热除了。试试下面几款粥：

1.薏苡仁白扁豆粥

薏苡仁粉40克、白扁豆粉30克、适量的大米一起煮粥。早晚食用。

薏苡仁清热除湿，白扁豆健脾化湿，一起煮粥早晚服用，吃上一段时间可以明显改善湿热体质，强健脾胃。尤其适合湿热爱长痘痘的青少年，因为薏苡仁除了可以除湿，还有排脓、解毒散结的作用。

2.茯苓车前粥

茯苓粉、车前子各30克，大米适量，白糖少许。

将车前子用纱布包好，放入砂锅内煎煮半小时。煎好后去渣取汁，放入茯苓粉和大米共煮粥，最后加入少许白糖调味。

方中的车前子药房可以买到，有清热利尿、渗湿止带的功效，茯苓健脾除湿。这个粥主要用于小便黄、白带黄且多的人。

3.赤小豆薏苡仁粥

赤小豆粉30克、薏苡仁粉40克、大米适量，一同煮粥即可。

赤小豆可以利尿通淋、利水消肿、排脓解毒。这个粥特别适合那些小便涩痛、黄、少人群，也适合脚气重、脚趾流黄水、瘙痒难耐的人。

4.山楂扁豆粥

薏苡仁30克、炒白扁豆15克、山楂15克、红糖适量。

以上三样放在一起加水煮粥，粥成后加入红糖调味。

这个方子来自《本草纲目》，是治疗湿热郁阻导滞的月经不调或闭经的。方中薏苡仁和白扁豆除湿健脾清热，山楂和红糖散瘀化积、调经。

以上的几个小方子都是非常安全的食疗方，既可以调理湿热体质，也可以纯粹作为食物食用。但要注意的是，若想调理体质，服用期间就要忌口，热性的牛、羊、鸡肉少吃，油炸食物不吃，早睡不要熬夜。因为再好的药物和食疗，也干不过不良的生活和饮食习惯。

药治三分病，七分靠自己。

好了，要想让自己告别油腻，就从吃对食物开始吧。

我觉得现在的美容院
思路都不对.
真正的美容应该是
体质美容.

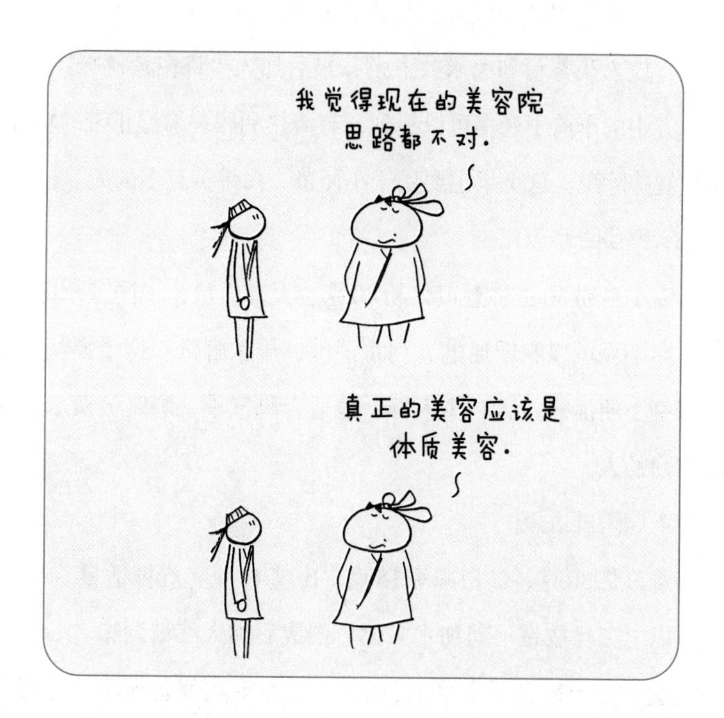

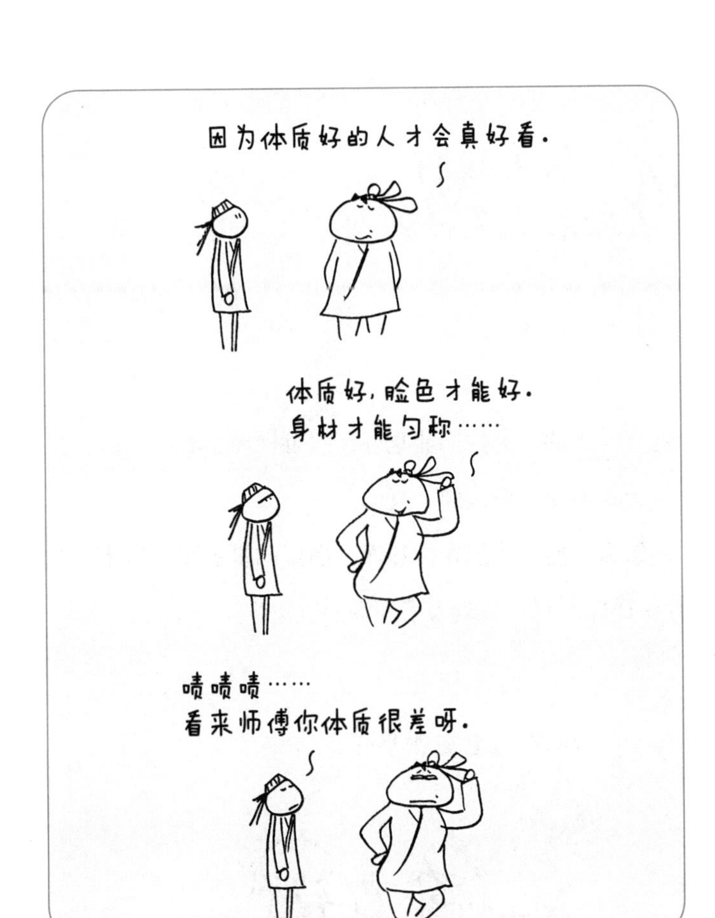
因为体质好的人才会真好看。
体质好，脸色才能好。
身材才能匀称……
啧啧啧……
看来师傅你体质很差呀。

04 三伏天我们要怎么吃才好呢？

这一天天的，为你们能吃好，我可操碎了心。

因为我不想一个人胖。真的。

那怎么才能让你们在炎热而又潮湿的夏天里吃得下、吃得香（和我一样胖）呢？我陷入了深深的沉思中。

师傅，你已经沉思半小时了……
内经
师傅，你已经沉睡半小时了……
内经

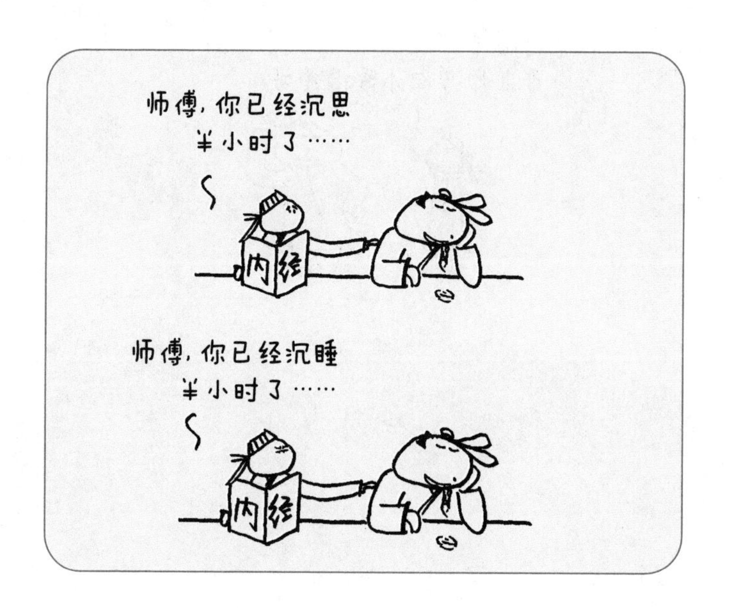

三伏天为什么要叫三伏而不叫三福呢？那是因为三伏天出现在小暑和处暑之中，是一年中气温最高且又潮湿、闷热的日子。“伏”既可以理解为天气太热了，宜伏不宜动，也可以理解为热气将寒气伏在地下的意思。

因此三伏天的天气特征就是暑热+潮湿。

那怎么吃呢？解暑祛湿呗。

人们之所以在这种天气里没有胃口，也主要是因为湿气重。湿困脾土，脾胃功能下降，脾胃的小轮不转了，当然吃不下，吃不香。

而脾胃为人体能量的来源，当人体摄入的能量不够时，人就会出现体乏、无力、精神萎靡等症状，同时湿重还会引起头晕、头重、四肢困重。

越是这种时候，反而越是不能吃太多的冷食。夏季炎热，阳气都在体表，内在空虚。此时若吃太多冷食，很容易克伐脾胃阳气，造成腹部冷痛，泄泻。

夏天也不让吃冷饮，
太没人性了。
可以吃啊，
只要吃完不拉稀就行。
内经

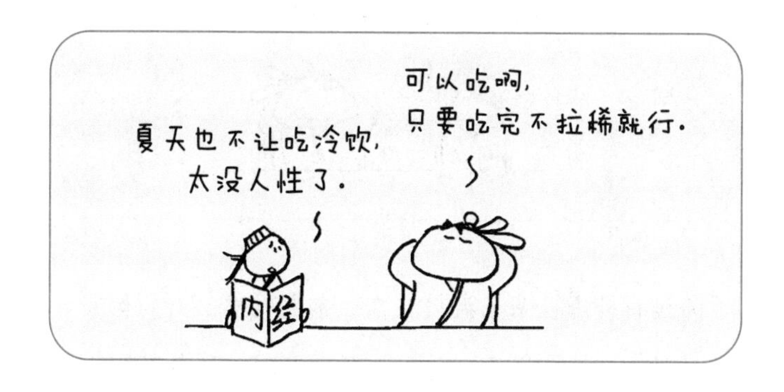

所以，夏天不管多热都尽量不要吃刚从冰箱里拿出来的食物，吃常温的水果就可以。暑湿的天气，乌梅汤也可以喝起来，解暑，补中气。

要是湿重得厉害，气虚症状明显，就吃点儿参苓白术丸吧，效果立竿见影。

最后咱来说说羊肉汤。

很多朋友都知道，夏季饮食要以清淡苦凉为主，但那是针对健康人群的。如果素来脾胃虚寒，就要在三伏天这样的日子里，趁热打铁，多吃温阳的食物温中祛寒，冬病夏治。

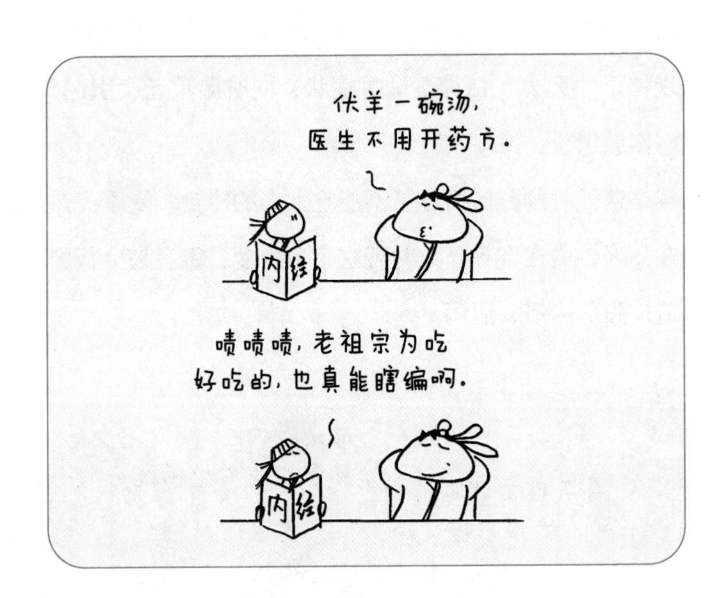

羊肉具有补虚祛寒、温补气血、益肾补衰、开胃健身、助元益精的功效。《黄帝内经》记载：春夏养阳，秋冬养阴。羊肉一

向被当作三伏天的补品，从古流传至今。

伏天的羊肉，不要红烧、煎炸和烧烤，比较推荐的食用方法就是熬制成香浓的羊肉汤，可以在里面放少许冬瓜，中和一下燥热之性。

直接喝汤吃肉，或者放入面条，煮成羊肉清汤面，再放点儿葱花……哇，幸好我不吃羊肉，否则就更不知道胖成啥样儿了。

对于虚寒导致的肺结核、气管炎、哮喘、贫血、产后气血两虚、腹部冷痛、腰膝酸软、阳痿早泄等一切虚寒类病证，均有很好的疗效。

如果寒湿比较严重，那伏天吃羊肉时，索性多放葱姜蒜，最好再就着一杯热黄酒，别开空调，大吃一顿。吃完出一身汗，好好地排个湿毒。几次下来，真是通透又爽快啊。

但记得，一定是寒湿体质啊。要是湿热体质，就是本身怕热，容易上火的，千万别吃，直接喝绿豆汤吧。

这里似乎应该有个卖羊肉的链接，
然而并没有。

05 决明子茶润肠通便、减肥降压，懒人福音

经常听人说，懒得动，又想瘦，怎么办？

可是，这么懒，不胖，合理吗？

尽管不合理，我还是找到一个茶饮方，可以润肠通便，减肥降压，而且只有一味药，一次买1千克，能喝一个月。

师傅，你现在做的已经不是中医科普了.
那是啥？
内经
是懒文化科普.
内经

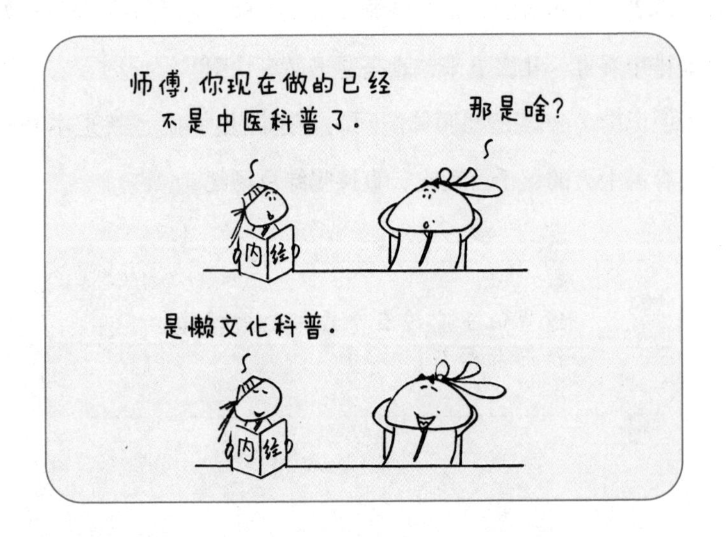

懒，我们是认真的，但是中医科普也是认真的，两手都要抓，两手都不含糊。

这个既能润肠通便、清肝明目，又能降压降脂的中药，就是决明子。

决明子是药食同源产品，安全自不必说，它是豆科植物决明的干燥成熟种子，生用或者炒用皆可。

决明子性味甘、苦、咸，微寒，归肝、大肠经。**有清肝明目、润肠通便的功效。用于治疗目赤涩痛、羞明多泪、头痛眩晕、目暗不明、大便秘结。**

现在有些医生也喜欢用决明子，因为决明子在临床上有降压的作用，常被用于治疗肝阳上亢导致的高血压，算是中药里的“降压药”。

所谓的降压，其实就是决明子可以引肝火下行，清肝热，这样气血不上头，血压自然就降下来了。

决明子不仅可以降压，还能治疗因肝火上炎而导致的目赤肿痛、羞明多泪、头痛眩晕等症。

现在立春了，肝火旺的人可以喝起来啦。
不然你以为我喝的啥？
内经

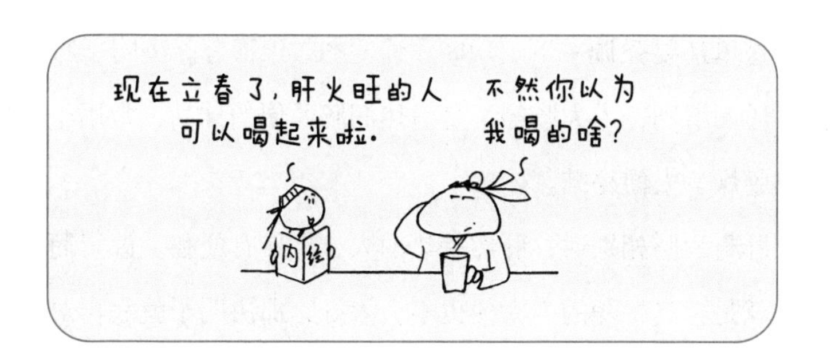

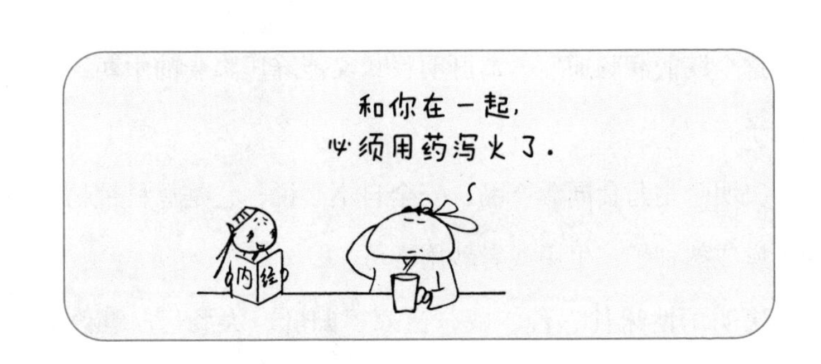

我喝的决明子茶，是用炒过的决明子30克（其实我就抓一把），开水冲泡后闷20分钟，或者直接放电茶壶里煮。炒过的决明子就不寒了，可以长期喝，不伤脾胃。

决明子茶色淡黄，有淡淡的香气，我觉得挺好喝。

如果买不到炒决明子，也可以直接买生的回来，自己放锅里用小火炒成微黄（不放油），香气溢出即可。然后用保鲜袋装好，每次喝的时候抓一点儿。

单喝就已经很好了，**如果想要加强去油脂的功效，就可以适当地加入一些荷叶或者山楂，刮刮油。**

这里还要强调一下，**决明子通便的效果很好。**决明子味苦通泄，质润滑利，入大肠经，是清热润肠通便的佳品，常用于治疗内热肠燥、大便秘结。

肝与大肠相别通，肝经有热的人，常伴有便秘。说得简单一些，就是脾气暴躁的人大便也不会太好，那决明子就是再对证不过的茶饮了。但大便本就滑泻的人，忌用。

决明子本身是药食同源的药物，可以久服。很多长期服用决明子茶的人，都会发现自己的视力变好了，尤其是一些长期用眼过度的上班族和血压高的老人。

对于肝火旺盛引起的眼花、眼涩、眼痛，决明子效果尤其好。

除了降压，现在还有很多医生用决明子降血脂。中医里当然是没有降血脂这个概念的，所谓降血脂，不过就是用药把血液里的脂肪和浊物代谢出去罢了。《小郎中学医记》里记载了一个余国俊医生的降脂方：生决明子30克、生山楂20克、葛根20克，煮水煎服。

决明子降本流末，降浊物从大便排出，生山楂化瘀消脂，葛根升清以浊降，三药配合，可以有效地起到降血脂的作用。这三味药皆为药食同源，很安全，也可以作为日常茶饮，一般大腹便便的中年人都适合喝。

下面再补充几个决明子治疗眼病的小方：

补肝明目：决明子一升，蔓荆子二升，以酒五升煮，曝干为末。每饮服二钱，温水下，日二服。（《圣惠方》）

目赤肿痛：决明子炒研，茶调敷两太阳穴，干则易之，一夜即愈。（《医方摘玄》）

急性结膜炎：决明子、菊花各三钱，蔓荆子、木贼各二钱，水煎服。（《河北中药手册》）

急性角膜炎：决明子15克，菊花9克，谷精草9克，荆芥9克，黄连6克，木通12克。水煎服。（《四川中药志》）

夜盲症：决明子、枸杞子各9克，猪肝适量。水煎，食肝服

汤。(《浙江药用植物志》)

积年失明：决明子二升为末，每食后粥饮服方寸匕。(《外台秘要》)

青盲、雀目：决明一升，地肤子五两，为末，米饮丸梧子大，每米饮下二三十丸。(《普济方》)

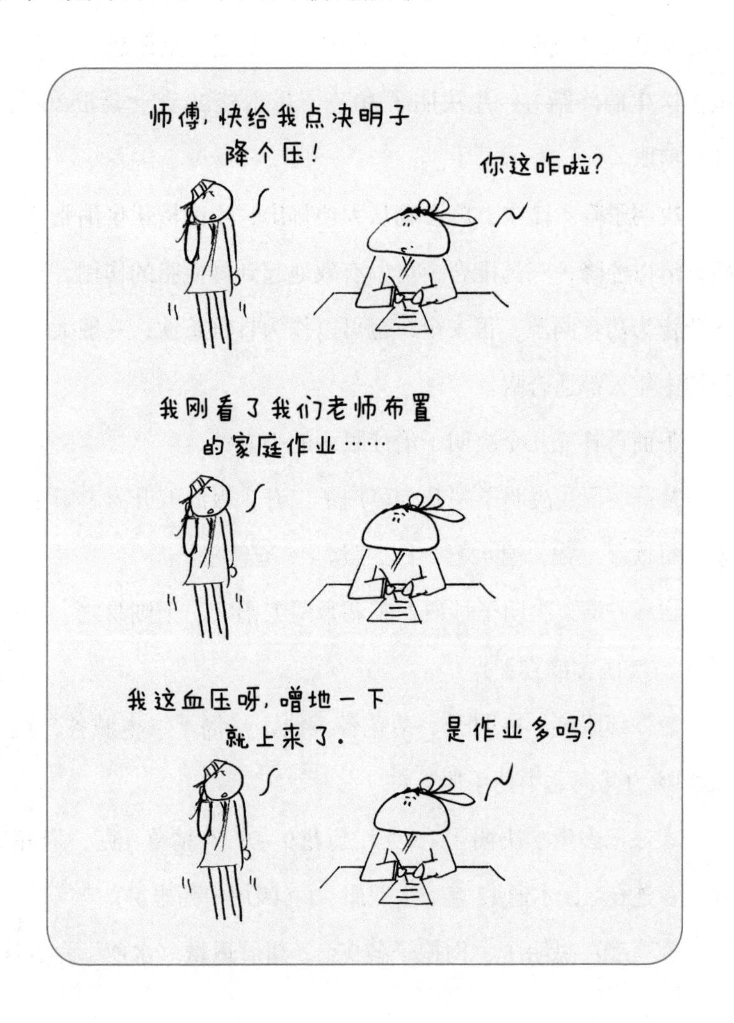

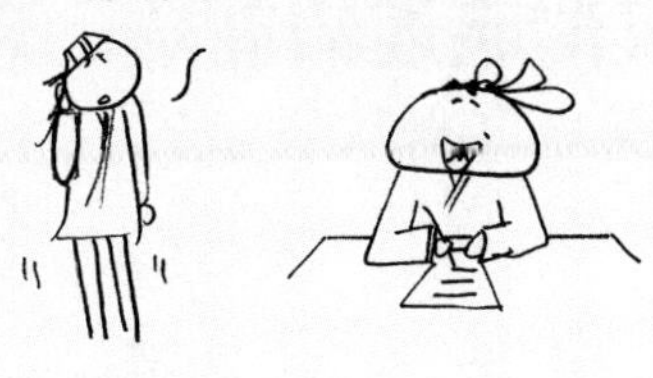
是要写作文，
题目是：谈谈你对写作的看法。

06 荷叶也是好茶饮，不仅消脂还清肝热、利头目

春天是生发的季节，肝气需要舒展生发。有些人感觉不明显，那说明肝没啥毛病，肝气生发得挺好，但有些人就会觉得不舒服，要么胁肋胀痛、心烦气躁，要么肝阳上亢、眼红头痛。

严重的当然要用药，不严重的就用茶饮治疗吧，效果一样很好。

推荐大家一味药食同源的中药：荷叶。

荷叶不是减肥用的吗？
是呀.
内经
但它不仅仅可以减肥.
内经

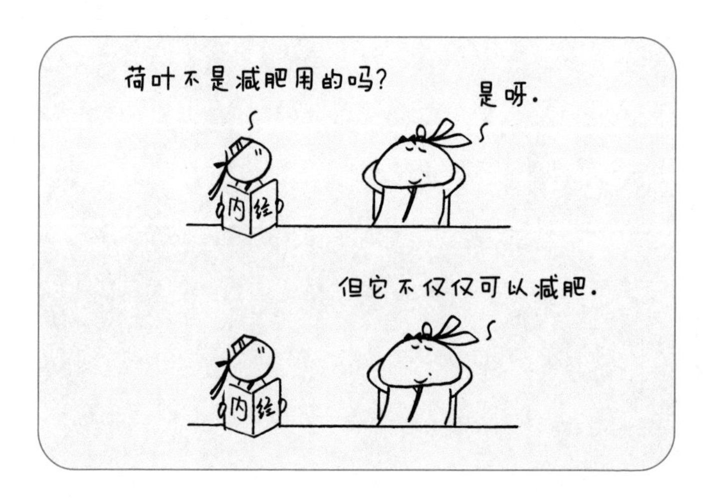

大家都知道荷叶减肥，毕竟在减肥这个领域，所有的胖子都是专家。

《证治要诀》：荷叶服之，令人瘦劣。今假病，欲容体瘦以示人者，一味服荷叶灰。

意思是，常饮荷叶茶可以减肥，如果想要装病，瘦得像个病人，就直接服荷叶灰，一味药就能搞定了。

荷叶之所以可以瘦身，是因为荷叶有消水肿、利二便的作用，可以消脂、刮油，特别适合湿气重的胖子服用，效果明显。

但是如果仅仅以为荷叶只是减肥，那就真的把这个好药用窄了。

《中国药典》：荷叶，味苦、性平，入肝、脾、胃经。功效为清热解暑，升发清阳，凉血止血。用于暑热烦渴，暑湿泄泻，脾虚泄泻，血热吐衄，便血崩漏。荷叶炭收涩、化瘀、止血，用于多种出血症及产后血晕。

《本草再新》：清凉解暑，止渴生津，治泻痢，解火热。

《现代实用中药》：用于妇人慢性子宫炎，赤白带下，男子遗精或夜尿证；又为解毒药。

《滇南本草》：上清头目之风热，止眩晕，清痰，泄气，止呕，头闷疼。

《医林纂要》：荷叶，功略同于藕及莲心，而多入肝分，平热、去湿，以行清气，以青入肝也。然苦涩之味，实以泻心肝而清金固水，故能去瘀、保精、除妄热、平气血也。

既然荷叶可以清热，
怎么会性平？应该性寒才对啊！
内经
那我问你，温水能灭火不？
内经
呃……你赢了。
内经

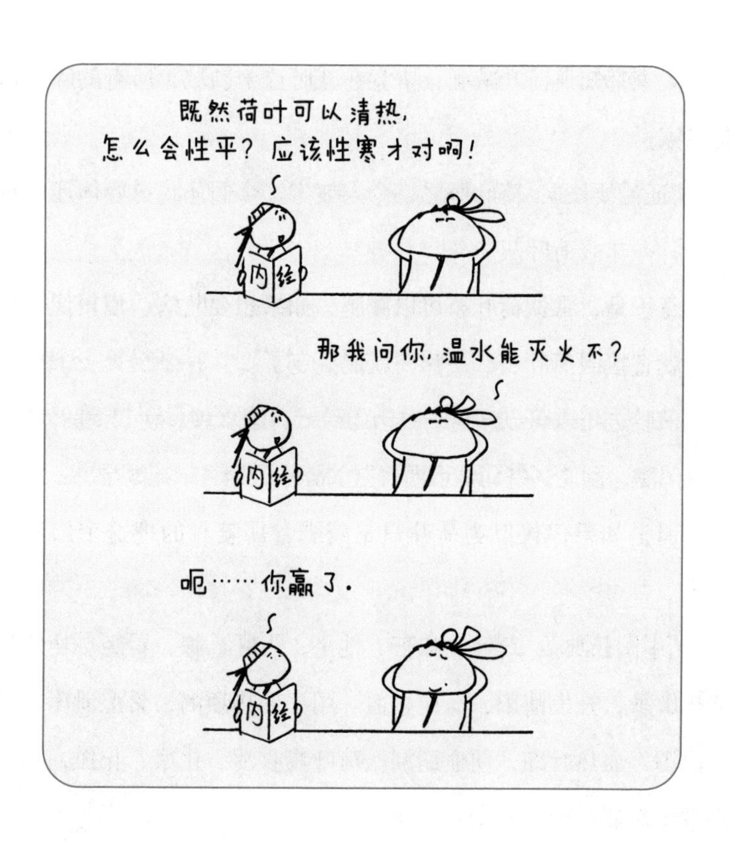

很多人觉得荷叶长在水里，又能泻火，肯定是寒性的，但实际人家性平，因此完全可以当作日常茶饮。

荷叶适合在春季服用，是因为它可以清泻肝火，清利头目，升清阳，平气血。

荷叶适合在夏季服用，是因为它清热解暑，利水消肿。

荷叶茶制作很简单，懒人无须水煮，只要用开水闷泡5～10分钟即可饮用。但荷叶味苦，不咋好喝，所以我们也可以在荷叶里加点儿其他好喝的配料。

比如：

枸杞荷叶茶：生宁夏枸杞子一把、荷叶10克，开水闷泡10分钟。功效：滋补肝阴，清肝热，明目醒脑。

山楂荷叶冰糖茶：山楂10克、荷叶10克、冰糖一小块，开水闷泡10分钟。功效：减肥消脂，去除水肿。

荷叶决明子茶：炒决明子15克、荷叶10克，开水闷泡10分钟。功效：润肠通便，降脂明目，去水肿。

冬瓜荷叶茶：冬瓜皮30克、荷叶10克，水煮开。功效：清热解暑，利水消肿。

除此之外，荷叶还可以解毒。

《本草拾遗》：主血胀腹痛，产后胞衣不下，酒煮服之；又主食野菌毒，水煮服之。

《本草品汇精要》：治食蟹中毒。

也就是说，野蘑菇中毒、螃蟹中毒，都可以用荷叶解毒，但需要水煮后服用。

不过荷叶虽然好，也有禁忌人群。

《本草从新》：荷叶升散消耗，虚者禁之。

即体虚气弱的人，不适合服用。

孕妇慎服，切记。

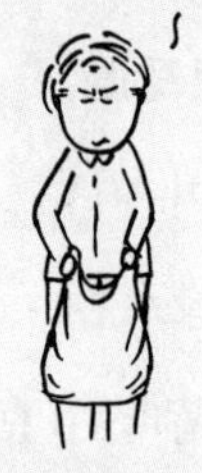
哼，现在超市一个
塑料袋居然要五毛钱。

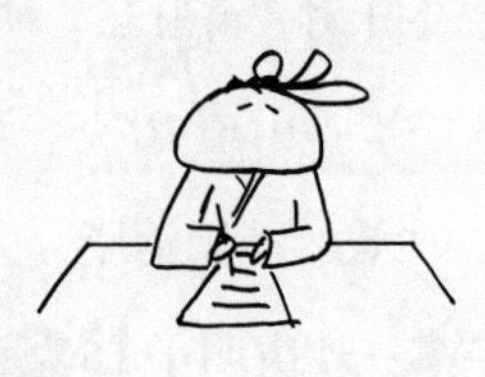

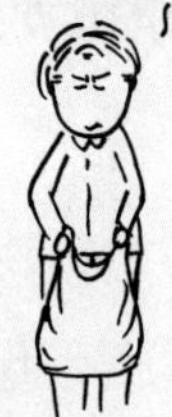
营业员说什么，
可以降脂的。

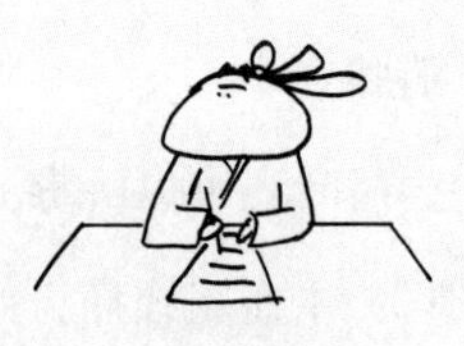

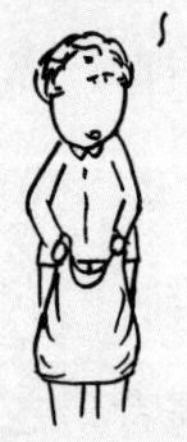
你平时吃那么多垃圾食品，
要不要再吃几个塑料袋降降脂？

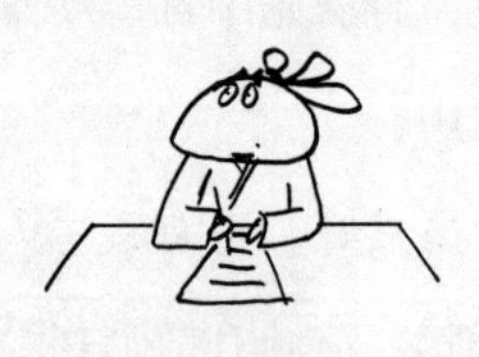

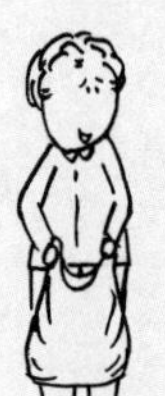

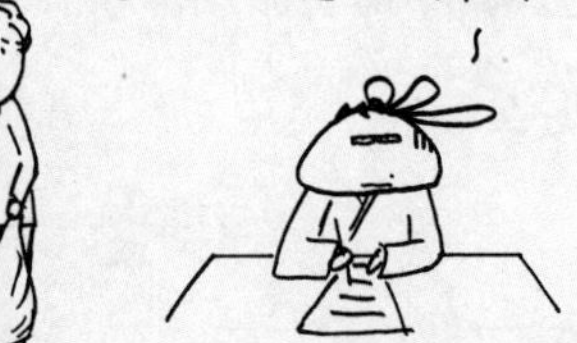
老妈，那是“可降解”……

07 虚劳的人失眠，用这个食疗方特别好使

中医里有好多治疗失眠的方子，但不是随便拿一个来用就能治好失眠的。

为啥？因为失眠要分证型，不同的方子对应不同的证型，用对了才好使，用错了更精神。

就好像我下面给大家推荐的这个食疗小药，生着用就提神，炒熟了用就安神。一阴一阳，差别大了。

啊，生熟差别这么大啊？
是呀。
内经
那生熟一起用呢？是不是直接把脑子整不会了。
内经

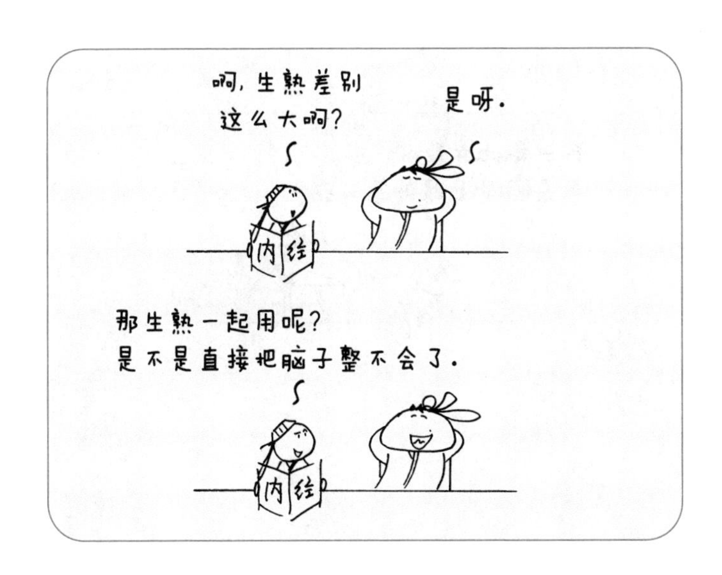

我没开玩笑，这个生用提神，熟用安神的药，就是酸枣仁。

学过点儿中医的人应该都听过酸枣仁，因为《金匮要略》里有个治疗失眠的名方，就叫酸枣仁汤。

这个酸枣仁是药食同源的中药，有养心补肝、宁心安神、敛汗生津的功效，治疗失眠的方剂里经常用到它。

可是有些人用后就会发现，这个安神的药并不咋好使啊，甚至有的用了以后更加精神，不想睡觉了。

这是为啥？不是酸枣仁不好，是你用错了。

酸枣仁有个神奇的特点，就是生用是泻的，治疗嗜睡症，而炒熟后用是补的，治疗虚劳不眠。

所以明朝神医陈士铎先生在他的处方里，就经常用生枣仁和熟枣仁各半，既可以治疗白天嗜睡困倦，又可以治疗晚上心烦不眠。

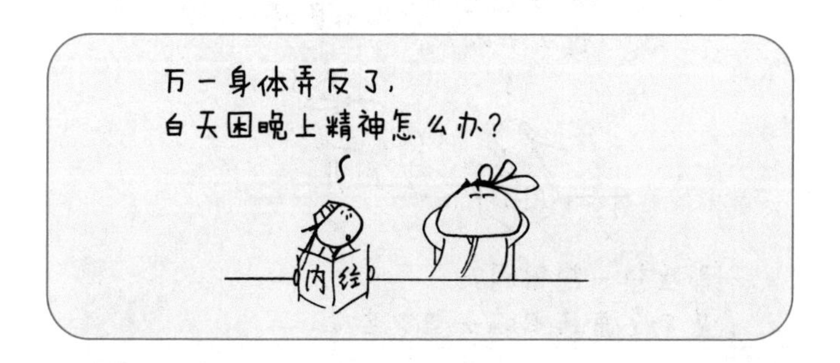

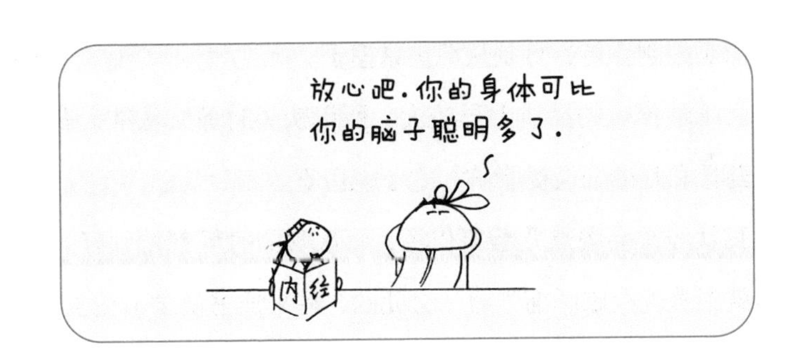

酸枣仁味酸入肝，而肝藏血，因此酸枣仁走血分，有安定心神、固护心气的功效。又肝胆相表里，夜间11点到凌晨3点是肝胆经运行的时间，此时酸枣仁可以养血安神，让人熟睡。

不过需要注意的是，酸枣仁的主要作用是养心补肝，它治疗的是虚证，尤其是虚劳虚烦之证。

比如**白天消耗心神心血较多，晚上感觉很累却又睡不着或者多梦的，就非常适合服用。辨证要点为脉细弱，而不是脉有力。**

服用方法可以是自己买回熟的酸枣仁，捣碎后直接煮水当茶饮，一天30克。也可以将熟枣仁打成粉，每晚临睡前服用3~5克。

如果想加强补益心血、安神宁心的作用，可以在煮熟枣仁水时，放入桂圆肉5颗、大枣4颗（掰开）。若是把熟酸枣仁打粉服用，就用大枣汤冲服。

熟枣仁除了可以安神，还能治疗男科疾病。

古时候医生在治疗男子早泄时，熟枣仁可是房中术的必用药。因为它可以固护心气，让男子不会因为心气稍微动荡就把控不住，早早缴械投降——中医治疗早泄，绝不是一味地用收涩药，而是控制心神，算是从源头拿捏了。

由于酸枣仁的品质差异较大，所以购买时务必认准大药房，否则药性和疗效都会受影响，吃了也白吃。

我就经常会喝点儿酸枣仁汤，每次喝的时候都特别好入睡。原本就指着晚上临睡前学习一会儿的，后来连书都拿不住了。

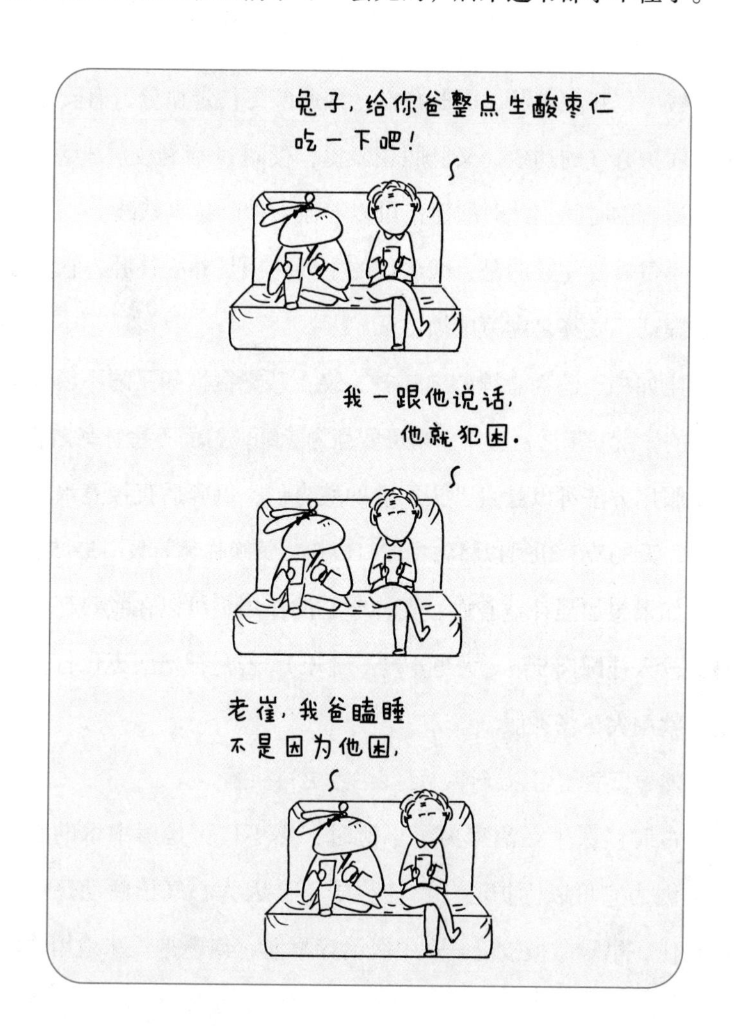

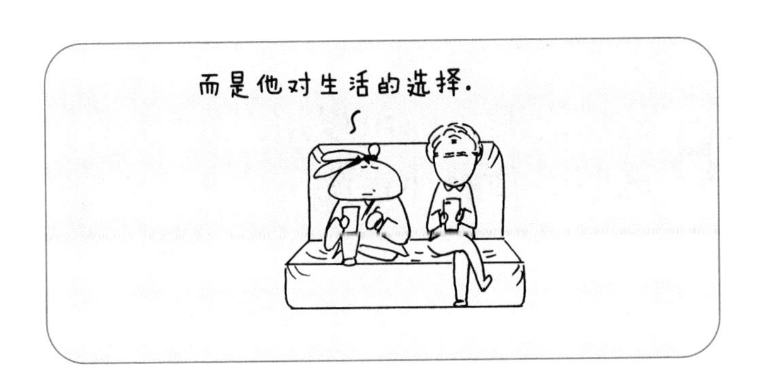
而是他对生活的选择.

08 秋燥之时，你可以用这些美食滋补胃阴

平时我会遇到很多胃不舒服的人，比如经常听人说，我胃不好，但是又不能补，一补就上火。别说吃人参了，连大枣都不能吃，吃完满嘴口腔溃疡。尤其是秋冬季节，不敢吃凉的，但是热的食物吃了就上火，愁得不行。

像这样的情况，多半是胃阴虚有热了，也就是说，**确实是虚证，要补。但是又有虚热，不能直接用温热的药补，得先滋阴。**

那怎么判断是
胃阴虚呢？
内经
我的《医目了然》书里
都有啊。
内经
医目了然

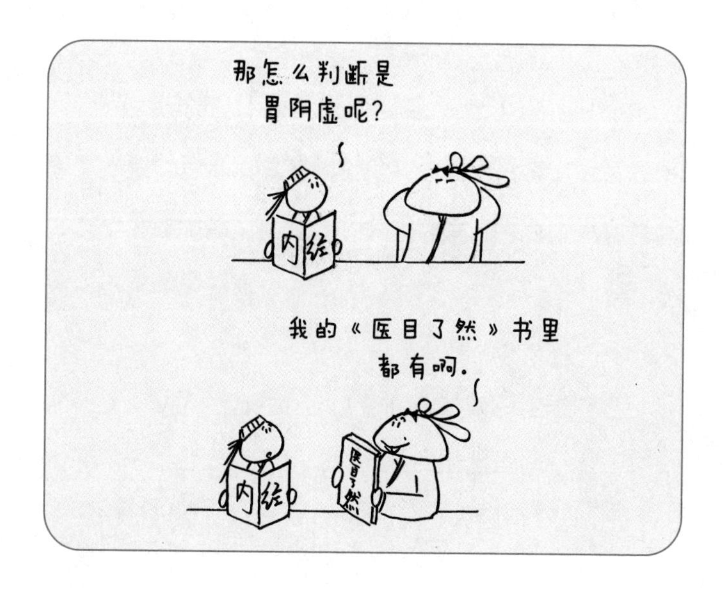

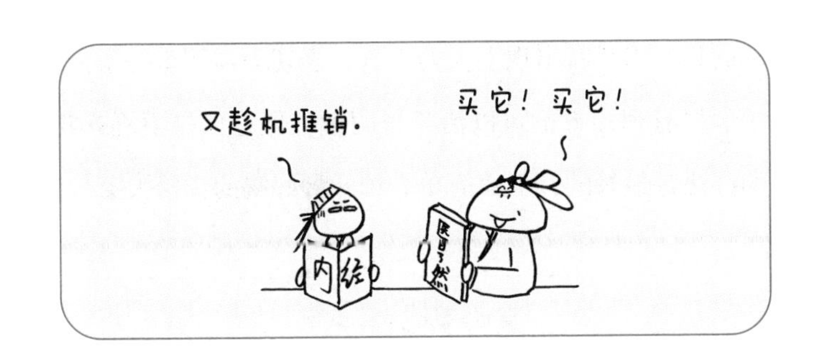

我们先来看看啥是胃阴虚。

胃阴虚：胃的阴液不足所出现的证候（见《类证治裁·脾胃》），又称胃阴不足。由胃热、胃火炽盛，或温热病耗伤胃阴所致。证见口干唇燥，嘈杂，干呕，饮食减少，或吞咽不利，食后胸膈不适，大便干结，舌红中心干，少苔，或舌光、干绛，脉细数等。治宜养阴益胃。

比如我们在烧一锅炖菜，想要不干锅，一是炉子的火不能太大，二是锅里必须有足够的水，菜才能慢慢地被炖熟。这里面的水，就相当于我们的胃液，也可以叫作胃阴。

如果此时，炉子的火大了（实热），锅太热要被烧干，我们就要赶紧把火关小（泻火），这个比较简单，用点儿寒凉的药物就可以。

但如果火不太大，但是锅里的水少了（胃阴虚），锅还是会被烧干。这时候怎么办？就不能用关火的办法了，要往锅里加水（滋阴）才行。此时虽然用的是补药，但都是凉润滋阴的药物。

虽然是虚证，但因为是阴虚有热，此时再用温补的药只会加重胃部的热，当然就出现上火的症状，表现为虚不受补了。

中医里有很多方剂可以治疗胃阴虚，但是如果不喜欢吃药，食疗的办法是最好的，下面简单介绍几种好喝的汤给大家。

有奶茶吗？
内经
为什么不能有
滋补胃阴的奶茶？
说的也是啊……
内经

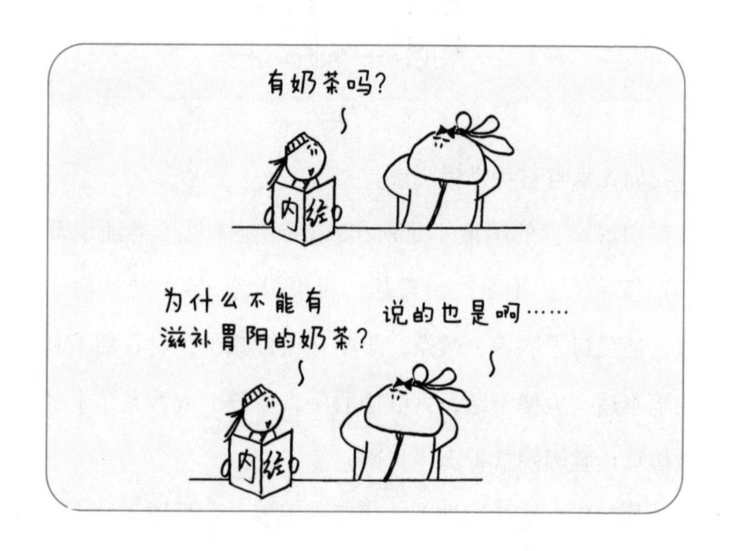

1.石斛玄参鸭子汤

石斛20克、玄参10克、鸭子1只、作料若干。也可以放点儿竹笋在里面，炖成鸭子汤。

功效：润肺、止咳、滋阴。

特别适合秋季的燥咳、口干、咽干，和胃阴虚引起的胃部隐隐灼痛、嗳气、嘈杂不安、有饿感，但是又吃不下太多的东西。

石斛和玄参都是滋阴润燥的佳品，而鸭子生在水中，其肉性味甘、寒，入肺胃、肾经，有润肺、养胃、补肾、除劳热骨蒸、消水肿、止热痢、止咳化痰等作用。

2. 怀山玉竹猪肉汤

新鲜怀山药250克（干品30克）、玉竹15克、瘦猪肉250克，作料若干。

功效：补虚强胃，滋阴润燥，生津止渴。

怀山药是我们最常用的药食同源健脾润肺的中药，加入玉竹，可加强滋阴润燥、生津止渴的作用。瘦猪肉本身为凉性，既补虚又滋阴。因此这个汤最适合那些平日里流汗较多，而肺燥胃燥，总是感到咽干口渴的人群。

3. 天冬黄精炖猪肉

黄精15克、天冬30克、瘦猪肉250克。先用黄精和天冬煮水，用药汁炖煮猪肉，加少许作料调味即可。

功效：滋阴补气，生津止渴。

黄精是滋补佳品，可以壮筋骨、益精髓，补精气，常用于治疗脾胃虚弱、体倦乏力。用于胃热口渴时，常与天冬、麦冬合用，滋补胃阴，生津止渴。炖煮猪肉，可以加强补虚的功效，口感也好，尤其适合爱吃肉，但又胃有虚热或是燥咳的小朋友。

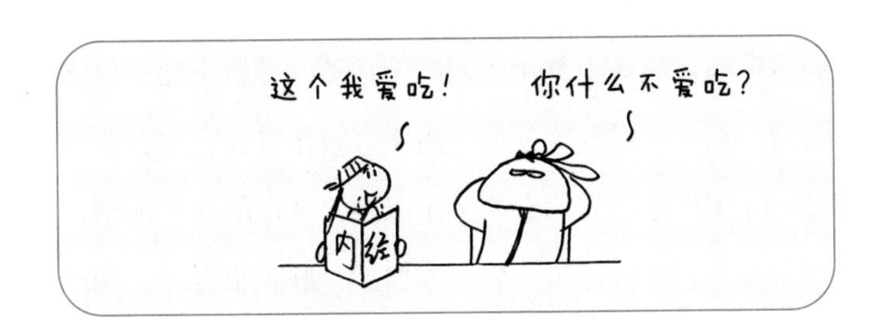

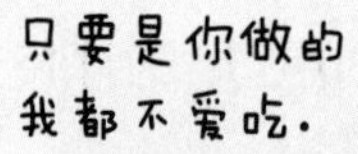

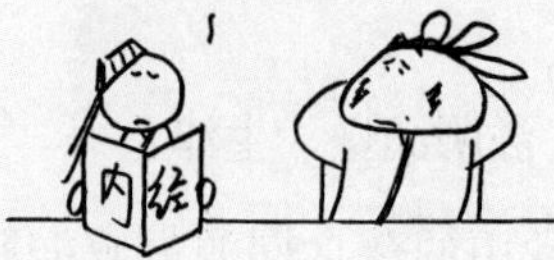

润燥的食物有很多，我们可以自由配搭。肉类以鸭肉和瘦猪肉为主，而配料就可以放怀山药、银耳、黄精、太子参、沙参、玄参、麦冬、天冬、玉竹、石斛。水果可以吃梨、石榴、甘蔗、葡萄等。

胃阴虚是个慢性病，不可能吃上一两顿药膳就能立刻改善，可以吃上整个季节，才会有比较明显的疗效。

如果不爱动手做饭，或者没有条件做药膳，也可以吃点儿胃药，治疗胃阴虚的胃药，我比较推荐摩罗丹。

摩罗丹的方子很大，主要由五个部分组成，一是滋阴生津类；二是清热除湿类；三是行气止痛类；四是健脾养胃类；五是活血化瘀类，所以它的功能主治很强大，可以和胃降逆，健脾消胀，通络定痛。临床上常用于治疗慢性萎缩性胃炎症、胃疼、胀满、痞闷、纳呆、嗳气等，也可用于一般性胃炎、浅表性胃炎。

基本除了虚寒型胃病它不适用以外，其他的几种证型，比如胃火炽盛型、胃津亏虚型、脾胃虚弱型、肝胆犯胃型，均可以使用。所以如果不太会辨证的朋友，你只要不是舌淡白、苔白水滑并兼有以上症状时，就可以服用看看。

希望大家都好吃好喝的，顺手就把病治了。秋天把胃养好了，才能迎接冬天的大餐啊。

师傅，你说真的，能不能有滋补胃阴的奶茶？
真的可以有。
比如用天冬、石斛、绿茶、牛奶一起煮，就是好喝的滋阴奶茶！
哇，那真是太好了！

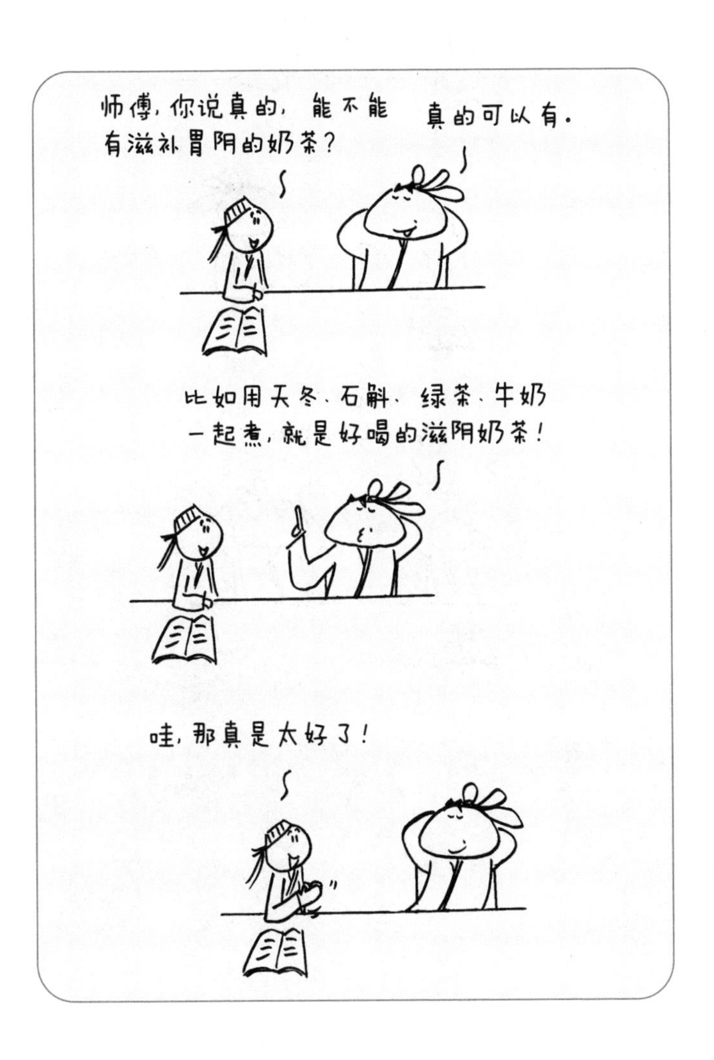

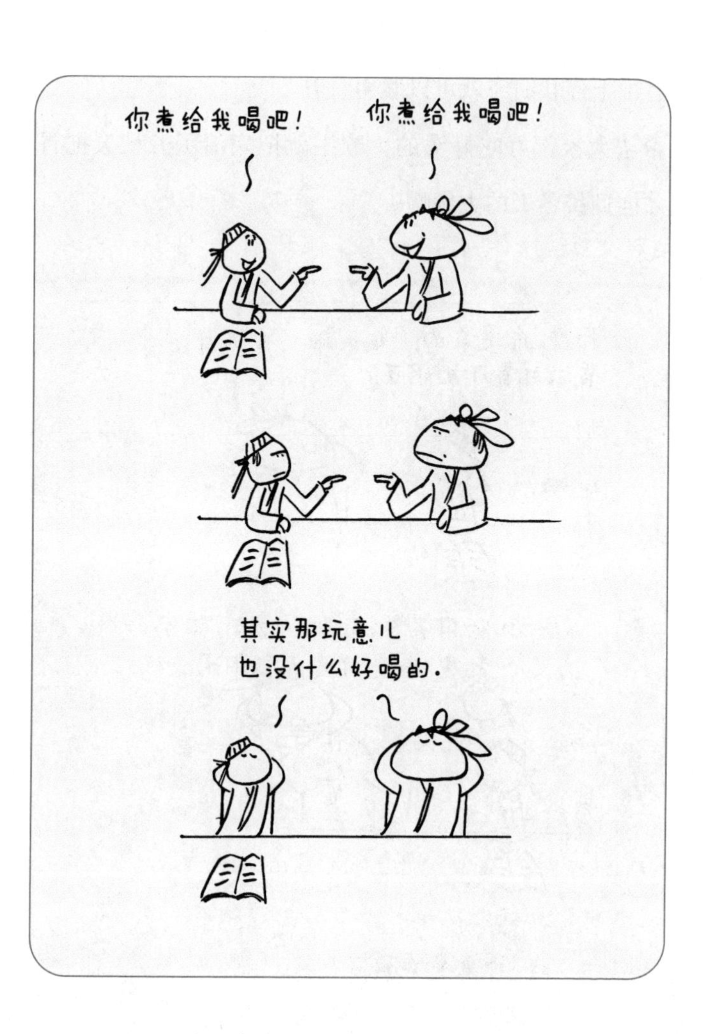
你煮给我喝吧！
你煮给我喝吧！
其实那玩意儿
也没什么好喝的。

09 怕冷的人入伏就要这样吃，保你过个舒服的冬天

去看看日历，每年夏天的三伏天有多少天？

差不多40天！心里有点儿啥数没？

是被伏击太久的意思吗？
内经
什么伏击？这可是我们“修理”自己的好机会。
内经

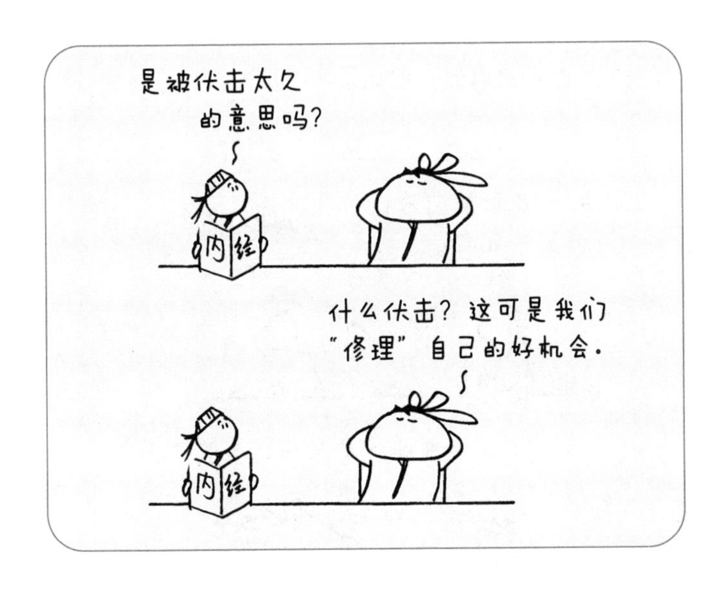

啥意思？意思就是这一年中最炎热的40天，我们要好好地利用。因为这是虚寒体质的人，用来自我修复最好的日子。

这40天，日照极强，温度也高，外界阳气充足，内外通应，

是滋补内在阳气的好机会。此时气血充盈、毛孔大张、经脉流畅、穴位敏感，如果可以温补脾胃，滋补肾阳心阳，祛除身体内部的湿寒之气，就可以减缓和治疗许多冬天多发的疾病，比如一些类风湿关节炎、强直性脊柱炎；慢性胃肠炎、胃痛、溃疡病、寒性腹泻；遇寒头痛、颈肩腰腿痛、胸腹痛、痛经；寒性支气管哮喘、慢性支气管炎、肺心病、慢性咳嗽、反复感冒、慢性鼻炎、慢性咽炎等。

这也就是人们常说的冬病夏治。

治疗方法可以是吃药、食疗、艾灸或者贴三伏贴。

有病当然吃药最有效，但如果病不重，食疗应该为首选。

师傅，你还真是三句话离不开吃。
我哪儿有？!
内经
我明明是句句话都离不开吃。
内经

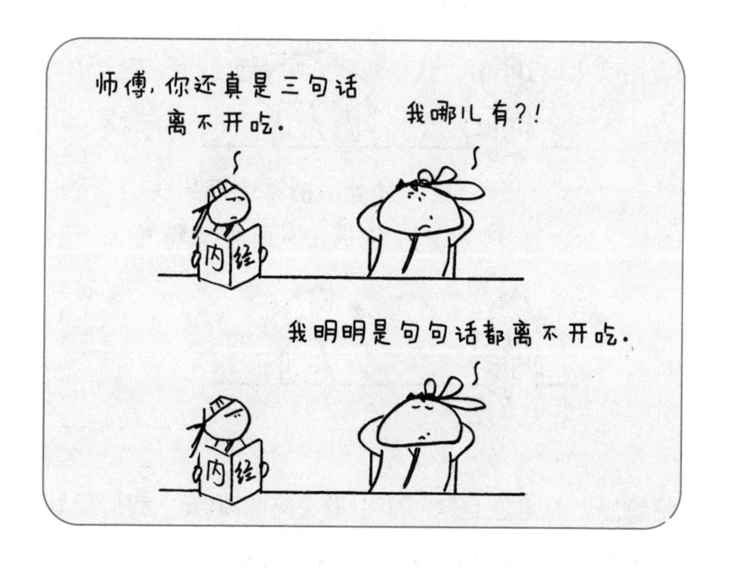

那三伏天该吃啥？当然是吃温补的食物！

下面介绍几个常用的温补食疗方，供各位享用。

1.当归羊肉汤

配方：生姜10克、当归6克、羊肉100克、绍酒12克、香葱6克、盐若干。

制法：羊肉洗净切片，加其余食材及水1000毫升，用武火煮沸后调成文火，炖50分钟至肉烂。每日2次，喝汤食肉，7天为一个疗程。

功效为补气温阳，祛寒通脉。

2.红参莲子茶

配方：红参4克、红茶3克、莲子30克、冰糖适量。

制法：先将红参、莲子用适量清水浸泡，红参切薄片，加入冰糖，用文火炖1小时，代茶频饮，可嚼食红参、莲子。每日1次，7天为一个疗程。

功效为补血益气，温补心阳。

3.干姜良姜粥

配方：干姜5克、高良姜5克、大米100克、红糖15克。

制法：将干姜、高良姜切片，加水500毫升，与大米同煮粥，粥熟后去除姜片，再将红糖加入溶化。每日2次，7天为一个疗程。

功效为温胃散寒，行气止痛。

4.椒面羹

配方：川花椒10克，白面120克，盐、豆豉适量。

制法：将川花椒炒黄，研成细末，加入白面和匀，做成面条或者面片，放入沸水中煮熟，加油、盐、豆豉适量即成。每日1～2次，7天为一个疗程。

功效为温中散寒，除湿止痛。

5.姜糖苏陈饮

配方：生姜5片、紫苏叶6克、陈皮9克、红糖适量。

制法：生姜切丝，与苏叶、陈皮和红糖一起煮，武火煮开，文火再煮10分钟，焖一会儿，代茶饮。

功效为温肺散寒，宣肺化痰。

6.当归牛尾汤

配方：当归30克，牛尾1条，生姜50克，葱白5根，盐、胡椒粉适量。

制法：当归用布包好，备用。牛尾洗净切段，入锅加水加生姜和葱白，武火煮沸，加入当归，改用文火煮至牛尾烂熟后，加入盐、胡椒粉调味。喝汤吃牛尾。

功效为活血化瘀，温散寒湿，治疗寒性腰腿疼痛。

7.枸杞羊肾粥

配方：枸杞子50颗，羊肉60克，羊肾1个，大米100克，葱白、盐、胡椒粉适量。

制法：将羊肾剖开去筋膜，切成小块，先在开水中焯一下去膻味，再和羊肉、枸杞子、大米、葱白一起煮粥。粥成后加入盐、胡椒粉调味。每日2次，7天为一个疗程。

功效为温肾壮阳。

以上不过是三伏天里可以吃的美食中的一小部分，只要有温阳散寒除湿功效的食物，都是三伏天的好伴侣。

但其实这些都不重要。

重要的是：你！得！做！

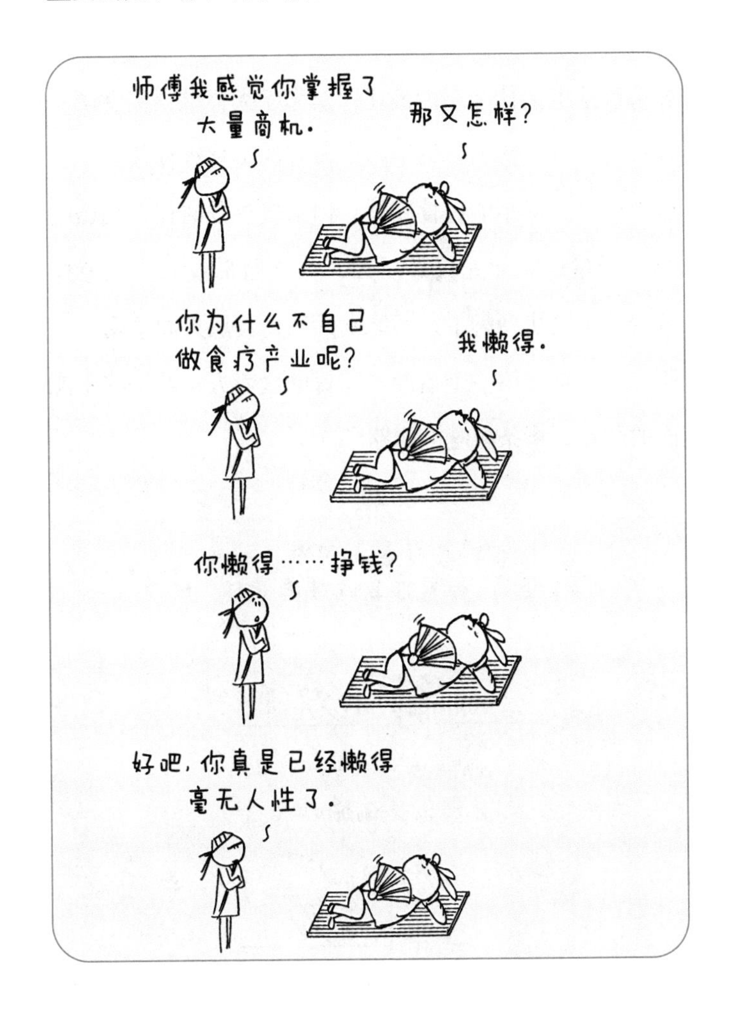

10 胡椒猪肚汤，专治老寒胃

如果说这世上什么东西最让我留恋，大概就是美食了。但美食虽好，得有好胃盛啊，胃不好，再好的美食也枉然。

虽然中医里讲不能过食冷饮，但天气热的时候，稍微吃些冷食，真的很过瘾啊。尤其是夏天，一碗西瓜或者一碗凉拌西红柿，真的从头爽快到脚丫，不能吃的话，真属人间悲剧。

所以我必须介绍一个治疗老寒胃的食疗方，给那些不能好好吃东西的朋友，指条能吃的明路。

我妈自打看了你的文章后，都不让我吃冰棍了.
内经
她一定想不到你自己总是偷偷吃.
内经

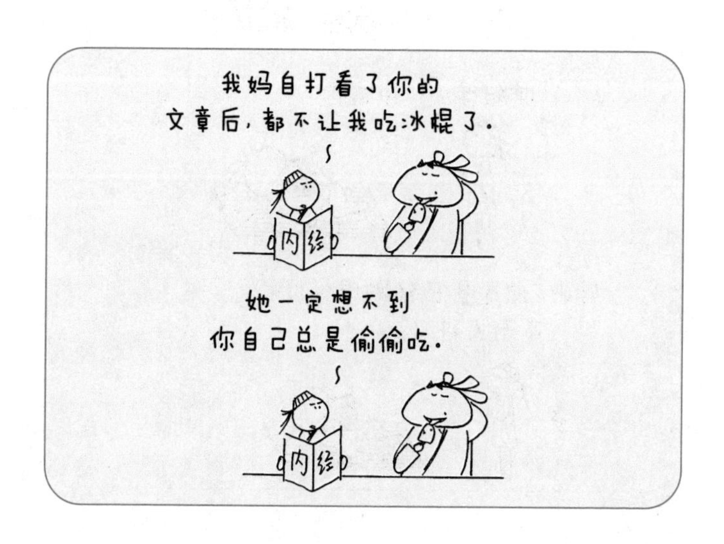

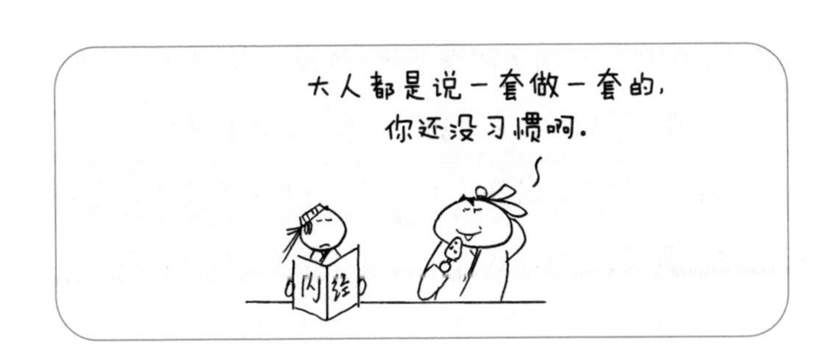

胃寒其实很好治，很多中成药都对证，比如附子理中丸、温胃舒颗粒、良附丸。这些药对于过食冷饮之后引起的胃部寒痛、上吐下泻，都有良效。

只是想用这类药物彻底改善胃寒的症状，需要连续服用一段时间。但很多人讨厌吃药，一旦症状消失，就不想再服药，导致胃寒的情况迟迟得不到根本改善。

所以我推荐一个食疗的办法，至少可以让好吃的朋友坚持一下。

这个好吃的食疗方就是胡椒猪肚汤。

胡椒猪肚汤是一道传统的药膳，制作原料主要有胡椒、生姜片、猪肚，常用于治疗脾胃虚寒证。症见胃脘冷痛、得温则舒、腹胀呕吐、饮食减少、四肢不温、形寒怕冷。亦用于胃溃疡、十二指肠溃疡属脾胃虚寒者。

为啥偏偏选用猪肚？那是因为猪肚就是猪的胃。《本草纲目》说它能“补虚损，作治胃之用”，中医里又一向有以形补形的说法，所以用猪肚来治胃病，算是妥妥的药引子了。

用胡椒配搭，是因为胡椒辛热，归胃、大肠经，可温中散寒，下气，消痰。胡椒作为调料品，有开胃进食的作用。

当胡椒遇见猪肚，就变成了一道治胃寒证的美味。这种做法最常见于粤南民间，所以说广东人的“会吃”和我们的“会吃”，根本不在一个层面。

做法很简单：先用盐和面粉将猪肚洗净，然后抓一把白胡椒粒（大约30克），碾碎后放入猪肚中，将猪肚两头用线扎紧，以免胡椒掉出来。然后加入水、生姜片少许，一起炖煮，直到猪肚酥软。加盐和鸡精调味，即可出锅啦。

喝汤，将猪肚切片吃肉，又治病又好吃，快活人间啊。

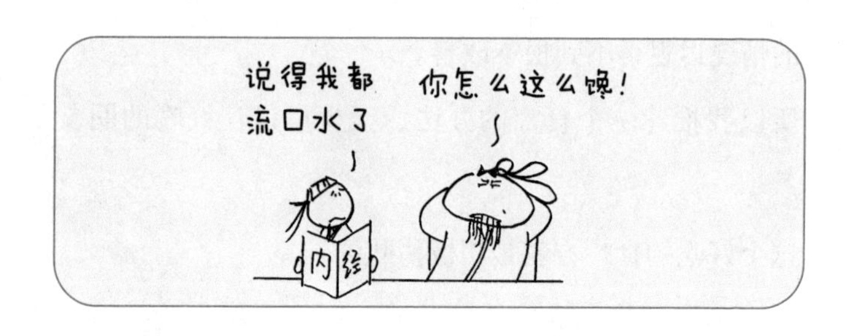

胡椒辛热，下气的作用特别明显。临床上对于脾胃虚寒导致的胃胀、欲呕，可以直接将白胡椒30克碾成碎末后，用温水送服。不一会儿就会打嗝、放屁，顷刻之间胃胀感即可消除，连用几次，就能痊愈。

但是如果胃溃疡已经出血，或者十二指肠已经出血，那么在用猪肚汤时，就不能放胡椒了。否则辛热会加重出血后的痛感，让腹痛更甚。此时可以直接单煮猪肚汤，因为猪肚有生肌的作用，可以帮助胃部的溃疡面愈合生出新的肌肉，即使作为辅助治疗，也是极有效的。

猪肚还有补中气的作用。体虚之人往往中气不足，食疗是很好的方法。可以将猪肚切片后，加入党参9克、生姜3片，与大米一起煮成猪肚粥，里面加少许葱花、盐和鸡精。猪肚粥不管是作为早饭还是晚餐，都是最佳的补益之品，既健脾养胃又不滋腻，老少皆宜。

另外再给大家介绍一个胡椒的外用法，治疗睾丸炎。

白胡椒若干（以年龄计，一岁一粒，比如40岁，就用40粒），大枣适量（去核），混合一起研捣如泥，外敷患处。治疗睾丸炎，症见睾丸肿大，质稍硬，疼痛。

这也是个验方了，疗效确切，换药几次即可痊愈。

好了，喜欢猪肚的朋友，好吃的汤可以搞起来了。大家都有个好胃，来迎接美好夏天的清凉瓜果和冰激凌吧。

11 火锅配中医饮料，你可以更爽

现代人特别喜欢吃火锅，一是大家围炉涮菜，气氛很容易热闹起来；二是火锅麻麻辣辣的，很快就可以吃嗨，再配上瓶冰碳酸饮料，来点儿冰与火的碰撞，那真是爽翻了。

当然，所有人都知道这样不健康。

可是，为什么这么爽的配搭会不健康？难道所有的爽和健康都是对立的吗？好吧：我们到底是要活得爽，还是要活得健康？

小明，爽和健康，
你选哪样？
内经
我选爽。
欸？巧了！
内经

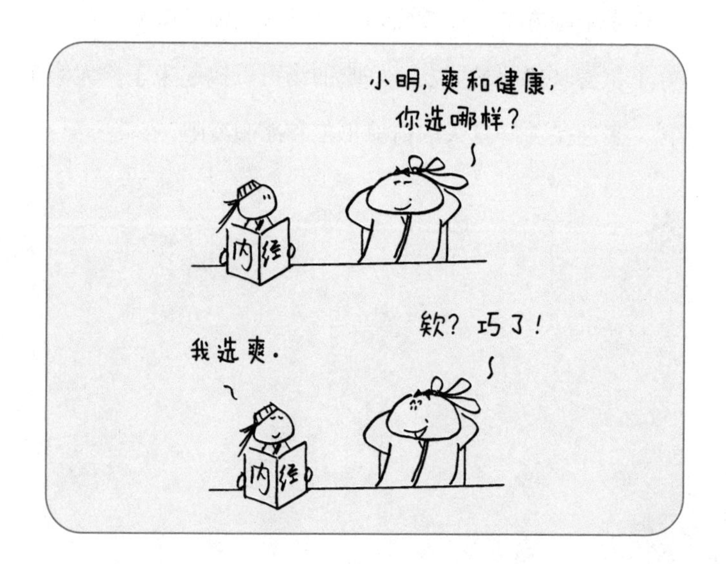

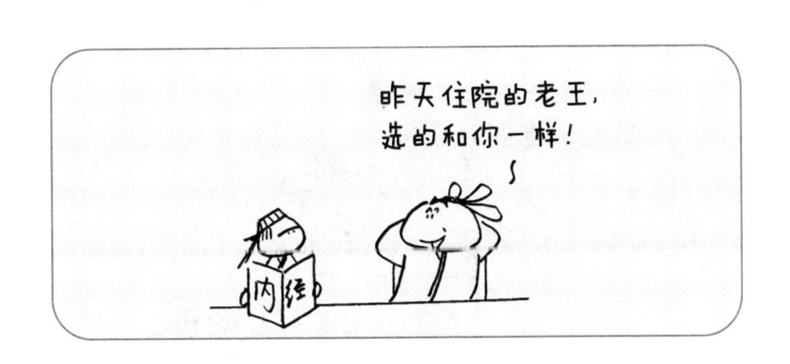

来自年轻人的灵魂拷问：为啥不能喝碳酸饮料？配火锅多香！就因为它们是冰的吗？那我们不喝冰的还不行吗？

不行。

因为事实是，即使是常温的碳酸饮料也有害健康。

这不是中西方饮食差异的问题，现代营养学也很反对经常饮用碳酸饮料，他们认为碳酸饮料会引起骨质疏松、蛀牙、肥胖等病症。而中医反对碳酸饮料，当然不会拿里面的磷酸盐、阿斯巴甜、二氧化碳来说事儿，完全是从食用后的症状来摆事实讲道理。

碳酸饮料在服用后，最明显的一个症状是什么？打嗝啊。为什么我们会感觉爽，就是因为会打嗝。好多人爱喝可乐，就是爱喝那“汽”，没“汽”的，根本一口都不喝。越是“汽”足，喝得越爽。

为什么？因为我们肚子里多少都会有一些滞气，我们之所以感到腹胀，常是因为有气在里面出不来，所以饭后打嗝和放屁，都会让我们感觉很舒服。如果这滞气不能自主地以打嗝或放屁的形式排放，这时候给它一个外力让它排出，当然会非常爽！

说得我现在就好想喝，
想打个爽爽的嗝啊。
内经
那儿有萝卜水，去放个
爽爽的屁吧。
内经

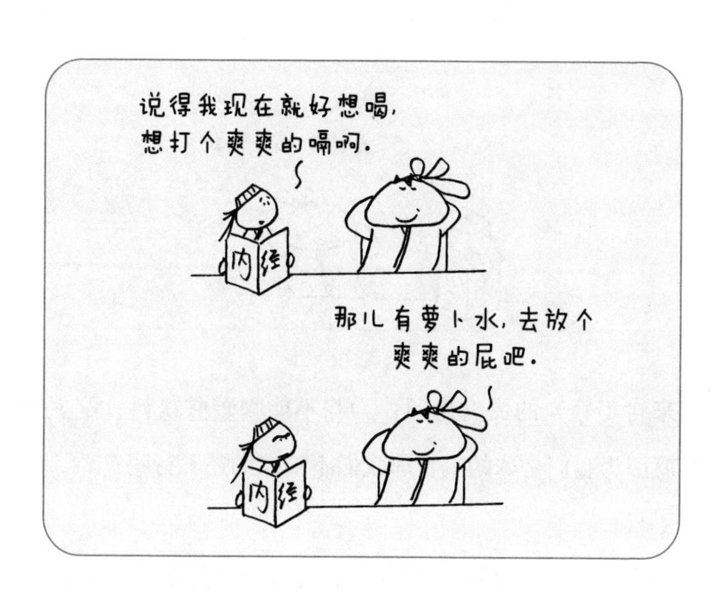

碳酸饮料喝得少，它可以帮助我们排气，但喝多了，反而会让更多的气瘀滞在我们的胃里。所以很多小朋友在喝了碳酸饮料后就不想吃饭了，正是这个原因。

为啥吃火锅的时候，就特别想喝点儿碳酸饮料？那是因为我们在喝完碳酸饮料打嗝的时候，会把胃里的热气带出来，简单地说，就是打出的是热气。

吃火锅，本身就会增加胃热，能及时打出热气，当然非常舒服。但是如果不只吃火锅时喝，平时也经常喝的话就会非常损伤我们的胃阳，因为打嗝会带走我们胃里的阳气，让脾胃越喝越虚寒。

虽然吃火锅配点儿可乐没啥，但记住，一定不要喝冰镇的。否则那些油腻的食物，在肚子里一下子就会被冰饮料给冻住了——要么结成一个块儿积滞在胃里消化不了，要么就直接拉肚子腹泻。万一搞成慢性胃病，那真要痛苦一辈子了。

那中医认为火锅
配什么饮料好？
非得饮料吗？
包子不行吗？
内经

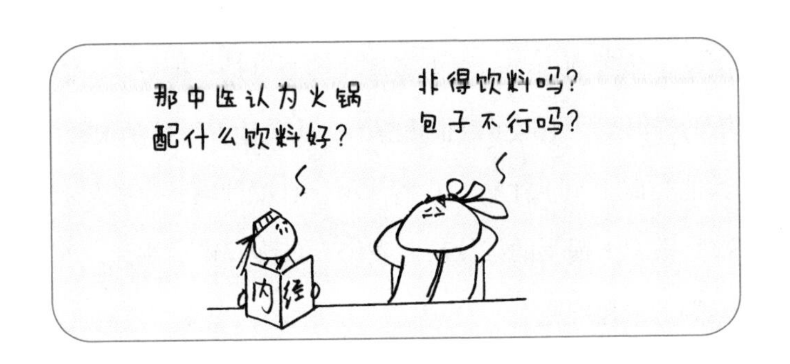

中医认为能配火锅的饮料实在很多，完全没必要用人为配出的饮料。纯天然的饮料多好，健康还有食疗功效。

比如**山楂水。**山楂可助消化，尤其善消肉积。吃火锅，以吃肉为主，配山楂水简直是绝配。而且火锅多半都是辣的，太过辛散，配上酸收的山楂，辛散和酸收相互中和一下，人会感到非常的舒服，还不容易上火。

还有**陈皮水。**陈皮理气化痰，配火锅也是首选。因为肉生痰，吃多了肉不但中焦会壅滞，气机不畅，还会生出痰湿。陈皮理气帮助消化，燥湿又能化痰，算是肉类食品的好搭档了。

另外茶饮也是很好的火锅伴侣，不管是红茶、大麦茶还是普洱茶。**红茶性温，助消化，还可以利尿、消除水肿，并强壮心脏功能。**

大麦茶则是消食最常用的茶饮，《本草纲目》记载：大麦味甘，性平，有去食疗胀、消积进食、平胃止渴、消暑除热、益气调中、宽胸下气、补虚劣、壮血脉、益颜色、实五脏、化谷食之功。

普洱茶人称“刮油茶”，具有降低血脂、减肥、抑菌助消化、暖胃、生津、止渴、醒酒解毒等多种功效。不但可以解油腻，还能防治因吃了生鲜而引起的腹泻等症。解酒也是一把好手，酒后来杯浓浓的普洱茶，不但可以很快醒酒，还会让胃里感到很舒服。

其他类似于梨子汁啊，石榴汁啊，甘蔗汁啊，这些甘凉的果汁，都是搭配火锅喝的好饮料。我个人最推荐猕猴桃汁，酸酸凉凉的，喝下去超舒服。

火锅是好东西，它本身并没有错，只要配搭合适，吃完是真爽。

你知道吗，我小时候的
职业梦想就是卖冰棍儿。
后来为啥没干呢？
因为我妈说，不能把
爱好当职业。

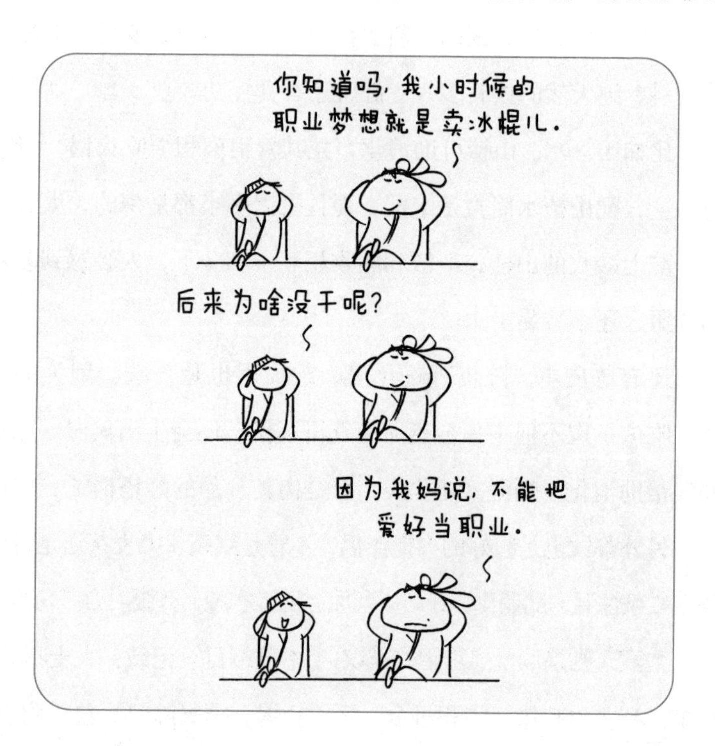

12 来自长寿村的秘密：一款可以治疗便秘的粥

人生五样大事：吃喝拉撒睡。其中拉虽排列第三，但是比吃都还要重要。为啥？因为人十几天不吃不喝也能活。但是不能拉呢？三天不大小便，人就走了。

所以这一进一出是生命的关键。中医问病，只要听到能吃能拉，就知道问题不大，还有救。不管是大病还是小病，中医都会先疏通这两个进出管道，否则仙丹也无用。

可现在十人中，有九人都或多或少受到过便秘的困扰。在不拉屎的那些日子，什么名和利啊，都是浮云。就想痛痛快快地拉一次，要不吃不下睡不香，人焦躁到不行。

我以前有个同事，每天看表情就知道她有没有拉过，感觉她的表情与大肠相表里，被大肠拿捏得死死的。

便秘不好治的一个重要原因，一是便秘也需要辨证——有热秘、寒秘、虚秘、气秘之分。用药也有分别，不可不辨。比如，患者本是寒秘，本应温里散寒，但是吃了清热攻下的药，不但不拉，可能还会导致腹痛难忍，生出新病。

二是便秘很难除根。往往是吃药的时候拉得很爽，但是药不能停，停了就反复。毕竟药物有偏性，不宜久服。

所以还是用食疗的方法靠谱，虽然见效慢些，但是对身体无害且有益，只要坚持吃，一定有效用。

师傅，你能快点进入主题吗？
讲个事跟便秘似的。
内经

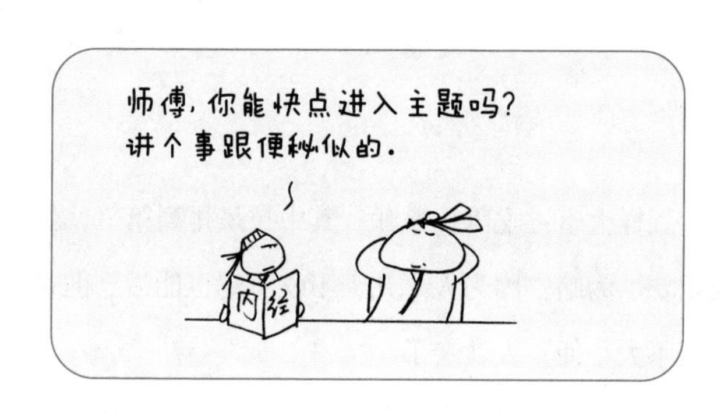

介绍一款食疗粥。

这款粥，是用火麻仁熬的。《小郎中学医记》里讲到了一个故事：以前广西壮族自治区巴马地区很贫穷，但普遍高寿，人称“长寿村”。后来医生发现，这里的人之所以平均寿命长，是因为他们祖辈流传吃一种粥，就是用火麻仁熬的粥。

《神农本草经》：火麻仁补中益气，久服肥健。

《药品化义》：火麻仁，能润肠，体润能去燥，专利大肠气结便闭。凡老年血液枯燥，产后气血不顺，病后元气未复，或禀弱不能运行，皆治。

《肘后方》：治大便不通，用麻子仁（火麻仁）同米杂为粥食之。

长寿村之所以长寿，正是因为长期服食火麻仁粥，几乎没有便秘的。老年人通常气虚体弱，肠道枯燥，很容易拉不出，在肠内形成燥粪和积滞。下道不通，就会导致气机不畅或者郁热难泄。而肺与大肠相表里，肠道问题皆可引发肺部病证，出现肺热或者肺壅。要么咳嗽，要么喘息不畅，要么有皮肤病（肺主皮毛）。

而大肠又与肝别通，肝脏代谢出的毒物和渣滓，无法通过大肠排出体外，长此以往，肝脏功能也会不好。

大肠作为人体重要的排泄管道，它的通畅非常重要，如果它堵死了，脏东西就只能淤积在体内，最终引发其他疾病。

宋美龄女士活到了106岁，她的生平故事中有一个养生法广为流传，就是灌肠养生。据身边人说，美玲女士每晚睡觉前都会用灌肠法排便，几十年如一日。这个，大概就应了“若要长生，肠中常清，若要不死，肠中无滓”这句古话吧。

每晚都坚持
灌肠……
到底不是一般人啊.
内经
我能每晚坚持洗脸，
就已经很不错了.
内经

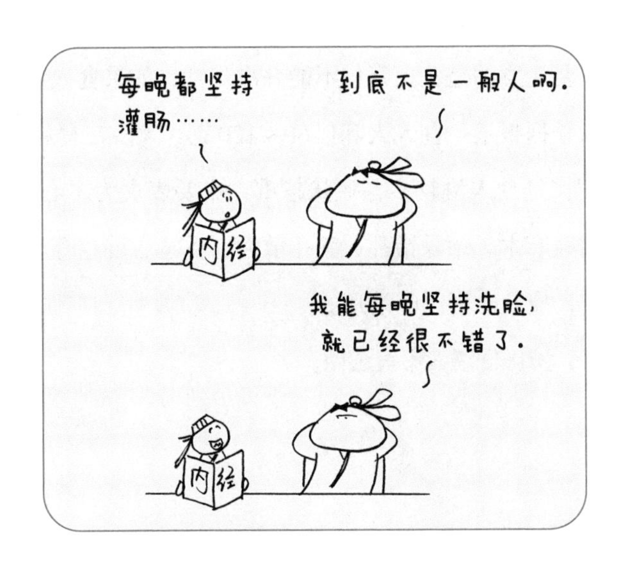

火麻仁是桑科植物大麻的干燥成熟种子，性味甘平，具有入肠通便的功效，是药食同源的食物，可以常服久服。只要适量，就对人体无毒副作用（任何食物都要适量，即使是水，也不能过饮）。

北方因为气候干燥，很多地区都有把火麻仁炒熟做零食的习惯，这样大便就会非常通畅，毫无便秘之虞。

火麻仁粥的做法：火麻仁6克（研末），与大米同煮为粥，可放入白糖调味。或者用火麻仁20克，浸泡去皮，加水煮后取汁，用汁水来煮粥。两种功效一样，皆可选用。

如果是久病卧床的患者，还需要配伍紫苏子同煮。因为久病之人必然气虚，无力降浊。用紫苏子降本流末，将气机往下推动，更容易排出污浊。具体用法是，火麻仁20克、紫苏子10克，煮水取汁，熬粥。

这里要注意的是，火麻仁不能一次多食，如果食入量大，可引起中毒，据报道：食入火麻仁60～120克，大多在食后1～2小时内发病，且食入量越多，症状越重，主要表现为恶心、呕吐、腹泻、四肢麻木、烦躁错乱、瞳孔散大、昏睡、昏迷等。出现此类情况时，应及时去医院治疗。

另外，**脾虚便溏者不宜选用。**

13 国医大师朱良春先生喝到 90 多岁的养生粥

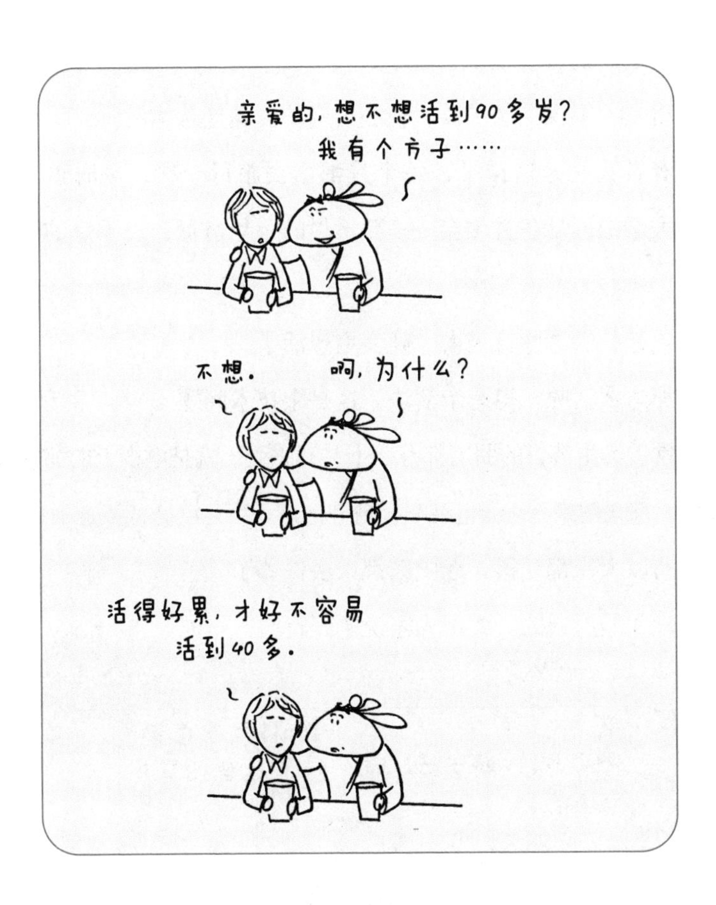

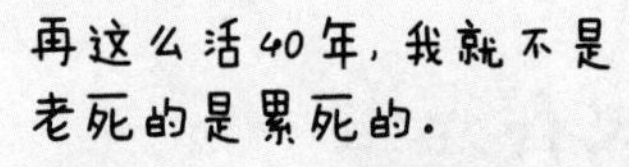

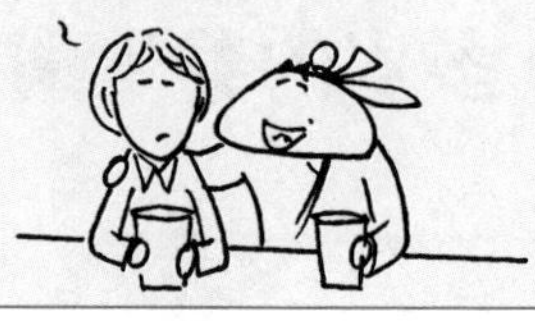

行吧。说得我也不想活那么久了。

但是人家说，老了以后想法会变的。越老越想活。

看看我妈是这样了，每个月都出去旅行一次，平时整天和老年大学的同学各种聚会——享不尽的荣华富贵，过不完的歌舞升平。

比起我们这些打工人，确实更想活了。

那怎么活呢？得有个活法。这是个技术问题。

常看养生节目的朋友都有一个共同感受，就是电视上的那些老中医，都很健康——面色红润，精神饱满，声音洪亮，年老不衰。

所以大家都觉得，老中医都太会保养了。

确实是这样的。要不人家说干一行吃一行呢。

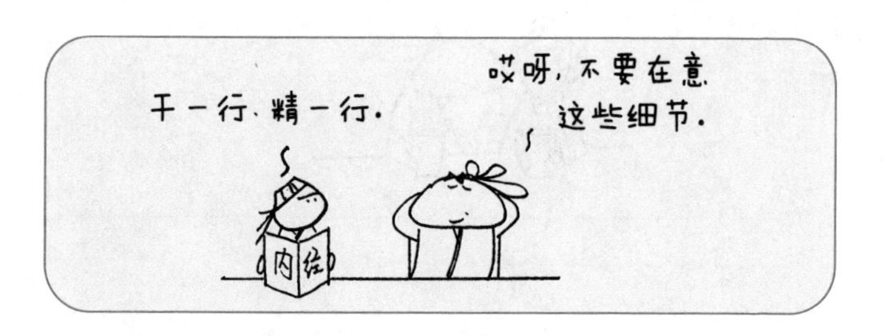

江苏名医朱良春先生大家都听说过吧？早在1987年12月，朱先生就被国务院授予“杰出高级专家”的称号，更是在2009年被评为首届“国医大师”。

朱良春先生有一次接受采访，当被问及他是如何养生的时候，他说，他有一个雷打不动的习惯，就是每天都喝一碗自制的养生粥。年轻的时候是他妈妈给他煮，后来成家，就是老伴儿给他煮。现在年纪大了，变成女儿给他煮了。可以说是喝了一辈子的养生粥。

朱良春先生说，他就是因为喝了这个粥，所以才每天精神矍铄，满面红光，不知疲惫。一直到90多岁，还能出诊看病，救助他人。

哎，比起我梦想的吃吃喝喝睡睡的晚年，朱良春先生活得有意义多了。

这个厉害的养生粥到底是什么组成呢？其实都是特别平常的简单食物，跟鲍鱼、鱼翅、灵芝、虫草，完全不沾边。

养生粥组方（五天的量）：绿豆50克、白扁豆50克、莲子50克、薏苡仁50克、大枣30克、枸杞子10克（关火前10分钟再加）。以上原料，用特制的药水熬成粥即可。

那这个特制的药水是什么呢？就是用250克黄芪熬出的水。

朱良春先生的做法是，用250克黄芪加入适量水，先煮15分钟，然后将水倒出。再加适量水，煎煮第二遍，还是15分钟，再将水倒出。两次的药水混合后，一起煮粥即可。

哇！能坚持吃
几十年，不容易啊。
内经
如果有人给我熬，我也能
坚持吃几十年……
内经
是问题的关键了。
内经

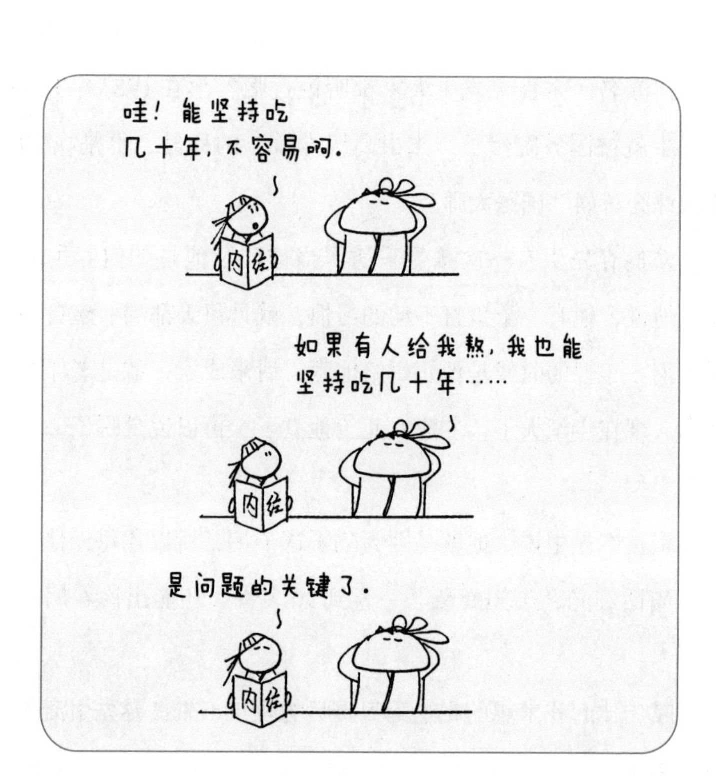

这个粥好在哪里？为什么朱良春先生会吃这么多年？**其实它的道理很简单，就是一方面补，一方面泻。**

补的是脾肾，泻的是湿浊。

方中，黄芪、枸杞子、大枣、莲子，温中健脾，益肾养心。绿豆、白扁豆、薏苡仁，泻湿祛浊，同时也有健补肝脾之功。

绿豆、薏苡仁虽然是凉性的，但是有黄芪、枸杞子和大枣温暖护胃，即使长期食用，也绝不会伤害胃阳，造成胃中不适。

所以此粥方子虽小，食材也都便宜常见，但是功效不小，养生的道理深厚。朱良春先生坚持吃，不但滋养五脏六腑，还能及时将身体的污浊排出去，当然90多岁还精神饱满了。

现代人之所以会常常感到疲惫，无精打采，乏力酸软，说到底就是吃得太肥甘油腻。身体的污浊越来越多，但是阳气越来越弱，根本代谢不掉那么多的垃圾。

那些垃圾堆积日久，必然生出疾病。而大多数人看到自己病了，又都会不问青红皂白地继续滋补。只补不清，病不但不好，反而愈加严重了。

好的养生食物，一定是能畅通身体气机，帮助脾胃小轮运转的。有补有泻，让身体达到平衡的状态，就是最好的养生。

当然，不是说只要喝了这个养生粥，你就能像朱良春先生一样活到90多岁了，而是要看到背后的道理——朱良春先生健康的生活方式，平和淡泊的心态，宽容大度的心性，这些都是长寿的秘诀。

药粥充其量只是一种饮食的辅助，只能养身。要想养生，还是要保持正念，修身养性才行啊。

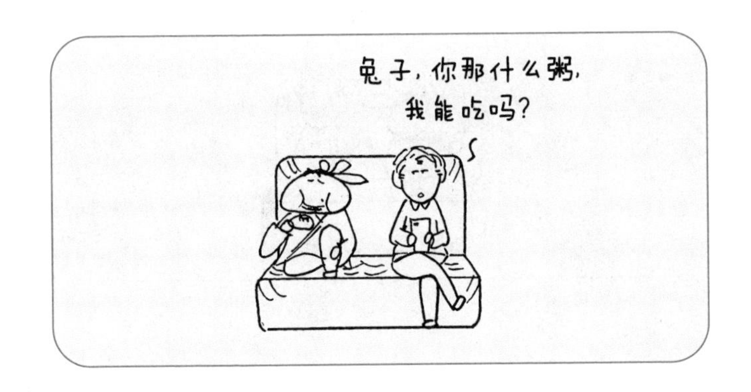

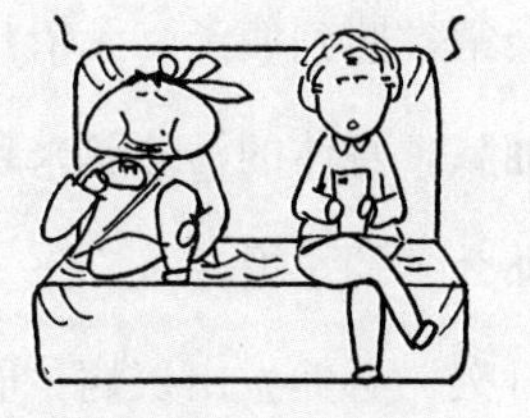
不能。
为什么？

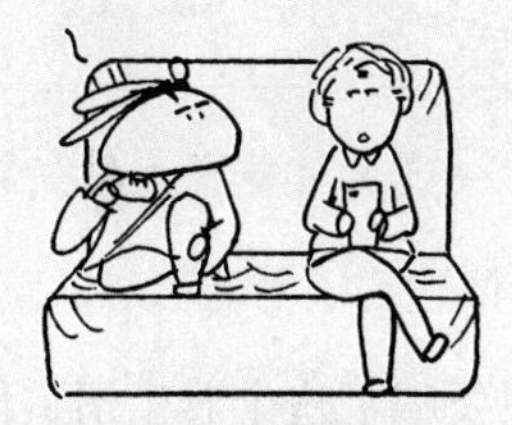
你再吃就不是99的问题了。

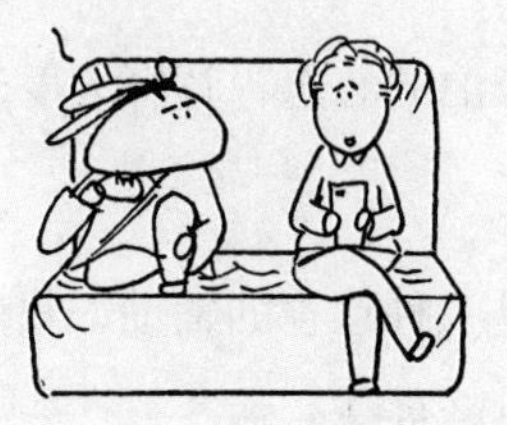
直接能冲120。

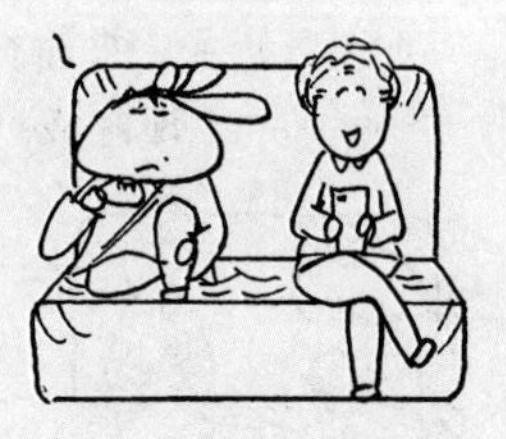
那时候我肯定是不在了，
就怕二毛陪你也困难。

14 这些好喝的茶饮方你都记下，总有用得上的时候

我的办公室柜子里有好多乱七八糟的袋子，里面放着我日常用的各种茶饮材料，每当我有什么不舒服的时候，我就会从里面摸索几样出来，搞杯好喝的茶饮，还顺带手地把病治了。

终于知道办公室里
除不尽的小强是从哪里来的了.
内经
你不懂，那都是我养的宠物.
内经

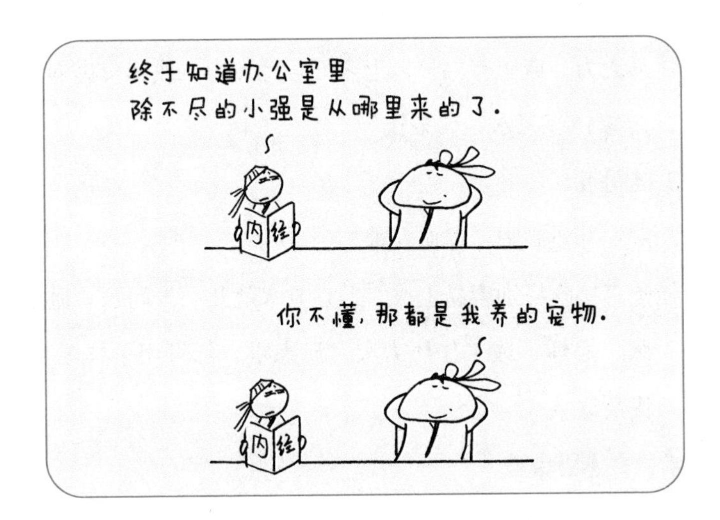

我的柜子里都有啥宝贝呢？我给你们唠唠啊，有枸杞子、人参、桂圆、大枣、怀山药、肉苁蓉、麦冬、百合、炒麦芽、腊肠果、紫苏叶、陈皮、菊花、果丹皮、山楂、薏苡仁。

哦，还有饼干、薯片、锅巴啥的。

咦？哪儿来的馓子啊？哎哟，还撒了一抽屉。

别看我柜子里的那些东西都挺日常，但用对了可好使了。下面列个茶饮药用表给你们，必有一款适合你。

1. 枸杞子茶

功效：滋补肝肾，益精明目。

抓一把枸杞子（宁夏产的，别的地方的枸杞子没有药用价值），洗净煮水，代茶饮，治疗眼睛干涩、干痒、流泪。

2. 人参茶

功效：健脾益气，养血生津。

体虚乏力，或感冒两日以上未好且感无力，或脾胃虚弱食谷不化，人参15克煮水，代茶饮。

3. 桂圆茶

功效：补益心脾，养血安神。

桂圆直接吃特别容易上火，但是煮水就几乎没问题。血虚导致的失眠、心悸，或工作压力大，思虑重，都可用干桂圆10颗煮水，代茶饮。

4. 麦冬 + 百合茶

功效：滋阴润肺，益胃生津。

抓一小把麦冬，再加一小把百合，煮水，代茶饮。特别适合秋冬季节的燥咳、口干咽干、嗓子哑痛。

5. 怀山药茶

功效：补脾养胃，生津益肺，补肾涩精。

久咳不愈，口渴心烦，脾胃虚弱，皆可用怀山药片30克，煮水，代茶饮。

6. 肉苁蓉茶

功效：补肾阳、益精血、润肠通便。

阳虚体质，腰膝酸软，大便不畅，可用肉苁蓉15克，煮水，代茶饮。

7. 麦芽茶

功效：行气消食、健脾开胃、回乳消胀。

吃多了，或者吃得比较油腻、感到腹胀腹满不消化，哺乳期断奶，都可用炒麦芽一大把，煮水，代茶饮。

8. 腊肠果

功效：清热解毒，润肠通便。

上火便秘，或者肠燥便秘，皆可用腊肠果8克煮水，代茶饮。只是腊肠果寒凉，不可久服，临时解决一下便便问题，还是立竿见影的。

9. 紫苏叶茶

功效：解表散寒、行气和胃。

风寒感冒、脾胃气滞、妊娠呕吐、鱼蟹中毒，都可用一把紫苏叶煮水，煮开即趁热频饮；或者直接用开水冲泡，闷一会儿即可。

10.陈皮茶

功效：理气健脾、燥湿化痰。

痰多、咳嗽、胸闷、食少吐泻，皆可用陈皮15克煮水饮。陈皮年份越久越好，不要用色黄的新橘皮。

11.菊花茶

功效：疏风散热、平抑肝阳、清肝明目、清热解毒。

如果是风热感冒，眼屎多，眼睛红赤，见风流泪，头目昏胀，可用菊花10克泡水频饮。如果是嗓子红肿热痛，可用30克菊花煮水喝。

12.山楂茶

功效：消食健脾、行气散瘀、化浊降脂。吃饭后腹胀腹痛、过食肉食、月经下血不畅、减肥，皆可用山楂一把，加少许红糖（不加红糖，味道太酸）煮水喝。

13.薏苡仁茶

功效：利水渗湿、健脾止泻、除痹排脓、解毒散结。

水肿、脚气浮肿、小便不利、寻常疣、湿疹、白带黄稠，抓两大把薏苡仁煮水，代茶饮。

14.大枣茶

功效：补中益气、养血安神。

脾胃虚弱、思虑重、血虚失眠，可用10颗大枣掰开煮水饮。

这些仅是我柜子里的藏品，除此之外可以用于茶饮的东西还有很多，比如黄芪、当归、决明子等。黄芪补气，味道有点儿冲，肺气虚弱的可以泡水饮（每次10～15克）。当归补血活血，月经不畅、闭经、便秘者适用（每次20～30克）。决明子降压清火，肝火上亢的人特别适合（每次20～30克）。

总之，以上的食材可以根据自己的需求进行自由配搭，都是药食同源，非常安全。

我个人比较喜欢单味茶饮，药简力专，往往效果出人意料。不信你们也可以试试看。

好了，我去喝我的枸杞子水了，吃完炸鸡之后的山楂我也准备好了，这一天天把我忙得，唉，万般皆是命，半点儿不由人。

师傅，你把抽屉
打开让我看看.
那可不行.
放心，我不是想看
你有什么吃的.

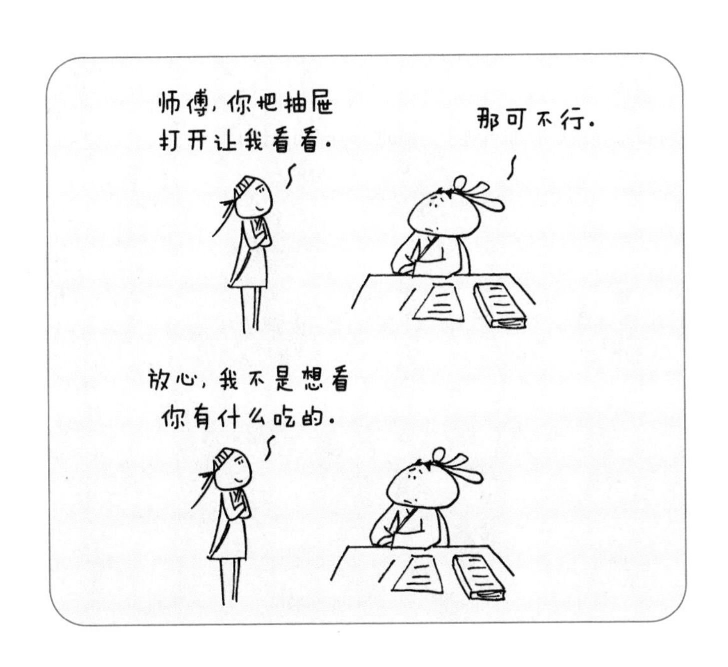

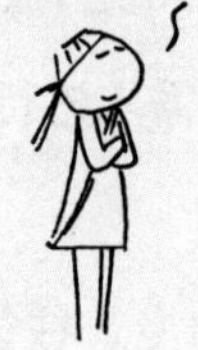
我就单纯想看看小强们
住的小区在哪儿。

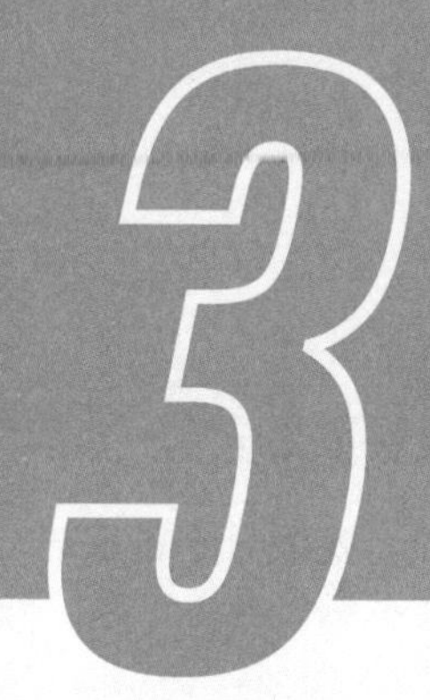

远离这些事儿，伤身！

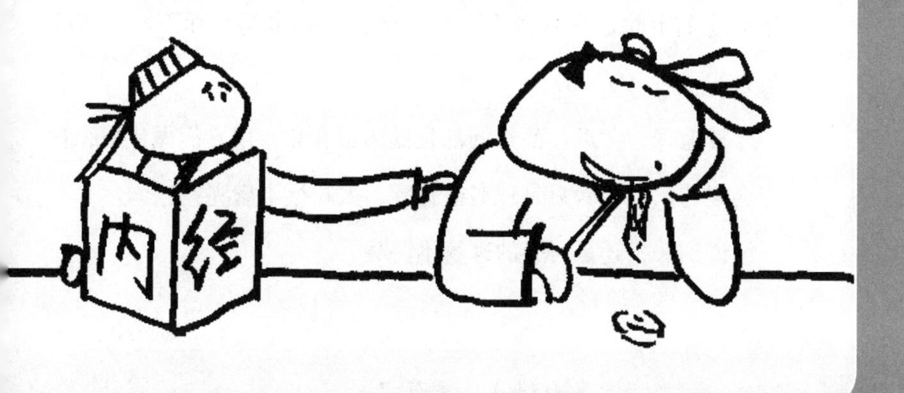

01 虚胖子减肥宁吃牛肉别吃黄瓜，否则越吃越肥，越吃越寒

每逢佳节胖三斤，快看看自己的肚子，又长了几斤？

我老是听周围的朋友说，减肥喝凉水都胖，晚饭只吃黄瓜却一两不瘦。

那可不是！这我太有体会了。想当年我年轻的时候，减肥都是晚上不吃饭只吃黄瓜、西红柿，结果也是一斤不减，气死个人。

按道理，黄瓜、西红柿都是低热量食品，用它们做代餐，肯定会瘦的，可为啥只是现实很骨感，人却很丰满呢？

说到底，还是对胖的理解不深啊。

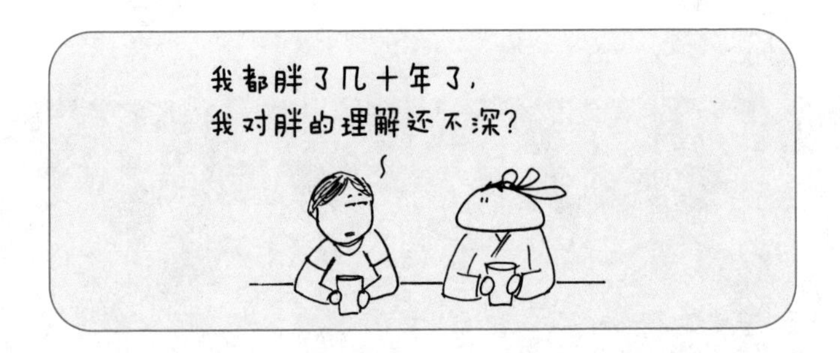

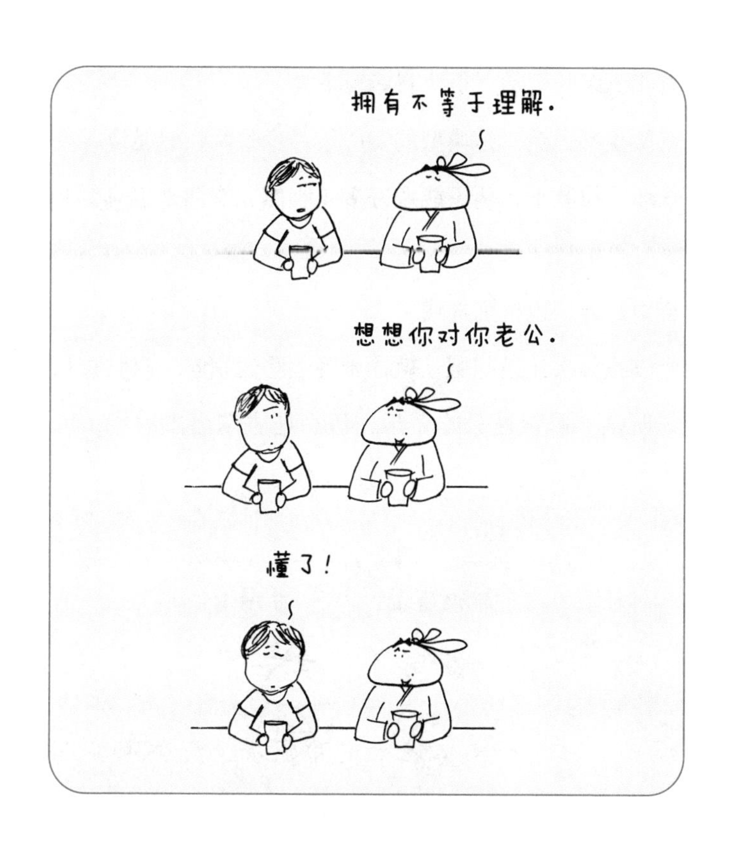

胖分为两种。一种是实胖子，一种是虚胖子。

什么是实胖子呢？就是身体壮实、吃得多、体力精力充沛、怕热、肌肉紧实、少吃几口都会饿、少吃几口就能瘦的人。

比如年轻的小伙子和小姑娘，多半就属于这种。

这样的人，肉是实实在在的，捏都捏不动，一把好力气，身体抵抗力也强，脸色、气色都很好，是个健康的胖子。这种胖纯粹就是因为吃得多，运动少，不消耗。

这种实实在在的胖很好减，因为他们的体质是湿热型，只要少吃点儿，多些运动，很快就能瘦下来。

就像我家二毛，是典型的实胖子，少吃两顿就能瘦，要是不小心吃坏了拉肚子，两天能瘦好多（当然，吃回来也只要两天就够了）。

特别好胖，也特别好瘦。

所以我每次让她减肥，就让她晚上啥也别吃，只吃黄瓜。她倒也是听话，晚饭就只吃黄瓜，饭后还主动出去散步，可乖可乖了。

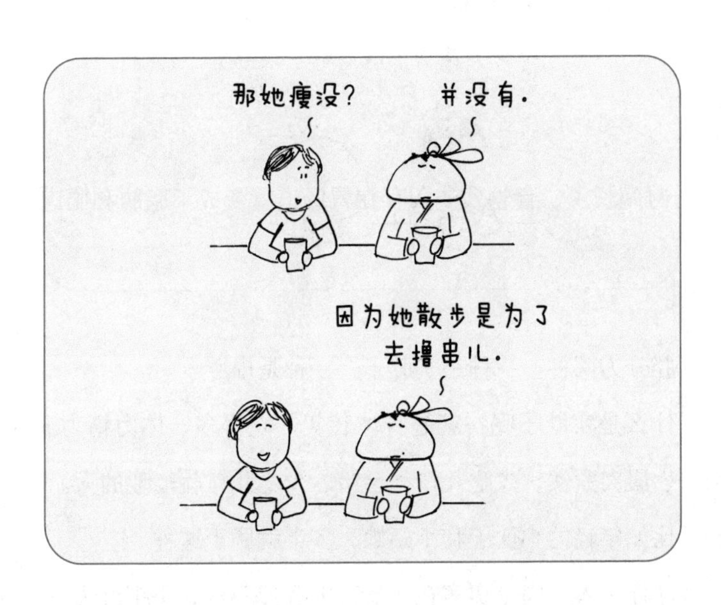

为什么实胖子减肥就可以吃黄瓜，而且有效？因为黄瓜是去湿热的食品。

黄瓜性味甘寒，有清热解毒、清利湿热的功效。比如急性膀胱炎，出现尿痛、尿涩、尿不尽的情况时，就可以用黄瓜榨汁饮，能有效缓解症状。

夏天暑热时节，黄瓜也是很好的食物，不但解渴生津，而且清暑热，食后倍感清凉。

实胖子以黄瓜代餐，自然是再好不过了，坚持一段时间肯定会瘦，当然不许偷偷撸串。

那虚胖子为啥吃了就没这效果呢？

因为虚胖子的本质是虚寒。虚胖子主要的表现为身体肥而不壮，吃得不一定多，体力、精力都不行，很容易累。怕冷，肌肉松软无力，少吃几口没事能扛饿，但是喝凉水也长肉。

这种虚，虚在脾肾阳气不足。所以即使吃得不多，也无力运化，时间长了，食物残渣积存在胃肠道就变成了脂肪和肥肉。

这样的胖，根本问题是阳气不足，越是伤阳就越容易胖，比如吃黄瓜就伤阳。**虚胖子最好的减肥，不是少吃，而是补阳。**

阳气充足了，可以运化身体里多余的水分和脂肪，加速新陈代谢，才能把之前的陈年老肉慢慢地代谢出去，从而达到瘦身的目的。

一味地饿，是没用的。如果要是再吃了寒凉的食物，让原本就阳气不足的身体雪上加霜，那就真是喝凉水也长肉了。

完犊子了，
我是百分百虚胖子。
这么明显。
我用旁光都看出来了。

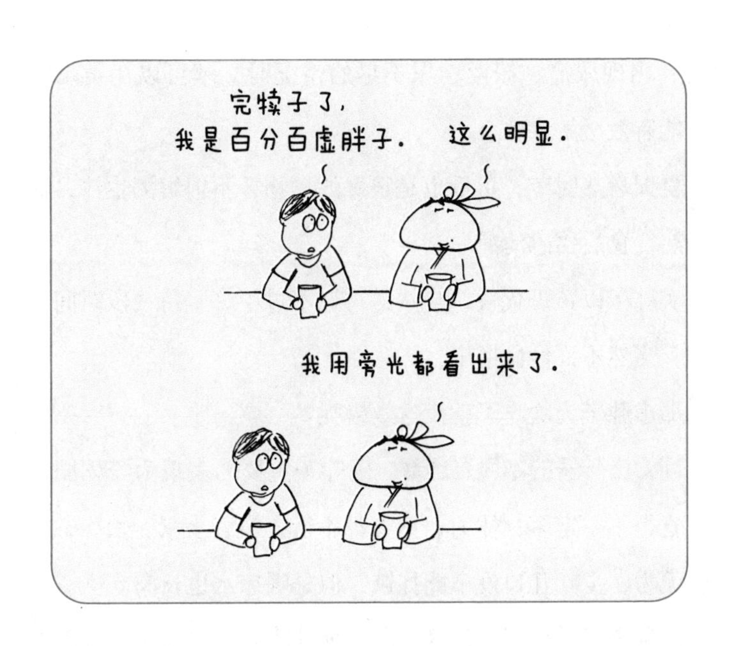

可能有人会说，我是虚胖子啊，可是我很容易出汗，特别怕热，还喜欢吃凉的，无凉不欢。

那我告诉你，你基本已经属于虚胖子中比较严重的寒胖子了。你之所以怕热，喜欢吃凉的，是因为你的内在已经成了一块冰坨，变成了阴盛格阳、里寒外热的格局。一旦形成了这样的格局，你内在的冰坨子反而不能接受热性的食物，同气相求，就想吃凉的。而阳气浮越在外，就会让你不停地流汗，感觉燥热。

其实很容易判断是否是寒胖子，除了具备上面讲的虚胖子的特征以外，看舌头和脉就行了。**寒胖子舌质淡红胖大，有齿痕，伸出来水啦啦的。脉则为沉弱迟，用力才能摸到。**

热胖子想要减肥，吃黄瓜、西红柿代餐即可。虚胖子想要减肥，就得吃热性的食物，用适量鸡胸肉、牛肉代餐，都比黄瓜来得效果好。

而寒胖子想要瘦，就得用点儿中药干预了，中成药可以选金匮肾气丸、附子理中丸或者桂附地黄丸，汤药的话，可以选附子理中汤、四逆汤，先把中焦的“冰坨子”化开，才能让脾胃慢慢地恢复动力，好好运化积滞。总之，减肥这事儿不能硬来，得讲究方式方法，也得因人而异。而且不管哪种类型的胖，适度运动都有助于瘦身。

咱学中医的减肥，得找到身体的开关，才能四两拨千斤，否则气吞山河的努力，最终也不过是付诸东流水的结果罢了。

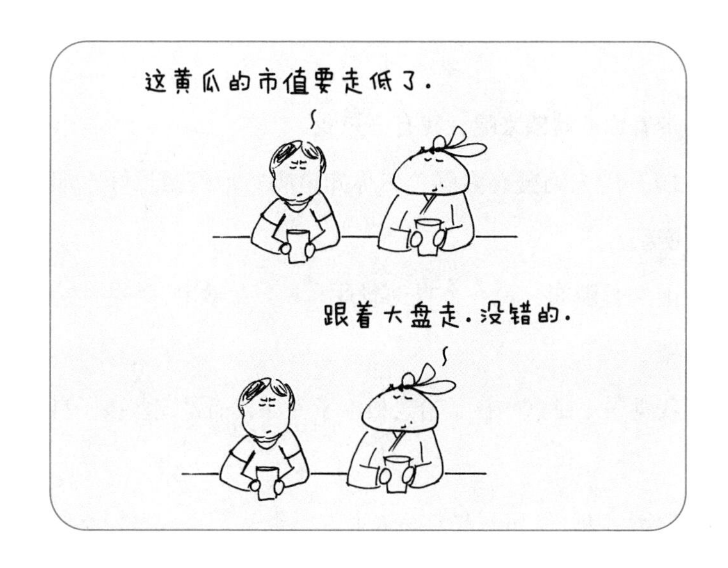

02 螃蟹不能和柿子一起吃，但你知道它和什么一起吃最好吗？

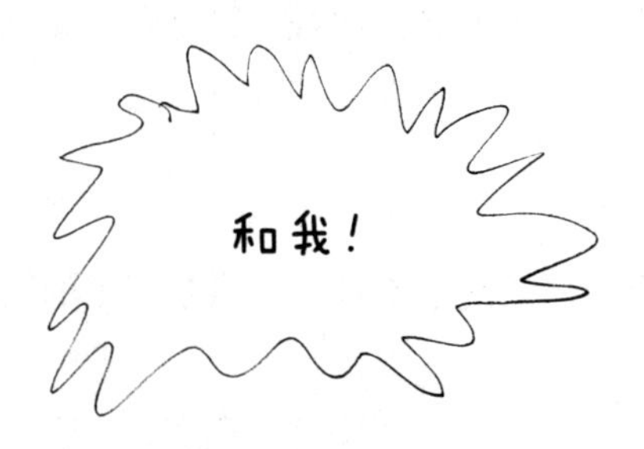

带着你的螃蟹来吧，我有……我。

10月的大闸蟹有多鲜美，你知道吗？但螃蟹虽好，却不能多吃啊。

上次看新闻，说一个自助餐厅有6个女学生，一共吃了154只螃蟹。

我觉得不是这些孩子给老板上了一课，而是这些孩子自己在玩命。

螃蟹大寒，154只平均到6个人，也就是每人一顿吃了25.6只螃蟹。这是什么概念？比一顿吃25.6根冰棍还寒凉。

所以这篇文章是自助餐厅
老板拜托你写的，对吗？
内经

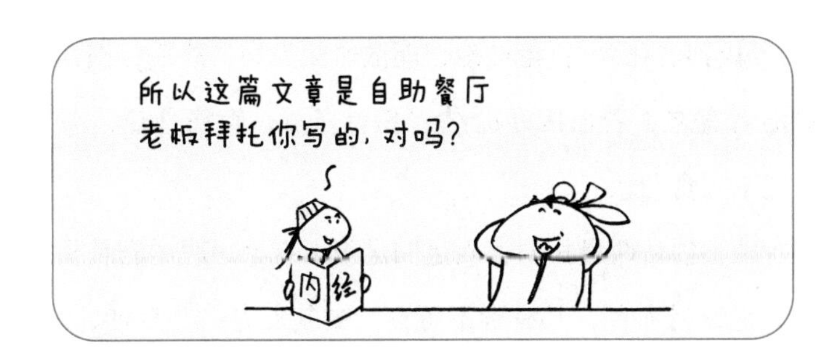

这一次的放纵对脾胃的伤害，估计得影响孩子好多年，甚至一辈子——因为这可是重伤啊。

跟武林高手打架被打出内伤一样，这种伤害可能外表看不出什么，但后患无穷。

螃蟹禀水气而生，味咸性极寒。虽无毒，但不可多食。《黄帝内经》记载：热淫于内，治以咸寒，咸走血而软坚，故能解结散血，因此螃蟹在中医里也有一定的药用价值，**可以治疗“胸中邪气热结痛”。**

螃蟹又有八爪，可以横行，爪性迅利，螃蟹可“破胞堕胎耳”，也就是下死胎。**所以孕妇不可吃螃蟹，尤其是在孕早期，千万不能吃，否则很容易坐胎不稳，导致流产。**

但如果是产后瘀血难下，腹痛难忍，倒是可以用热酒就螃蟹，活血散结，让瘀血下流。

另外螃蟹还有一个不为人知的功效，就是“续断绝骨”。比如跌打损伤后导致的筋骨折断，用蟹肉和蟹黄一起微炒，“纳入疮口筋即连也”。

《冯氏锦囊秘录》：蟹性冷，能散血热为病，故跌仆损伤，血热瘀滞者宜之，若血因寒凝结，脾胃寒滑，腹痛喜热，恶寒之人，咸不宜食。

有独螯独目两目相向，六足四足腹下有毛，腹中有骨头背有星点，足斑目赤者，并有毒不可食。被其毒者，冬瓜汁、紫苏、蒜豉、芦根汁者可解之。不可与柿及荆芥食，能发霍乱动风，木香汁可解。

那些吃了二十几只螃蟹的
小姐姐，不知道现在怎样了？
内经
内伤不可估量啊。
内经

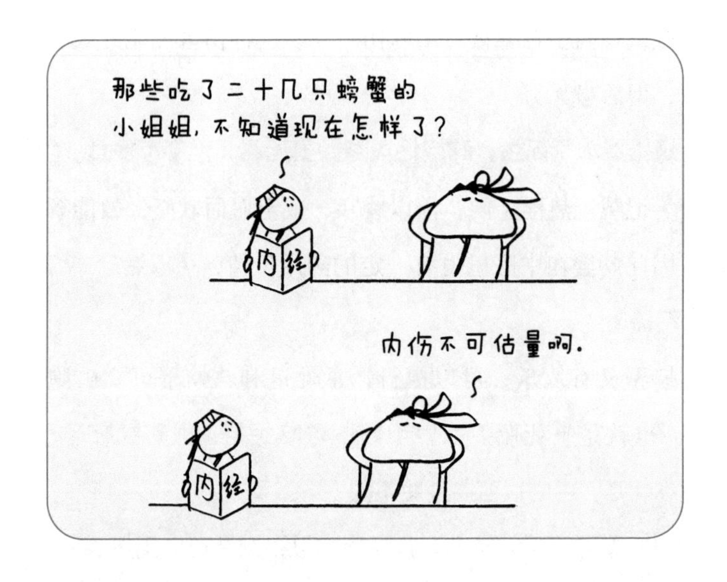

中医讲究饮食的阴阳平衡，中华美食自古都有作料配搭，就是为了制约食物的偏性。螃蟹阴寒，就要和阳热的黄酒、姜丝一起食用。不但可以去除一些腥气，最重要的是不让寒凉伤胃。

但螃蟹为发物，容易引起旧病复发，有宿疾者不宜服之。

吃完螃蟹后，也不可以吃寒凉的冷食或水果，否则会引起腹痛和腹泻。此时只能浓煎姜枣茶服用，或者加倍用附子理中丸暖中，才能缓解病痛。

总之，螃蟹鲜美但食用要有度。年轻时候种下的很多苦果，到了中老年后就会显现，天道好轮回，苍天饶过谁？少壮不保健，老大徒伤悲。

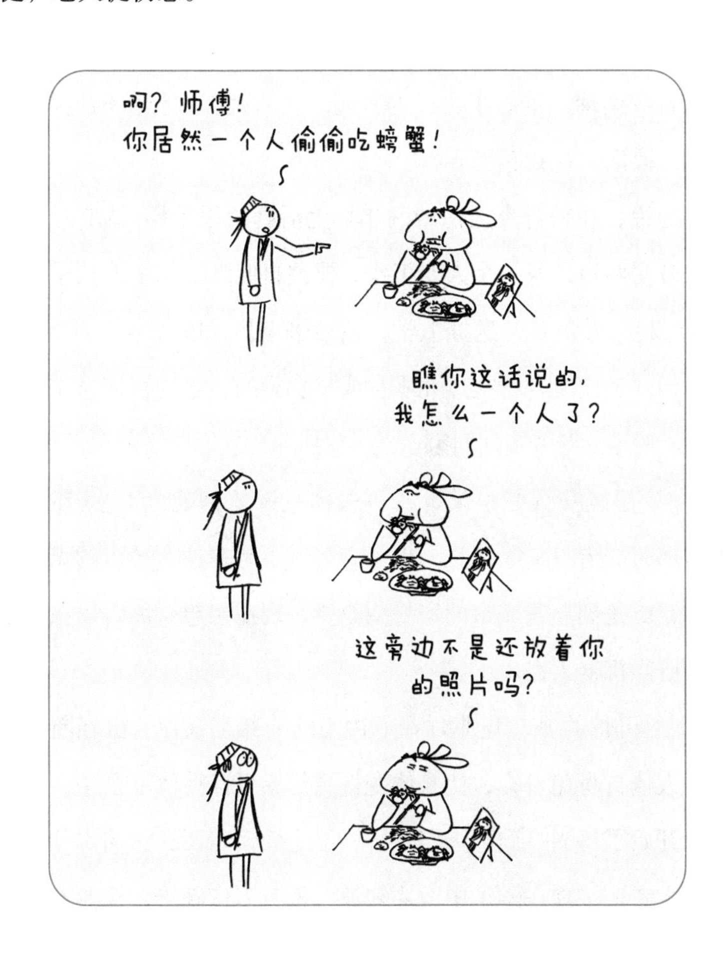

03 是轻断食还是轻生？到底怎么轻断食才是健康的？

我曾经有个中医基础课的学员得了慢性肾炎，后来依靠自学中医自我调理，治好了自己的肾病。之后她在回忆生病过程时，写过一段话，让我感受颇深。

她说，在得肾炎之前的两年，生活真的很糟糕："那时候和娃爸分居两地，我一个人要工作，要独自照顾上初中的孩子，早上5点起床做早餐，送娃上学，然后去上班，晚上常加班到8点回家，就随便凑合着吃点儿零食或早餐剩的，给娃备夜宵、各种收拾，晚上9点多接娃回家。"

"等把娃安顿好睡觉，我再去休息都要到晚上12点甚至更晚。那时周末只一天休息，更是辛劳，不是在这个城市的家打扫收拾，就是到娃爸城市的家打扫收拾，现在想想，那时候我真是把自己当机器人在用了。"

"更可怕的是，我那时看了BBC的一部纪录片，讲轻断食可提高人体自身免疫力，让身体变得更健康且保持体形苗条，于是我就开始了每周一到两天不吃饭，不吃任何东西，只喝水的轻断食养生法……现在学了中医才知道，那有多伤脾胃，根本不是养生，是轻生。”

师傅，你瞧瞧人家，
比你勤劳100倍。
内经
那结果呢？
内经

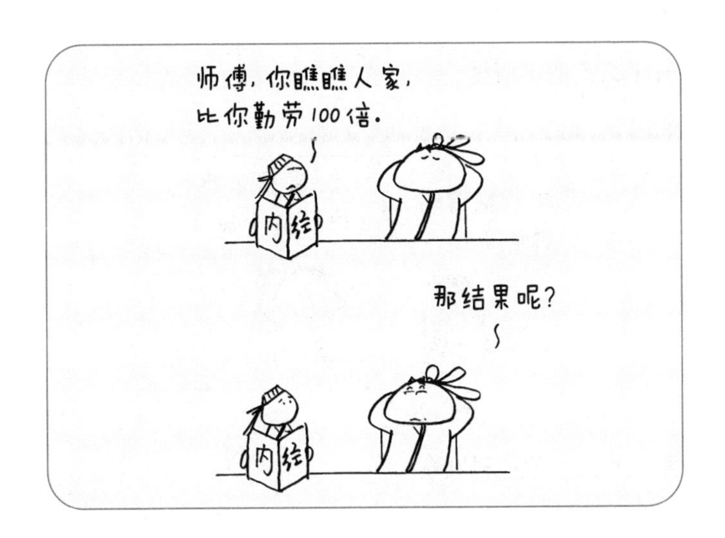

对于她的话，我首先想表明两个个人观点：①勤劳很好，但是要适度。②轻断食并非轻生，正确应用是有利于健康的。

先简单地说说第一个。

我经常跟读者朋友们说，中年人要想生活得好，就是要勇于承认我不行——当你承认自己不行的时候，很多事情就不是这样的做法了，你会根据自己的能力，选择相应的生活。

中年人之所以常常活得那么辛苦和焦虑，就是因为大多数人都在做着与自己的身体和能力不匹配的事情，一直在不停地超负荷运作。就算你觉得自己可以，身体却是诚实的，它才不会奉陪到底。

等你累病了以后才后悔，已经迟了，因为不是所有的病都是可逆的。我的小说《五味子》讲的不就是这样的故事吗？

人哪，走到悬崖边，才突然明白之前那些闷头爬山，不看方向的日子，真的不值得。

又趁机推销
你的小说。
哎，直播了两次，
推荐成本能了。
内经

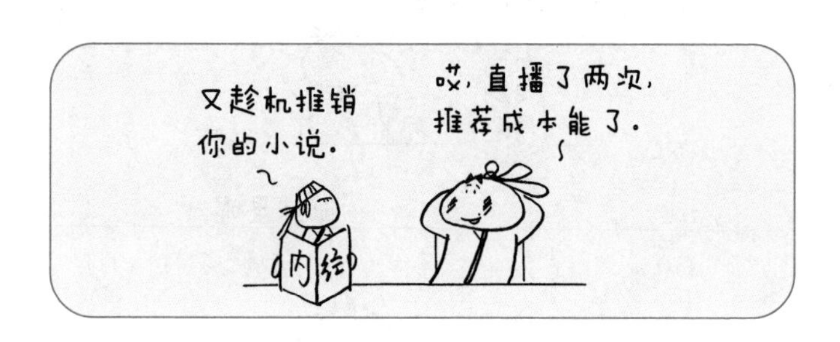

第二观点，说说轻断食。

你们知道吗？在畅销书榜单上，有一本书常年排位靠前，它的名字就叫《轻断食》，从它的热度就知道这种方式有多受读者追捧了。

我也查了一些资料，了解到轻断食的办法大概分为几种：

（1）5/2断食法。由英国医学博士麦克尔·莫斯利发起的一种新的减肥方法，即每周中不连续的2天，每天只摄取500千卡（女）或600千卡（男）能量的食物，其余5天自由饮食，不控制，宜选择一些蛋白质含量高，但升糖指数低的食物，不建议全面禁绝碳水化合物，但应尽量避免食用高热量、高升糖指数的食物。

这个，就是我的那位学员选择的轻断食方式。但是她有一个问题，就是在不吃东西的那两天，是完全不吃，做得有点儿过。其实500千卡，至少还是可以吃点儿无油蔬菜和少量瘦肉的。

完全不进食，对于身体强壮、血脂高的人来说，尚能承受。如果是原本就体虚血少、脾胃运化不良的人，那就会有伤害。

（2）16:8轻断食法。每天把进食时间限制在8小时之内，剩下的16个小时只喝水或没有热量的饮料：苹果醋水、绿茶、黑咖啡等。

比如：中午12点到晚上8点之间，可以吃饭以及一些碳水化合物含量低的水果和坚果。从晚上8点以后直到第二天中午12点不再吃含热量的东西。适应了16小时断食以后，尝试18小时断食，就是把进食时间缩短在一天中的6个小时之内。

这个方法，我个人觉得比5/2断食法更可取，因为很多人是受不了2天不吃或者只吃很少东西的，可能会出现眩晕等低血糖症状。但是如果可以保证每天都有进食，只是进食的时间控制在8小时以内，其他时间让身体慢慢地消化，这是可以的。

但从中医的角度来看，它的时间安排我不是很同意。因为早饭是一定要吃的，早上如果不吃，7点到9点是胃经运行时，9点到11点是脾经运行时，脾胃正经工作的时间，任何能量都没有摄入，不但会伤脾胃，还会产生胆结石。

而道家里也一直有个养生大法：过午不食。就是午时（下午1点）以后就不再进食，直到第二天早上。所以，要是真的用16:8轻断食法，我个人建议把这个进食时间改成早上7点至下午2点，或者早上8点至下午3点，这8个小时进食。既保证吃早饭，也保证吃午饭。

为啥要到下午3点？
下午1点到3点，
是什么经运行？
……困经？
内经
内经

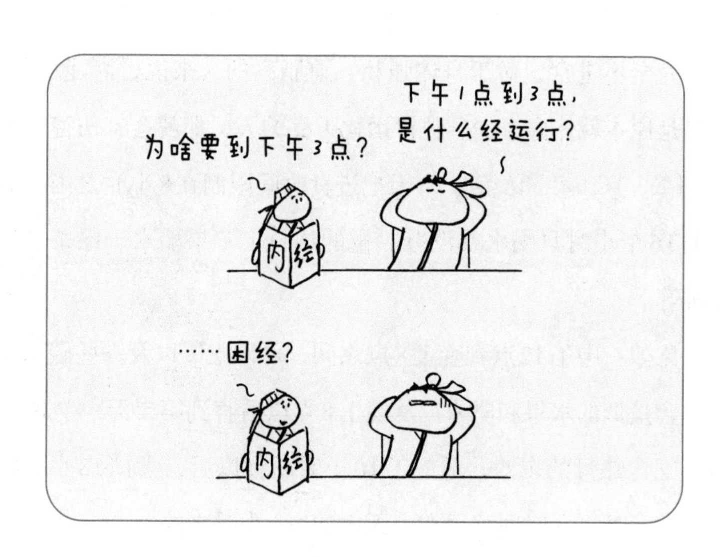

下午1点到3点是小肠经运行时，是专门为午饭后好好消化安排的。因此即使在这个时间段里吃东西，还是可以被及时地运化掉，不会给身体产生过多的积滞和负担。

事实上，我平时基本就是这样做的，差不多下午4点之后就不再吃东西了。亲测这种习惯长期坚持，不但对身体没有任何的伤害，甚至很有益处。因为人其实是不需要那么多营养的，尤其是像我这种快50岁的中老年人——身体吸收和消化能力都在不停地减弱，吃太多，特别是晚上吃太多，睡觉的时候就会非常不舒服，真是“胃不和，则卧不安”啊。

（3）隔日断食法。每隔一日限食或断食一天，在非禁食日正常吃饭。比如：周一、周三、周五吃饭，周二、周四、周六限制饮食。在限食日多喝水，如果太饿可以吃些水果和蔬菜，但要把热量限制在500千卡以内。正常吃饭的日子随便吃，不限制食物的种类和热量。这种方式的优点在于，可以帮助减肥。

这个有点儿类似于，你有个机器，周一、周三、周五正常或者超负荷运转，周二、周四、周六休息。好不好呢？我没试过，也不好评价。但是与这个机器每天都正常开，少负荷运行相比，我会选择后者。

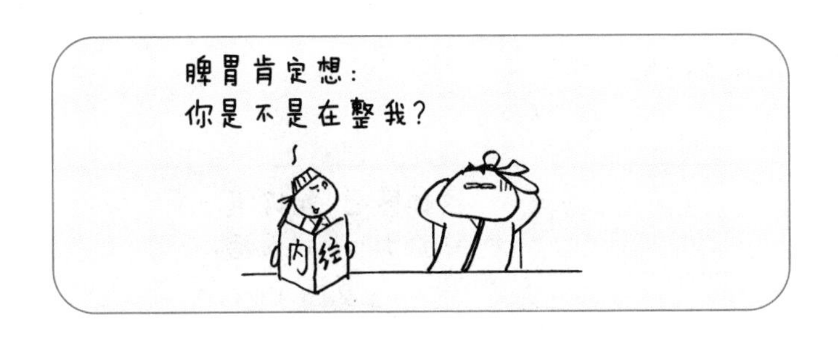

（4）勇士断食法。勇士断食法是一种比较老的轻断食方法，它的创始人是快速减脂界久负盛名的Ori Hofmekler。它最早是在军营中用于帮助士兵保持体力和战斗力的，后来又扩散到健身人士当中，流行了很久。

方法：一天之中的大部分时间不吃或者简单地吃些蔬菜，然后在晚上吃一顿大餐。那顿大餐吃富含营养的健康饮食，包括蔬菜、水果、蛋白质、脂肪。

这种西方式的减肥方法，我作为一个学中医的，就完全看不懂了。它成功地避开了身体所有消化经络运行的时间，专门在人家不上班的时候大量进食。不知道这样是怎么减肥的，只能说外国人的体质就是和我们不一样啊。

（5）**一天一餐法。**一天当中23小时不吃东西，然后在剩下的1小时内吃够身体需要的热量。在禁食期间可以喝咖啡，帮助减少饥饿感，并且有助于身体更快地进入脂肪燃烧状态。还可以喝一杯苹果醋水，或者一勺椰子油，也能起到同样的作用。

对于这个方法，我也表示不能接受，一天中要么不吃，要么在这1小时内吃到撑，怎么想对脾胃都太不友好，长此以往不把脾胃搞坏才怪呢。

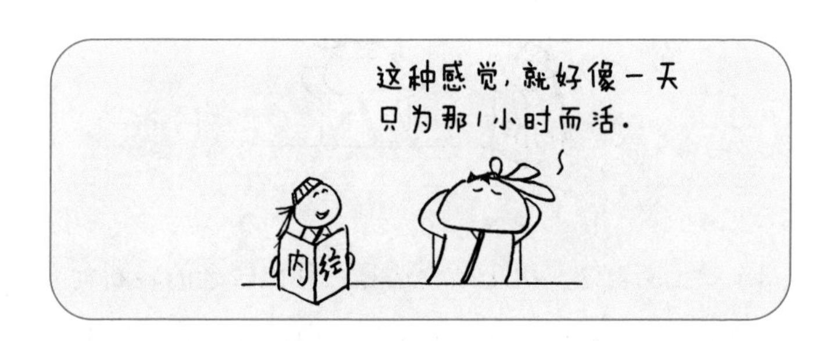

总之，轻断食这个方法并不是错误的，但一定要因人而异，每个人都应该根据自己的实际情况进行选择，绝不能看别人怎么断，自己就跟着瞎断，那真的就是“轻生”了。

但不管怎样，**我觉得以下人群一定要慎选轻断食：**

（1）**本来就有基础病的人。**比如高血压、糖尿病、低血糖等各种慢性病。

（2）**气血虚的人。**常感气虚乏力，阴血不足。如果再能量摄入不够，更会加剧气血虚的症状，说不定还会引起昏厥。

（3）**脾胃不好的人。**脾胃是身体的能量来源，脾胃功能出现问题，会直接影响气血精津液的化生。如果此时再妄加断食，只会让原本脆弱的脾胃更加雪上加霜。

（4）**年纪太小、工作体力消耗大、年老体弱的人。**这几种人都不宜轻断食，身体承受不了一会儿吃一会儿不吃。尤其是身体消耗大的人，吃得太少，必生他患。

其实，任何一种特殊的养生保健方法，都有适宜人群，没有绝对的好与坏，只有适合不适合。一般来说，饮食适度，清淡为主，减少肥甘油腻、过饥过饱，总是没错的。

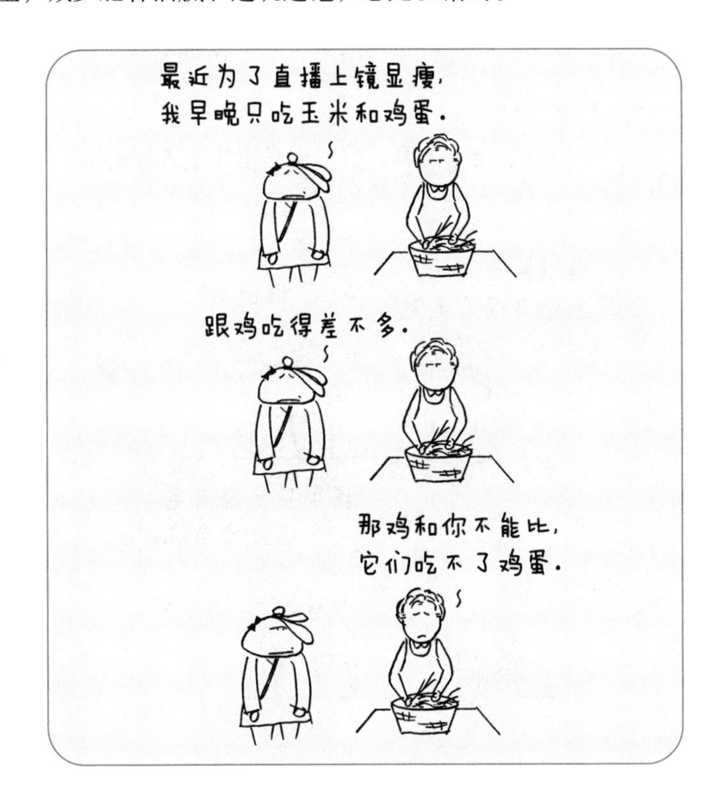

04 指甲也会“呼吸”！美甲，就是关上了身体透气的小天窗

每年一到春夏季节，好多美甲店里都人头攒动，就连火锅店的美甲服务，也排上了长队……

当美都武装到指甲的时候，就知道女性朋友对美的追求有多卷了。卷可以，但要卷得健康，美甲可以，把指甲修剪整齐就行了，再多，就是伤害。

为啥？因为指甲会呼吸啊，美甲就是捂住了人家的嘴！

指甲怎么呼吸？
上面又没有毛孔.
谁说的？
内经
指甲只是没有毛，
但人家有孔.
内经

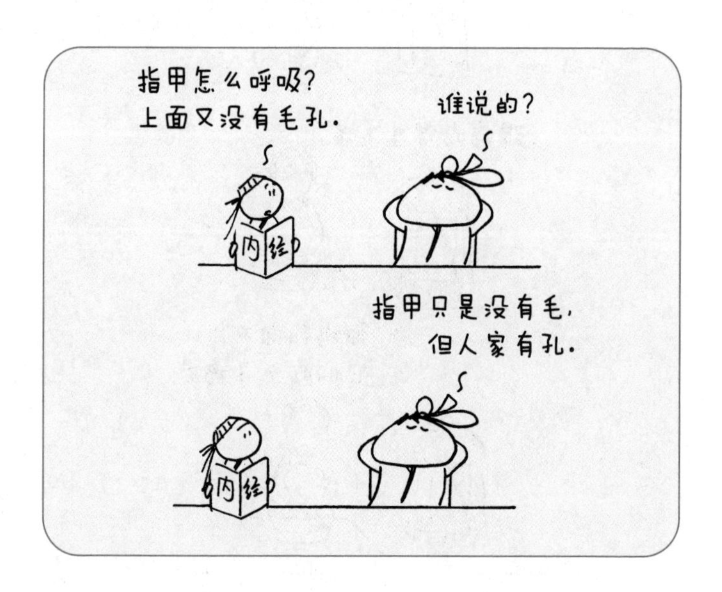

指甲当然有孔，指甲是由水和角蛋白组成的，不是密不透风的物质，而是充满了孔隙。

但凡涂过指甲油的人都是知道，涂抹的时候，会感觉指甲上面凉凉的。这说明啥？这说明指甲不但有空隙，而且指甲油中的物质还能透过空隙渗透到我们的皮肤中去。

如果指甲真的像水泥板似的密不透气，别说你会觉得指甲油凉了，就算是用火烫指甲，你也不会有感觉啊。

另外指甲还会生长，平均每天长0.1毫米，这说明它还充满了气血，否则不会有这么强的生命力和新陈代谢的能力。

因此我们千万别小看了指甲，更不能随意地作害它，它的性状在很大程度上反映了我们的身体健康状态，是中医辨证里经常参考的要素。

怪不得你总喜欢看
我的指甲，是检查我的健康吗？
内经
是检查你的卫生。
内经

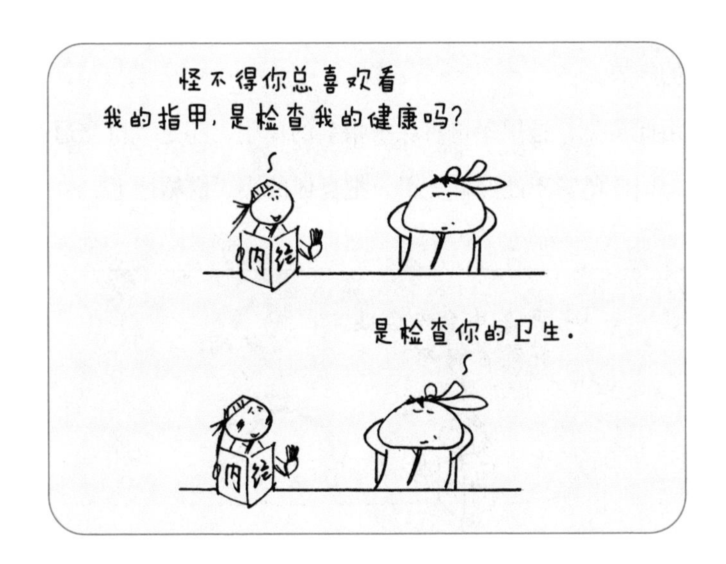

在中医里，肝主爪甲。

不管是脚指甲还是手指甲，都归肝管。

指甲的光泽度、光滑度、颜色，都可以很直观地反映出肝血的状态。一个人如果肝血充足，肝气舒畅，那么他的指甲一定是淡粉色的，亮泽光滑，很好看。

但如果一个人肝血亏虚，肝精不足，不能濡养爪甲，那么他的指甲就会质地干枯，色泽灰暗，表面不光滑，甚至出现灰指甲。

我看过很多人治疗灰指甲，有的是涂抹药膏，有的甚至是去拔指甲，真的听着都头皮发麻。那样根本无法根治，之后还是会反复发作，没完没了。

中医从不认为灰指甲是由于真菌感染所致，会传染。而是认为这是肝血亏虚、肝气不足造成的，多从滋阴补气论治，往往有很好的疗效。

由此可见，指甲不单有保护指头的作用，还是气机交通的小窗口，因此绝对不能经常美甲，把身体的小天窗给堵上。

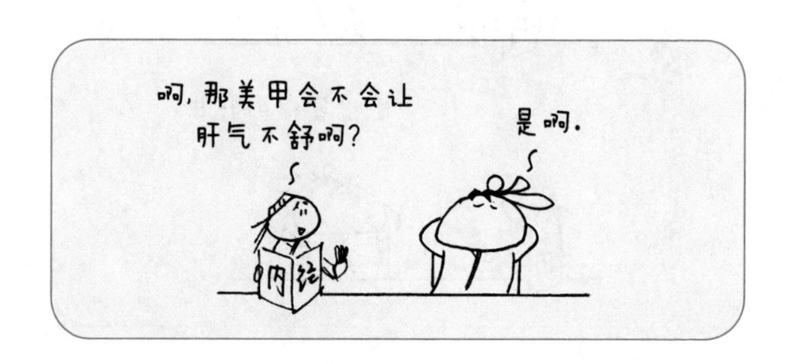

完了，我妈手脚都美甲了，
怪不得整天都像炸弹……
内结

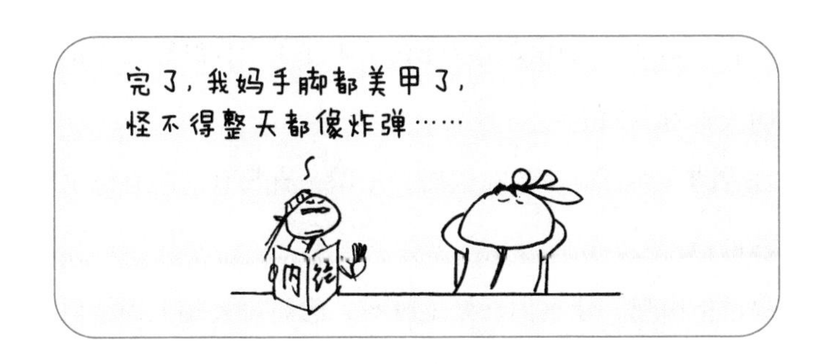

在人体，肺主皮毛，司呼吸。我们身上八万四千个毛孔，都会呼吸，也都在呼吸。这就是为什么我们把身体泡在水里，即使口鼻都在外面，时间一长也会觉得呼吸困难。

肝主爪甲也是一样，爪甲就是肝气对外透气的地方，把肝木想象成大树，空气流通，树木才能发育得舒畅，长得健康。

美甲把指甲所有的孔隙都封住了，这和把大树种在了一个密闭空间里的效果一样，你想，那是什么感觉，又会有什么后果？憋不憋？

很多女性朋友手指甲、脚指甲全部涂了厚厚的指甲油，且不说这些指甲油中的有害化学物质会通过孔隙渗透到皮肤血液中，单呼吸不畅这一条，就让人受不了。

所以好多女性朋友都有肝气郁滞的症状，身上容易长各种结节，这不仅仅是因为脾气不好，和常年涂抹指甲油也有很大的关系。

说句实在话，人好不好看，精致不精致，真的不在于是不是做了美甲，指甲只要整洁干净就足够了。有些人手指、脚趾长得并不好看，本来别人还没注意呢，结果涂了个大红色指甲油，别人反而一眼就看到了。

好看的内卷，应该卷在气质，中国一直都有“腹有诗书气自华”的审美。

放过指甲吧，让它们好好地呼吸，想想每天晚上卸妆后的感觉，那就是身体肌肤毛孔畅快呼吸的感觉啊。

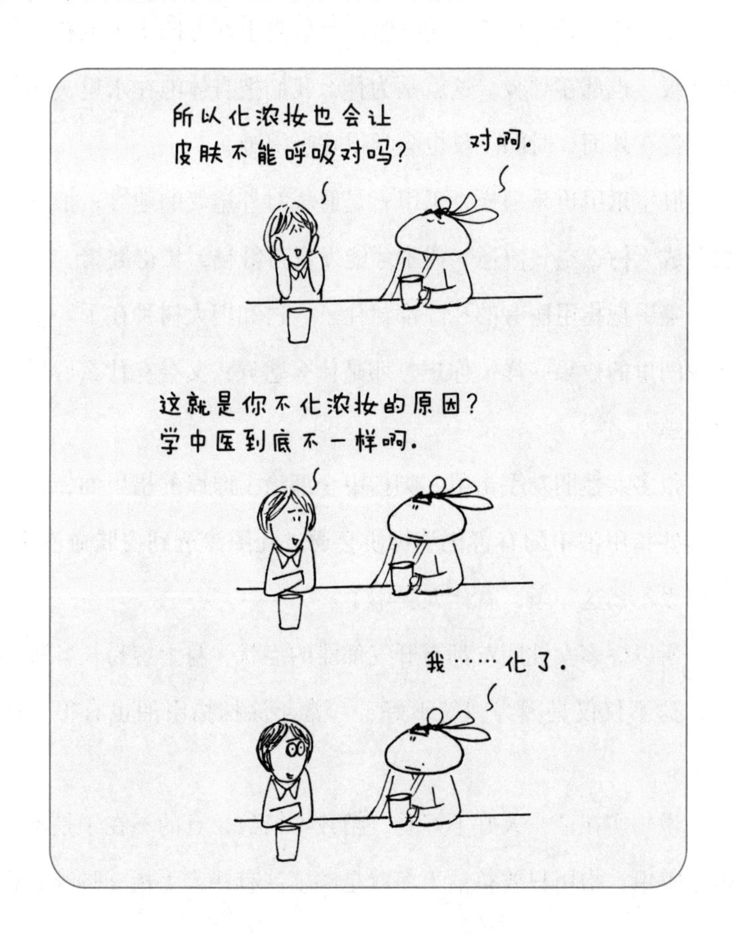

05 经常生气会让记忆力减退

有没有过这样的体会？本来要去做什么事，结果和别人生了一顿气后，就忘得一干二净，结果等气消了才想起来，可是已经晚了。

记得有一次我去超市买东西，结果路上接了个电话，没说几句就和对方吵了起来，吵完后把我气得晕头转向，根本忘了要去超市，直接转头回家了。

回家后坐在沙发上愣了半天，二毛问我晚上吃什么，我才突然想起来，我忘了去超市买菜。

唉，赶紧起身再次出门，真是生完了别人的气，又生自己的气，当时就很奇怪，怎么会像得了健忘症一样，把自己要干的事情，忘得一干二净。

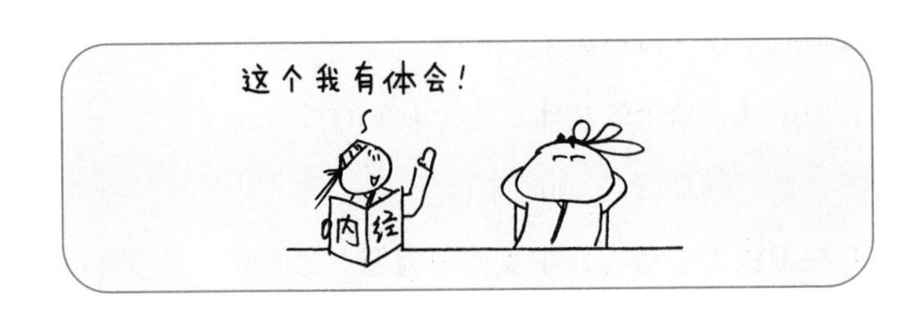

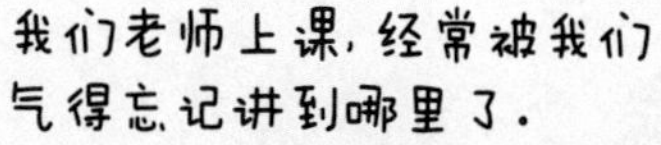

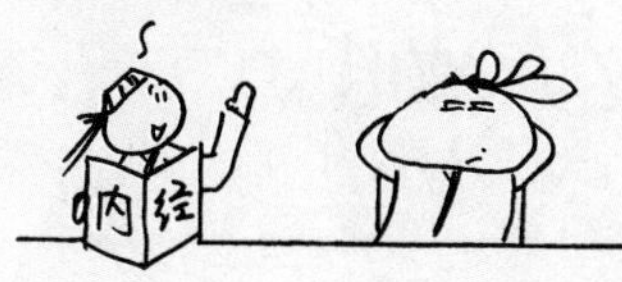

为什么生气会影响记忆力？这种影响，是暂时的，还是长远的？

今天我们就从中医的角度来聊聊这个问题。

首先，人为啥会有记忆力？

在中医里，心藏血，主神志。肾藏精，通脑髓。**所以所谓的记忆力，就是心智清明，精神充足，知道自己要干吗，思路清晰。这是心肾相交的结果，不但和心血有关，也和肾水有关。**

心肾若要相交，心血和肾水充盈是一个方面，更重要的是心气下降，肾气上升。这样才能让心火温暖肾水，肾水上济于心火。

好了，那么问题来了，阻挡心肾两口子见面的会有哪些因素？

其他先不讲，就单讲生气。

我们生气，这个气是什么气？谁生的？

答案是：气是肝气，肝生的。

肝在中医里主情志，主要体现为怒。**怒伤肝，发怒就会伤着**

肝。肝的五行为木，喜舒畅调达，就像树木喜欢微风一样。

当我们怒火中烧的时候，无异于用狂风吹树，树干"咔嚓"一下就被吹断吹倒了，直接横逆在中间，阻断了身体气机的周流，阻断了心肾的相交之路。

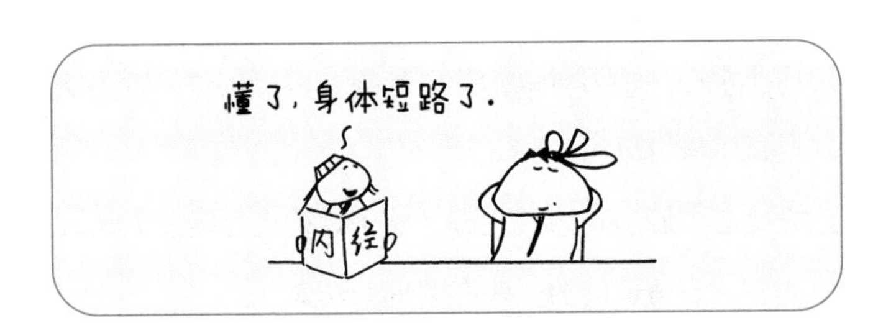

一次生气，一次短路。经常生气，经常短路。总是生气，总是短路。

就是这么个理。

所以那些爱生气的人，通常记性都不好，不信我们随便想想身边的人，脾气暴躁的，哪个神志清明？要不老百姓常说，都被"气糊涂"了。

气＝糊涂。

那怎么治呢？这事儿总共需要三步：

第一步：补益心血。第二步：增益肾水。第三步：疏解肝气。

思路就是把心肾的力量加强，然后把横逆在中间的肝气挪开，就搞定了。

方用通郁汤。

组方：白芍30克、茯神9克、人参6克、熟地黄9克、玄参9克、麦冬9克、当归15克、柴胡3克、菖蒲2克、白芥子6克、白术15克。水煎服。

此方出自《辨证录》，是治疗因肝郁而引起健忘的专方。一剂而郁少解，二剂而郁更解，四剂而郁尽解。但此方在实际应用中，用途非常广，不但可以治疗健忘症，因肝郁、心肾不交导致的失眠症，一样可以用。

此方是心、肝、肾通调之方，对于现代人生活压力大，工作学习消耗多，心情郁闷的，皆有调理的功效。

说实话，学中医学到现在，我已经很少和别人生气了，不是我个人修养有了多高的提升，而是我越发清楚，有些气，咱生不起。

发火谁不会呢？发火有时候也挺爽的。但是之后呢？发过的火，没人给你熄灭，你之后都得靠自身的能量去熄火，去打扫战场，去通路。

时间一久，唯一受损的就是自己。别人呢？啥事儿没有。

但是有人说了，火气不发出来，郁在身体里不就全都成结节了吗？说得没错，气郁确实会长结节，甚至可能还会长肿瘤。

所以根本的问题，就是我们真的学会不生气。时刻牢记两件事儿：关你屁事，关我屁事。这样很多不必要的气就生不起来了，心情可以平和很多。

心情平和，内求诸己。我们总是怪别人对自己不好，殊不知对自己下手最狠的人，往往就是自己。

好好爱自己吧。

别气得忘了爱自己。

小明，你给你妈整点儿这个汤吧。
她不用，她记性好着呢。
每次因为点儿小事，她能连着打我三个礼拜，都不带忘的。

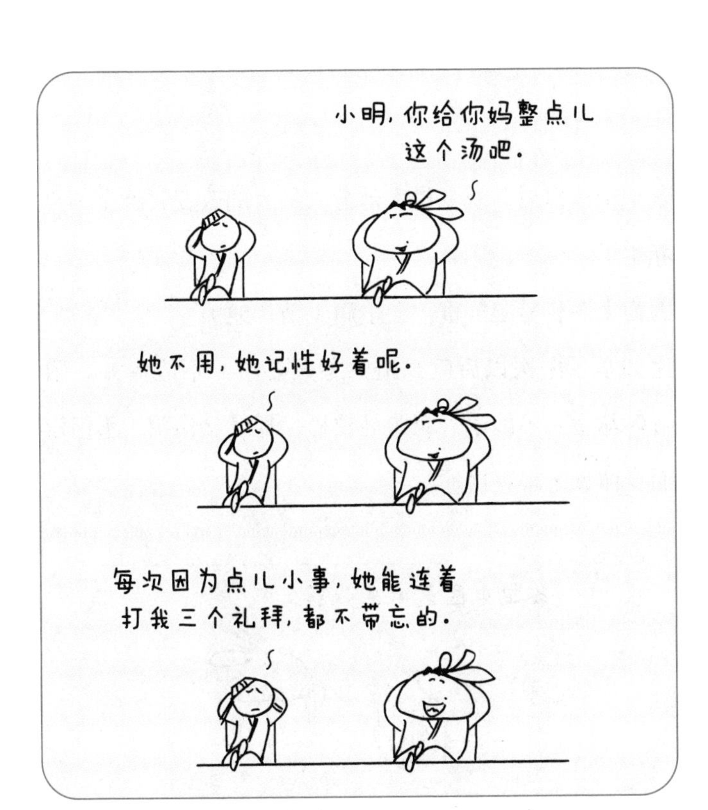

06 学中医的人常忽视的生活坏习惯，你占了几个？

学了中医以后，我觉得大部分人最大的改变，就是不再追着潮流养生了。

因为太潮容易湿气重，会生病（谐音梗）。

比如学了中医以后就知道，冬天要藏，不能冬泳。阳气一伤，百病丛生。不能学人家跑马拉松，耗气又伤阴，不但没有健康反而身体衰老得更快。

我学中医最大的收获，
内经
就是可以自己治疗"参打损伤"了.
内经

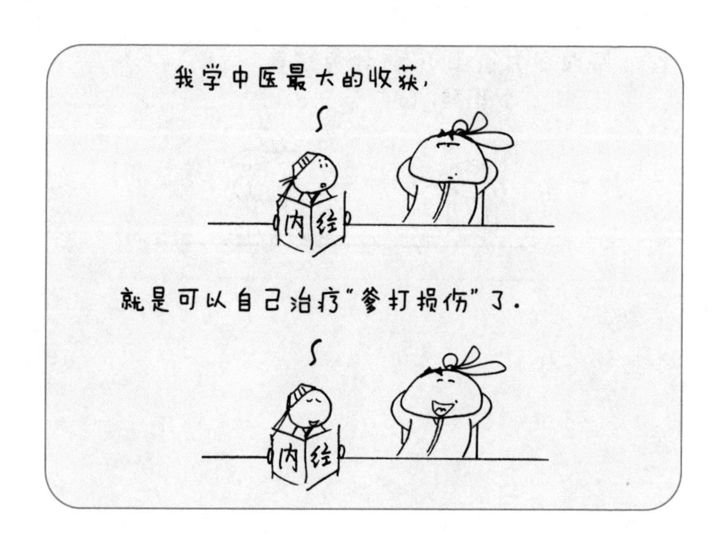

除此之外还有很多养生误区，什么每天要喝八杯水啊，怕上火就要喝凉茶啊，每逢节气就要吃安宫牛黄丸啊等。学了中医后都走出来了，妈妈再也不用担心我们的身体。

但是!

虽然上面那些事儿我们不会干了，可有些伤身的事儿，我们却一直还在做，甚至每天都在做，而不自知。下面我给大家捋捋，看看你们中了几条。

1.吃饭的时候说话、看手机

可能有人会奇怪，这不是很平常嘛，怎么就伤身了?

大家想啊，为啥中国有句古话，叫“食不言寝不语”?你以为这只是一种礼数?错了，这其实一个养生之道。

这句话出自孔子的《论语》，意思是吃饭的时候别说话，睡觉的时候别聊天。孔子是什么人?他不但是礼教鼻祖，更是养生大家。所以这句话乍看只是一种君子之礼，但却蕴含着极深的养生之道。

我们吃饭的时候，大部分的气血都会涌到脾胃，帮助运化和吸收，此时气是要往下走的，这样才能把食物往下推动。

可是如果我们高谈阔论，思维活跃，那本应该往下走的气血就会被调动起来往上走，涌到我们的头部，导致气血逆流，中焦空虚，自然会影响到食物的运化和吸收，出现脾胃症状。

因此吃饭时话特别多的人，一般都不怎么吃东西。一是因为嘴巴被占着，吃不了。二是话说多了，就没啥胃口，感觉吃不下。

长此以往，对脾胃的伤害可想而知。

那为何吃饭时不能看电视、看手机呢？因为久视伤血，你专注地看手机时，气血一样会往眼部调动，也是一种耗伤。

我们吃饭看手机，尤其是追剧，就会经常出现食不知味，吃了多少也没意识的情况。结果吃完饭后人就很难受，肚腹胀满，坐立不安。

确定是的，我以前吃饭的时候
看奥特曼，根本不知道吃的啥。
内经
那现在学了中医后呢？
内经
现在不会了。吃饭的时候
我都在看电视。
内经

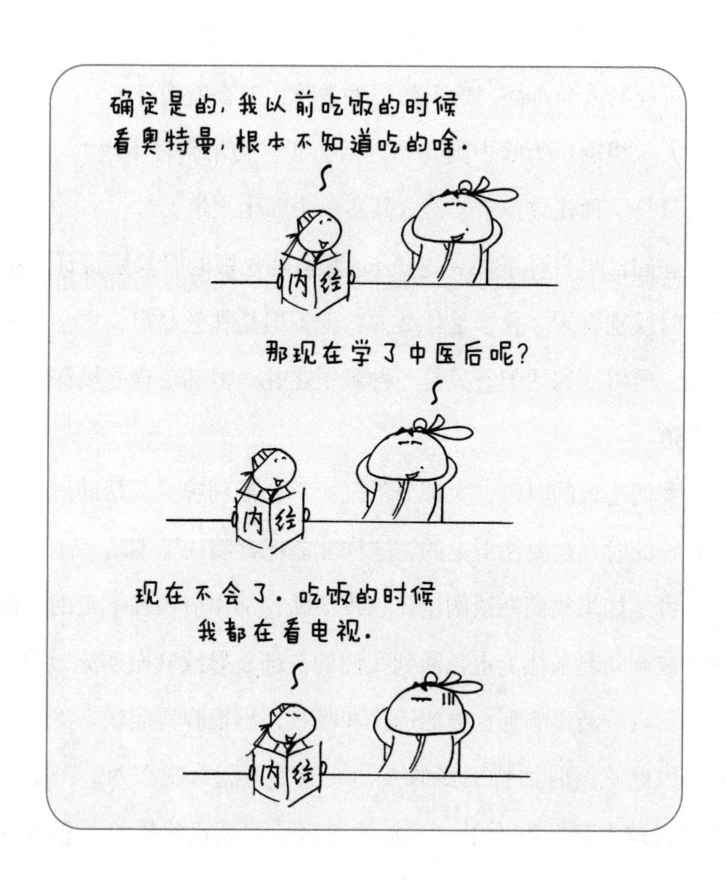

2. 走路的时候说话

这里讲的走路，不是我们悠闲的饭后散步，而是健身快走。

我常常在小区里看到几对阿姨走路，她们两人一组，每晚在小区里绕圈快走。一看就是冲朋友圈 万步去的，手里都攥着个手机。

本来快走是个很好的健身方式，但是她们却一边走路，一边呼哧带喘地聊天。我有时候跟在后面，能听她们聊一路，声音还大。

要知道，这是一种很耗气的行为，还容易引起岔气。《遵生八笺》上说：“凡行步时，不得与人语。欲语须驻足，否则令人失气。”

因为人在行走时，气血周流全身，最好的状态就是神气内敛，思想专注。一旦说话，就会导致气乱、气散，反而引起气机失调，不但不健身，伤身更甚。

老崔就特别喜欢一边走路，一边聊天。
内经
那你跟她说呀。
内经

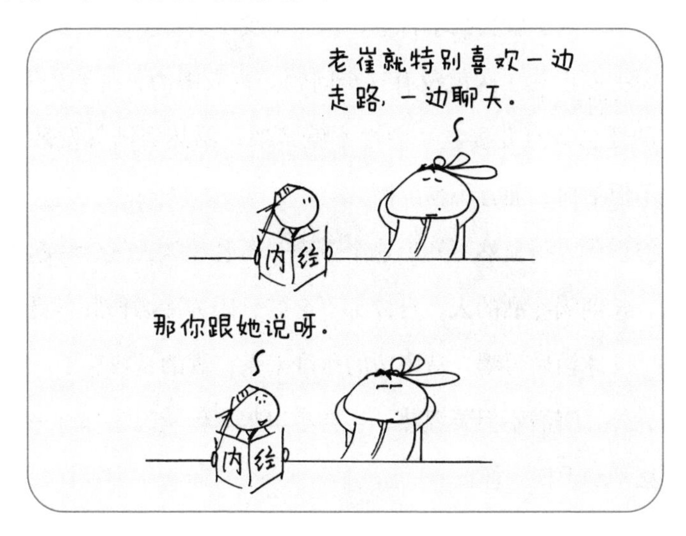

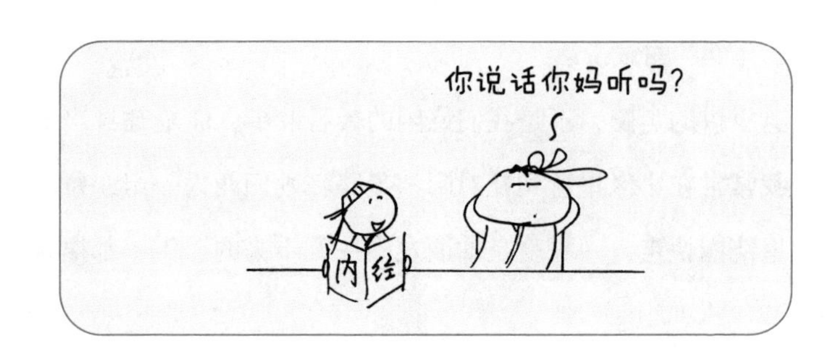

3. 喝冷酒、一口闷

还记得《红楼梦》中有一个情节吗？当时是宝玉到宝钗家做客，吃饭的时候拿起冷酒就要喝，结果被宝钗拦下，说喝冷酒对胃不好，还会写字的时候手打战。

那为什么喝冷酒会这样呢？想想我们人平时在什么情况下会打战？是不是天冷吹风的时候？

酒入肝，肝主筋，喝了冷酒，就像是把身体的筋脉放在了冷风中，所以筋脉就会拘挛打战，从而出现手抖。

而把酒温热了喝就没有这个问题。古人喝酒，都要先温酒，讲究的还会放点儿姜丝。酒性本就辛散，温热后酒气发散得更快，不但活血，而且不易醉酒。

但现代人很显然不知道这个道理，不管什么天气，端起酒杯就灌。长期喝冷酒的人，身体都不会好，因为冷酒伤肝。更有甚者，把酒冰镇后再喝，从中医的角度来看，真的是找病了。

另外，喝酒不但要温热，还要小口喝。传统道家都有一个养生秘法——千口一杯饮。

意思是一杯小酒，要用一千口才把它喝完。这种喝法，喝的不是酒，而是自己的唾液，唾液由肾精所化，是人体的琼浆玉露，把自己的唾液不停地咽下，就相当于益肾填精了。

道家祖师爷吕洞宾就曾在《百字碑》中写道：“自饮长生酒，逍遥谁得知。”

再看看我们现代人，一杯一杯的冷酒一口闷，还说感情好。唉，这哪是感情好啊，这是“不求同日生，但求同日病”啊。

我终于懂我爸为什么
这样喝酒了.
为啥?
内经
他在婚姻中，一直在求"速死".
内经

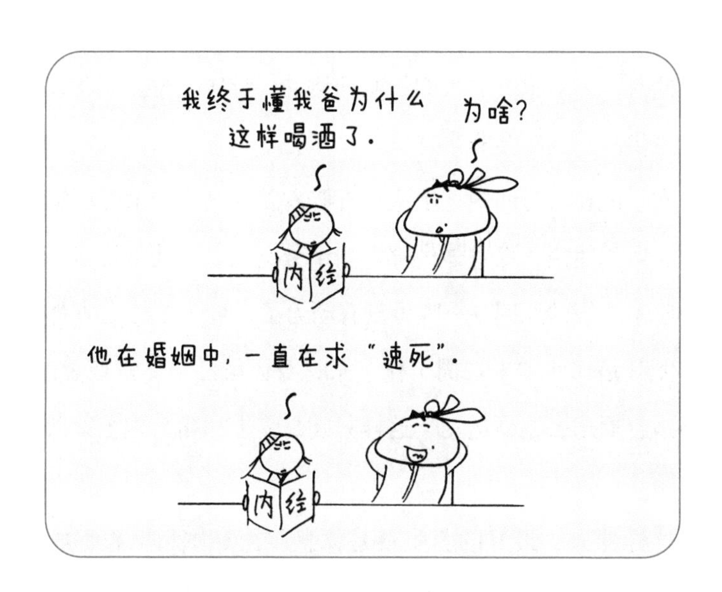

4. 要么不动，要么剧烈运动

很多人找我咨询身体问题的时候都会说，我平时很注重养生保健，每周都会锻炼一次。

问下来，这种每周一次的锻炼多半都是剧烈运动，比如打两小时的羽毛球、篮球，或者爬山、跑步、游泳等。

这种要么不动，要么剧烈运动，在中医人眼里，还不如不动。

为啥？这就和你平时都吃得很少，然后突然猛地海吃一顿是一个道理。

就问你这样的吃法，是难受呢，还是舒服？

身体是有自我平衡的能力的，当你长期处在一种不运动的状态中时，身体自我也会达到一种气血的平衡。

此时，你如果突然大剂量剧烈运动，身体一时要调动大量的气血来供应，其实会非常窘迫。

它只能在短时间内把本应给五脏六腑的气血，全部调集到四肢体表供你使用，那身体内部自然十分空虚。这就是很多人运动后都吃不下饭的原因——脾胃没有动力了，自然无力受纳食物。

尤其是那些本来一周工作下来，身体就已经非常疲惫的人，更不适合周末去剧烈运动，这样只能是雪上加霜，地主家彻底没了余粮。

这样的人，最好的养生就是休息，让身体和思想都放松下来，简单地散散步，打打八段锦就是最好的锻炼了。

其实从中医的角度看，简单的生活就已经是养生，根本不用再特别去做什么，所谓大道至简矣。用中医的思维，做好平日的吃喝拉撒睡，就可以高寿了。

说实话，这些坏习惯，
我爸都有。

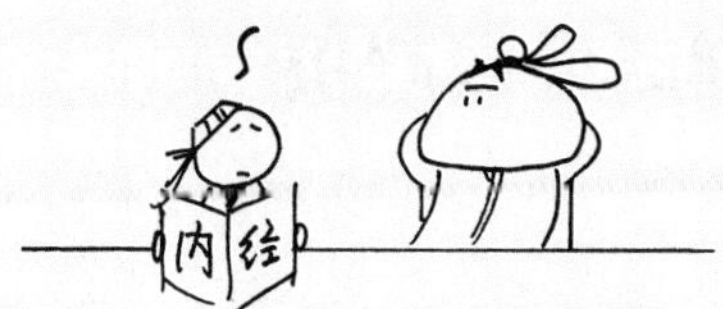

那你赶紧把这篇文章
发给他吧。

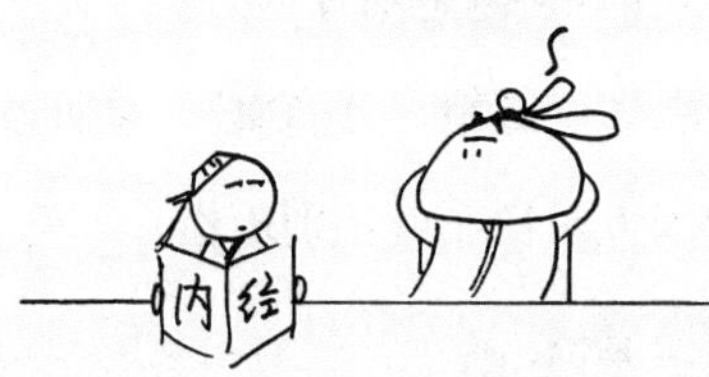

没用。因为他还有一个习惯——
看你的文章，只看漫画。

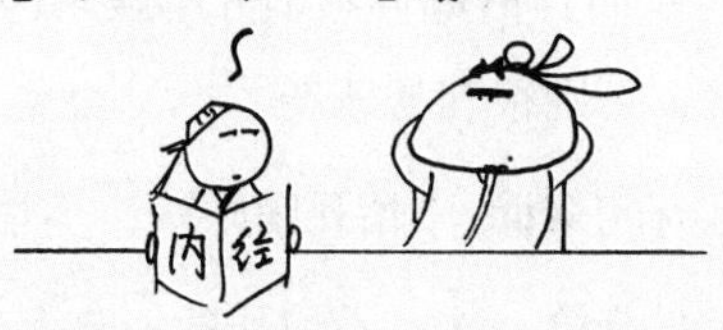

07 这几种情况下，真的要戒房事，否则后果很严重

有没有听过一句话：“色是刮骨钢刀？”

如果没听过，那“一滴精，万滴血”，总听过吧？

自古以来，中国人对精血就特别珍惜，不管是否懂中医，普通人都知道不能随便泄精。

因为精液由肾精所化，如果肾精相当于是我们的银行存款，那精液就是奢侈品，只有财富积累到一定程度的时候才能拥有，而且也不能总消费，否则很容易破产。

我国台湾地区有句俗谚：“怕死瞑瞑一，不怕死瞑瞑七”，意思是怕死的一晚上只交合一次，不怕死的一晚上交合七次。算是话糙理不糙，实在话了。

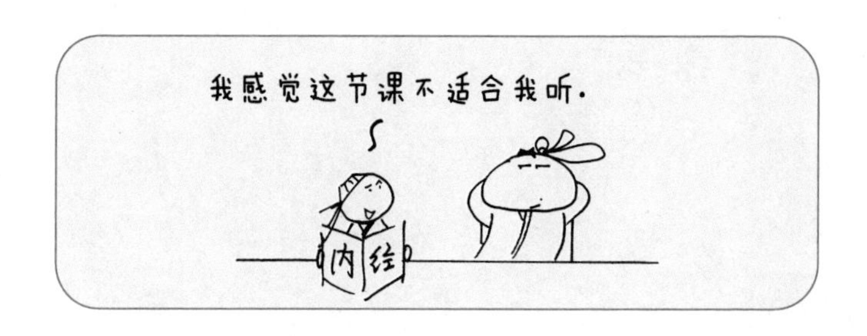

你最要听！年轻人不懂“守财”，
中年就要“倒闭”了。
内经

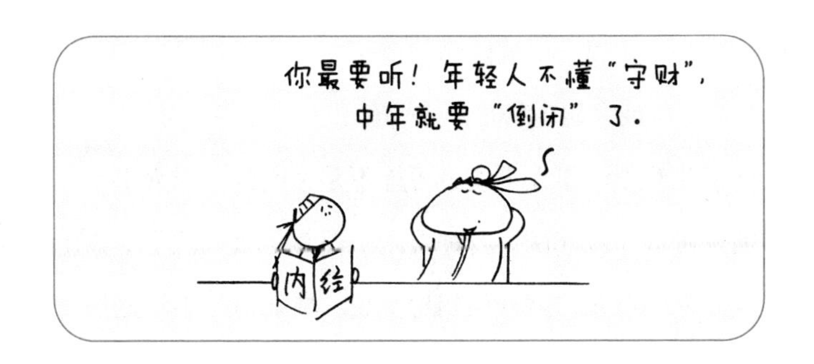

《黄帝内经》开篇就说，想要长寿，必须“饮食有节，起居有常，不妄作劳”，这里的“劳”，也有“房劳”的意思。

为啥这么美好的性生活会被形容成“房劳”？是古人不懂其中的愉快吗？你品，你细品。

唐代孙思邈的《千金翼方·养生禁忌》中有言：“上士别床，中士异被。服药百裹，不如独卧。”

所以，好的养生就包含了适度的性生活，别作，更不能劳。

那我晚上学习到
深夜，算是房劳吗？
……
内经

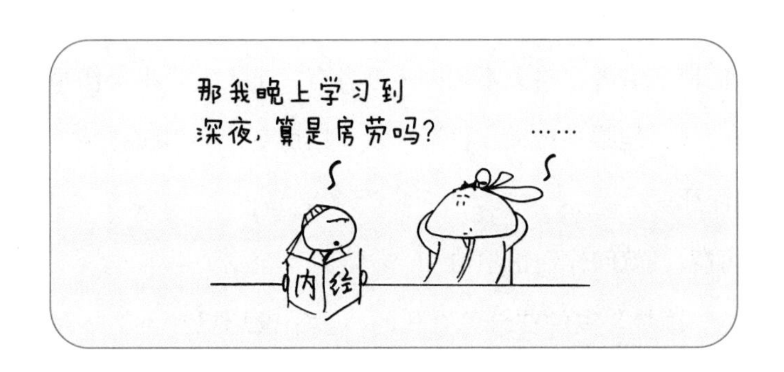

但具体多少天一次才合适，不是我这篇要讨论的话题，我这篇主要想跟大家说的是，哪几种情况下，一定要戒房事。这不是

养生的内容，这属于治病防病的范畴。

1.大病中或大病初愈时，莫行房

这事儿对于中年人来说，可能不是个问题，因为中年人生病了，别说房事，就连翻个身都费劲。但是年轻人就不一样了，身体稍微恢复一点儿，就开始胡思乱想。要知道，不管是病中，还是大病初愈，此时人体的气血都非常虚弱。不但不能泄，还要养，而且是好好地养。

即使有时候看起来身体没啥症状了，但是精气血的亏虚不是一时能复原的，此时如果不戒房事，很容易泄耗肾精，让原本就不富裕的身体更加负债累累。

尤其是患有眼疾时，一定要戒房事。因为肝开窍于目，肝又藏血。行房时不但会肝气亢盛，也会血脉贲张，此时很容易造成眼睛充血或者眼底出血，导致眼病加重，甚至失明。

《千金要方·伤寒劳复》指出："病新瘥未满百日，气力未平复，而以房室者，略无不死……近者有一士大大，小得伤寒，瘥已十余日，能乘马行来，自谓平复，以房室，即小腹急痛，手足拘挛而死。"

看看，就问你们怕不怕？！

《红楼梦》里的贾瑞怎么死的，大家没忘吧？还不是因为淫欲不止。

这么死，确实有点儿
草率了。
精尽，真的
会人亡啊。
内经

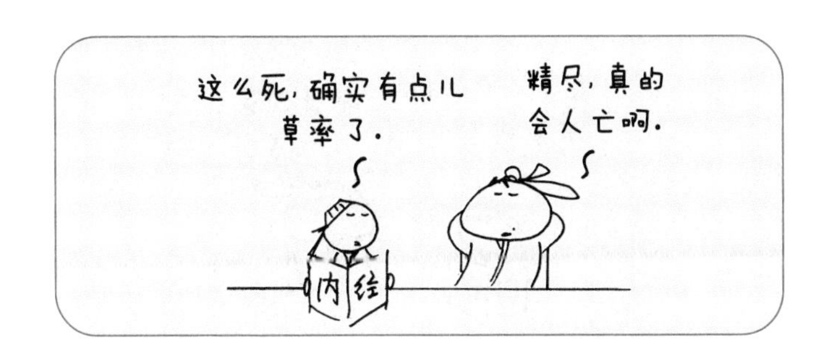

2.酒后莫要行房

微醺不算。但不能喝多，更不能喝醉。

《素问·上古天真论》云："以酒为浆，以妄为常，醉以入房，以欲竭其精，以耗散其真，不知持满，不知御神，务快其心，逆于生乐，起居无节，故半百而衰也。"

《千金要方·道林养性》说："醉不可以接房，醉饱交接，小者面皯咳嗽，大者伤绝血 脉损命。"

《三元延寿参赞书》亦说："大醉入房，气竭肝伤，丈夫则精液衰少，阳痿不起，女子则月事衰微，恶血淹留。"

大概概括一下，就是喝多了再行房，容易上头，轻则伤身，重则要命。

自古酒后死在温柔乡里的男人多了去了，但还一直有人傻傻以为酒精能壮阳，非得酒后乱性，真是无知断送生命啊。

回去要不要告诉
我爸呢？
估计你爸会说：
内经
多余了！
内经

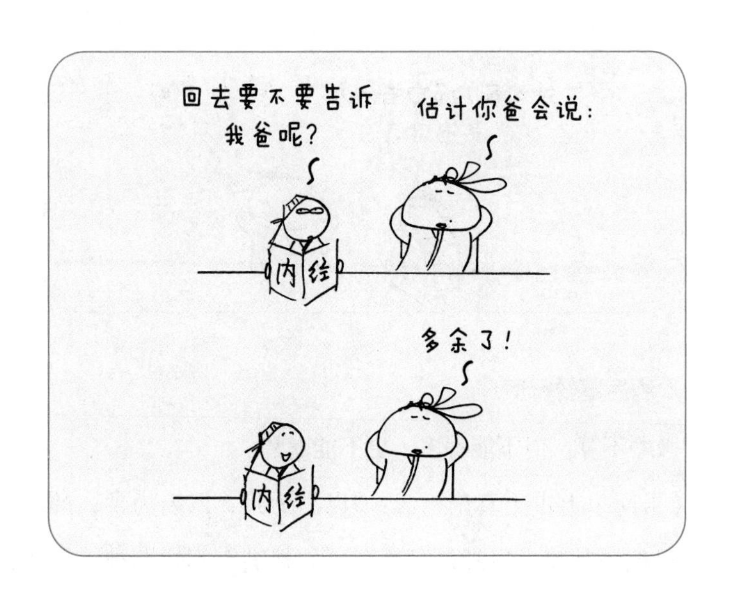

3.五劳七伤后莫行房

五劳指心、肝、脾、肺、肾五脏的劳损，七情是指喜、怒、忧、思、悲、恐、惊，这七种情绪。

当我们的五脏六腑劳损时，脏腑本身生理功能就会衰退，容易发生病变，如果此时再进行房事，耗伤精血，就是釜底抽薪了。

而七情对于身体的影响，一样不容小觑。因为过喜伤心，过悲伤肺，过思伤脾，过怒伤肝，过恐伤肾。在脏腑脆弱的时候，就别折腾了。

《千金要方·房中补益》指出："人有所怒，气血未定，因以交合，令人发痈疽……运行疲乏来入房，为五劳虚损，少子。"

《三元延寿参赞书》说："恐惧中入房，阴阳偏虚，发厥自汗盗汗，积而成劳。"

回去要不要告诉
我妈呢？
估计你妈会说：
内经
多余了！
内经

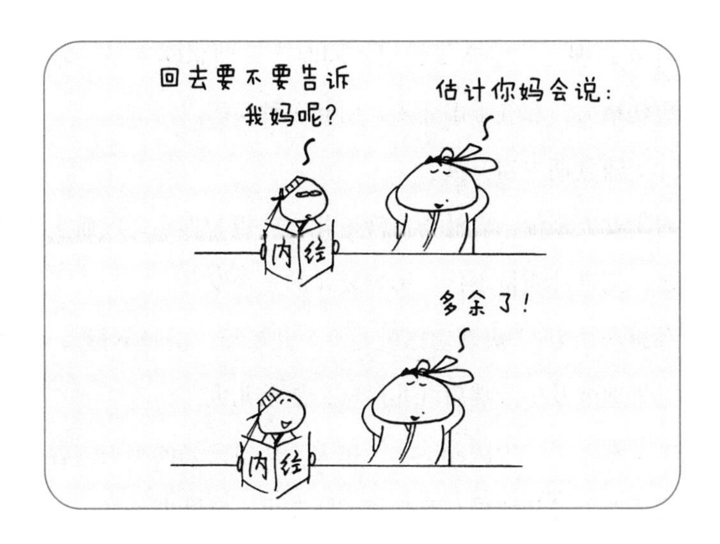

4.妇女以下情况莫要行房

（1）经期禁欲。

《千金要方·房中补益》指出："妇人月事未绝而与交合，令人成病。"月经期性生活，易引起痛经、月经不调、输卵管炎、盆腔感染或宫颈癌等多种疾病，影响女方身体健康。

（2）孕期早晚阶段禁欲。

妇女在妊娠前三个月和后三个月内要避免性生活。早期房事易引起流产，晚期房事易引起早产和感染，影响母子健康。

《保产要录》指出："则两月内，不露怒，少劳碌，禁淫欲，终身无病。"明代妇科医家万全亦指出："孕而多堕者，男子贪淫纵情，女子好欲性偏。"

（3）产期百日内禁欲。

孕妇产后，百脉空虚，体质虚弱，抵抗力低下，需要较长时间的补养调理，才能恢复健康。同时产褥期恶露未净，若再房事，更伤精血，邪气乘虚而入，引起多种疾病。

（4）哺乳期内当节欲。

对于女人来说，乳汁为血液所化。若用劳损伤，气血生化之源不足，则乳汁质量不佳，影响婴儿的正常发育。

孙思邈认为：“毋新房以乳儿，令儿羸瘦，交胫不行”，特别是“其母遇醉及房劳喘后乳儿最剧，能杀儿也”。

本文参考了《中医养生学》中关于房事禁忌的相关内容，其实行房还有天忌和地忌，有兴趣的朋友可以自己去看书。

总之，想要过好房中事，一定要谨守养生的大前提，如果房事伤身，那就得不偿失了。

留得青山在，不怕没柴烧。肾精就那么多，早用完早走。

我真不能学习了.
学习耗精，早用完早走啊.
你多余担心了，杨振宁先生
今年过百岁了.

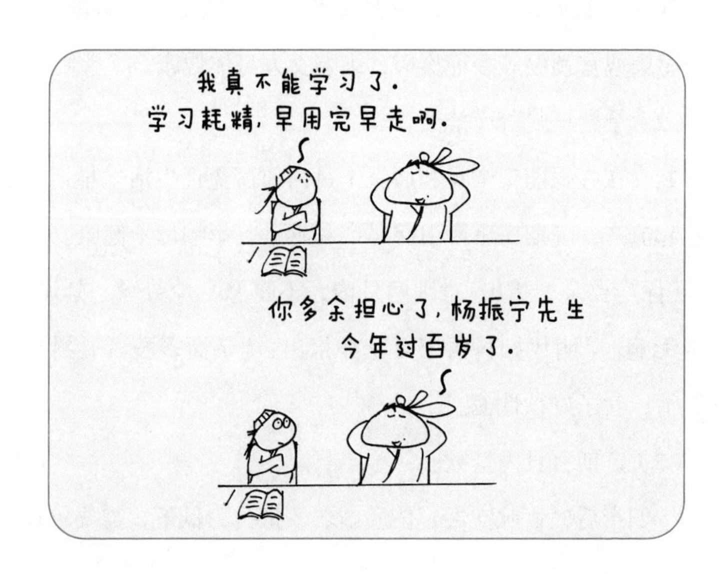

08 我身边三个得甲亢的人，都有熬夜的习惯

我身边比较熟悉的人中，陆续有三个得了甲状腺功能亢进（甲亢），他们都有一个相同的坏习惯——熬夜。

为什么熬夜的人得甲亢的概率很高？这个咱们一会儿再说，先来看看这三个人的具体情况。

第一个是我的同学，她是跟欧美国家做外贸生意的，所以她的工作有时差问题，常年夜里工作，有时候不是熬夜，是通宵。

后来她就得了甲亢。那是几年前的事情了，我们很久没见面，突然见面的时候我和其他几个同学都吓了一跳。她暴瘦，眼睛有点儿往外突，整个人状态很不好。我们还没来得及问，她就抢先解释了：得了甲亢。

后来一直吃西药，吃了有两年多，再后来怎样就不知道了，失联了。但有一点就是，她转行不做外贸了，因为“熬不起”。

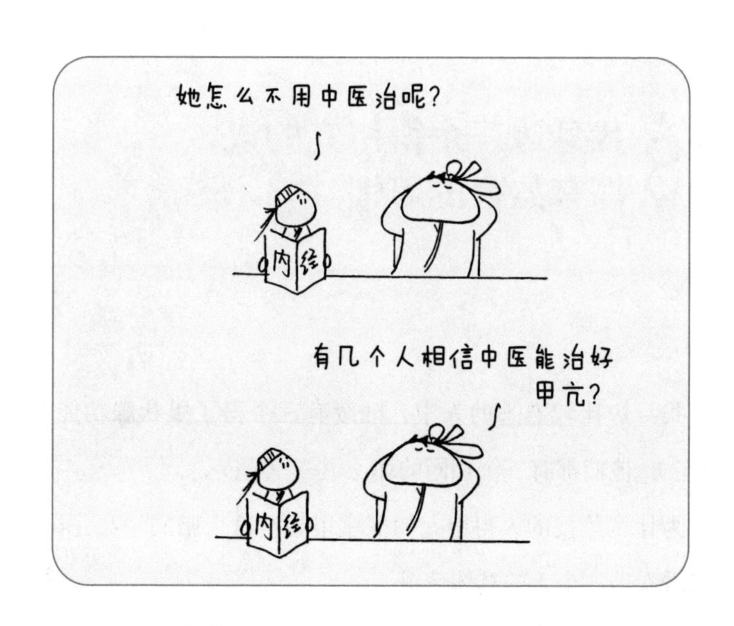

第二个是我的表弟。

他从高中以后，就开始慢慢地变成了一个小胖子，现在快30岁了，在得甲亢前，一度胖得像头小猪。我好久没看他的朋友圈，年前他到我家拜年我也正好没在。结果我回家后老崔惶恐地跟我说，我表弟瘦得脱形了。因为得了甲亢！

我很吃惊。我印象中他身体很好，因为减肥，还经常去健身什么的。怎么会突然得甲亢呢？

打电话跟他仔细问了一下，原来是因为工作需要，他的工作时间变成从下午4~5点开始，到凌晨4~5点结束。

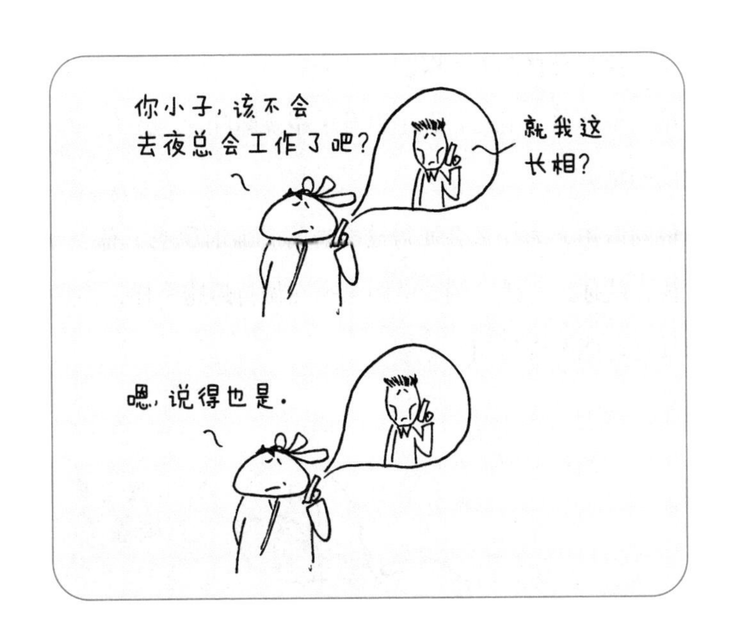

他的新工作岗位是数据统计，但是每天都要等公司其他同事在下班前把数据报给他，他才能开始工作。因此他的工作就与别人有了时差，他是晚上工作，然后凌晨赶在领导上班前，把做好的数据统计分析发到领导邮箱，这样领导一上班就可以看到了。

他的睡觉时间是从早上5点到下午1~2点。天天如此，差不多两年时间。

发现甲亢，是几个月前。他莫名其妙地暴瘦，经常心跳得厉害。后来有一天下午他醒来，感觉整个身体像是瘫痪了一样不能动弹。他的头脑是清醒的，但是身体却像死了一样。

他就这么直挺挺地躺了两个小时，其间想拿手机，可是连手都不能抬。两个小时后，他的身体才像解冻似的，慢慢地复苏了。于是他起身直接去了医院。

结论很简单，甲亢。医生给开了甲巯咪唑片，还有一些抑制心跳的药物。

他问医生，为什么会瘦得这么厉害，他前后瘦了有25千克。医生说，就你这心跳，躺着就跟人家在做折返跑一样，你想想看这消耗量，能不瘦吗？！

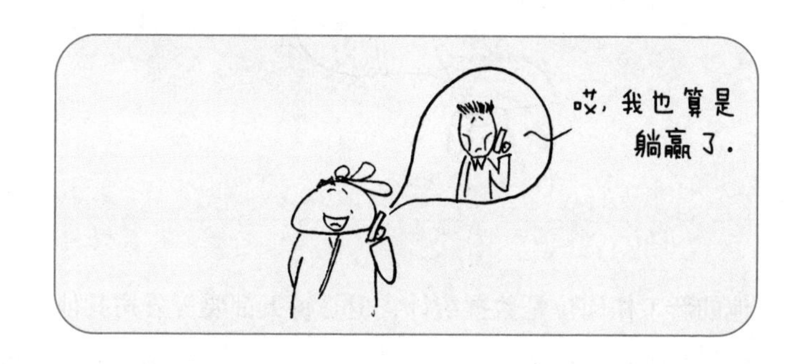

第三个人，是我朋友的老公，50多岁。他是开饭店的老板，应酬很多，朋友很多，最喜欢的事情就是晚上叫一些朋友到他的店里打牌。

他认为这是一种消遣，放松身体也放松心情。但其实呢？心情和身体都没放松。打个牌，认真得跟什么似的，动脑子想办法还一遍一遍地复盘，身体就更累了，每次打牌没有夜里三点前结束的。

结果呢？也是暴瘦，心脏房颤，去医院检查，也是甲亢。医生给开的还是甲巯咪唑片。

西医还真是以不变应万变啊。
内经
他们是统一治疗。
内经
不管是谁，只要是甲亢，
都用这个药。
内经

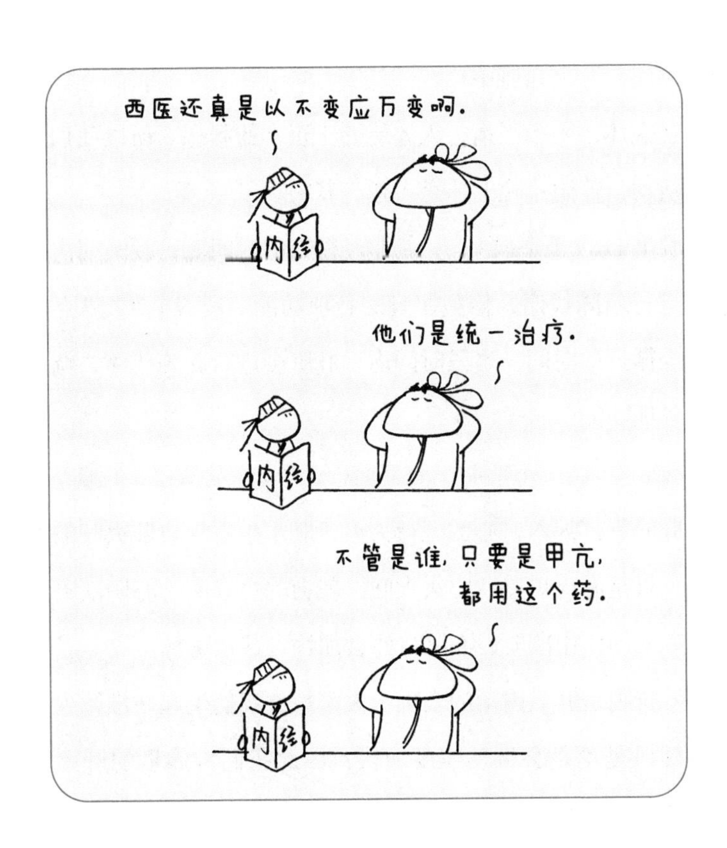

这三个人，性别男女都有，年龄各有不同，工作环境生活习惯饮食日常，也都非常不一样。唯一相同的，就是都熬夜。最后的症状也都很像——暴瘦、心跳快、人无力。

为什么熬夜会得甲亢呢？用西医的解释来说，就是甲状腺激素分泌过多，功能亢进，导致身体的代谢亢进，系统兴奋性增高，从而引起消瘦、心慌、手抖、脖子粗、烦躁等不适症状。

那中医怎么解释呢？事实上，中医根本没有甲亢。中医只有根据症状辨证论治。像上述三位的症状，都可以归结到中医里的心肝阴虚，肝火亢盛中。

在人体，阴阳平衡，人才能处于正常的状态。所以我们白天工作活动，养阳；晚上休息入睡，养阴。

晚上11点至凌晨1点，是胆经循行的时间。这段时间内，胆汁会进行新陈代谢，修整胆囊的各项功能。凌晨1点至3点，则是肝经循行的时间，这段时间内，肝脏会进行新陈代谢，调整肝脏的各项功能。

所以，熬夜最伤害的就是肝胆，会导致肝胆火旺，损伤肝阴。

肝的五行为木，心的五行为火，肝木生心火。肝火旺的直接结果，就是心火炽盛。心火太旺，就会灼烧心阴。心阴缺失，抑制和凉润的作用减弱，心跳自然会加快，甚至房颤。

手抖则是肝风内动的表现。大家想，我们生起一堆篝火，火堆边的风是不是会流动速度加快？因此我们身体里的肝火太旺了，就会引起肝风内动。

西医是用药降低甲状腺激素分泌量来控制亢进，但这是治标不治本的做法。中医呢，则是抛开甲状腺，直接用药调整肝胆功能，清除肝火，滋补心肝之阴。

上个月，我收到了一份最新检查报告单，是我一个得过甲亢的朋友发给我的。她在2019年年底检查出了甲亢，吃了一个月的西药后，在我的推荐下改用中药治疗。中药服用差不多一个半月后停药。

这是她停了所有西药、中药一年多后的检查结果，一切正常，开心至极。

讲这几个人的故事就是想告诉大家，甲亢的发病，一定和生活习惯有关。熬夜是很直接的病因之一。目前，我的表弟和朋友的老公都在接受中医治疗，但是他们的预后，我觉得不好讲。

为啥？因为他们的生活和工作习惯都很难彻底改变，都在一边喝着最苦的药，一边继续熬着最深的夜。即使现在用药治好了，只要生活习惯不改，病情肯定还是会反复的。

如果真想彻底治好某种疾病，改变之前不良的生活、饮食习惯是最起码的条件，否则别说中医了，神仙来了也没用。

师傅，你现在还熬夜吗？
不熬了，我现在只熬粥。
是怕得甲亢吗？
是怕得假胖。

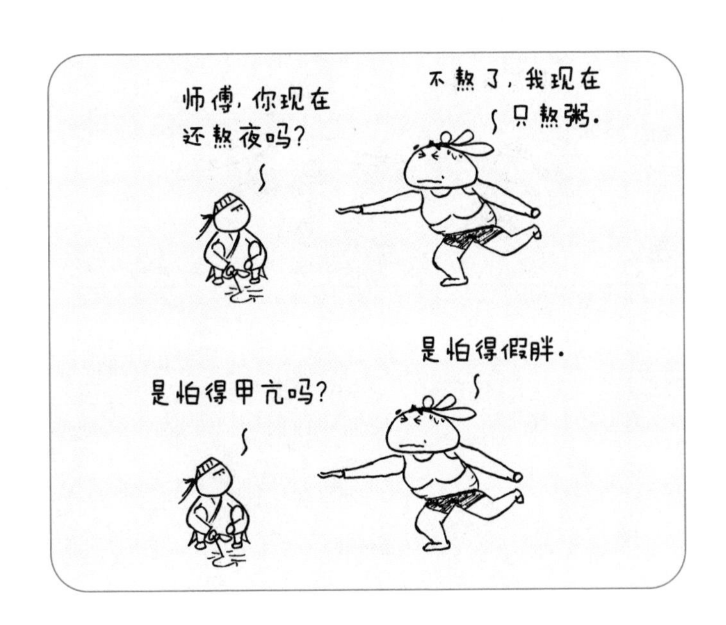

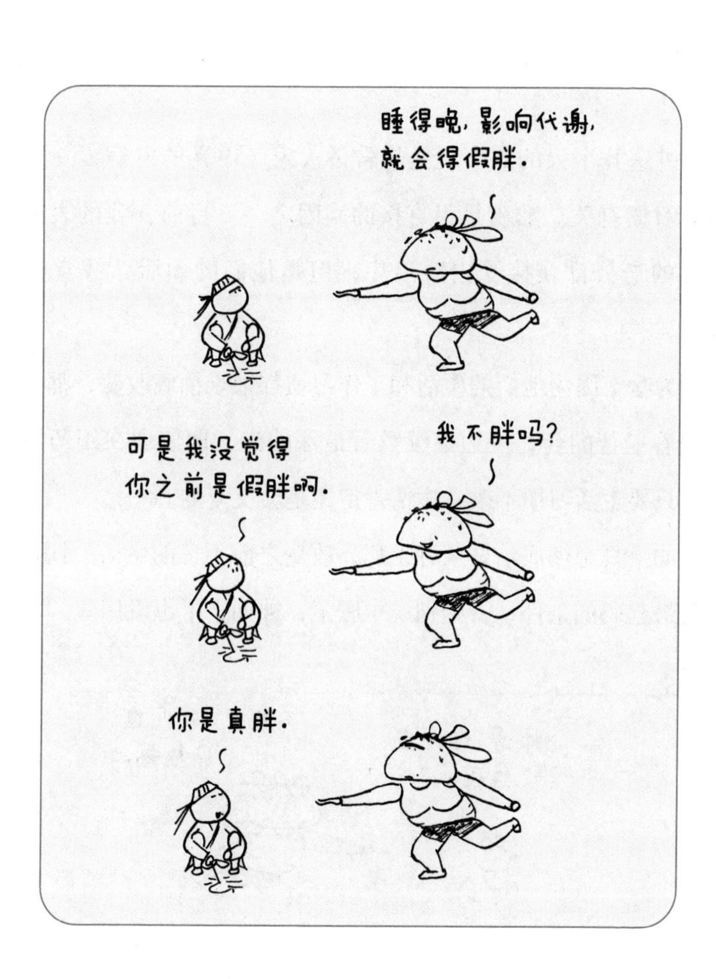
睡得晚，影响代谢，
就会得假胖。
我不胖吗？
可是我没觉得
你之前是假胖啊。
你是真胖。

09 你知道“五劳七伤”指的是哪些吗？看看自己中了几个

打过八段锦的朋友都应该记得，其中有一节动作的名字叫作：五劳七伤往后瞧。

那么问题来了，五劳七伤是啥？

《素问》：五劳所伤，久视伤血，久卧伤气，久坐伤肉，久立伤骨，久行伤筋。是谓五劳。

《金匮翼》：七伤：大饱伤脾，大怒气逆伤肝，极力举重、久坐湿地伤肾，形寒饮冷伤肺，忧愁思虑伤心，大恐惧不节伤志，风雨寒暑伤形，合形脏神而言者也。

来各位，给自己打个钩吧，看看你中了几劳几伤。

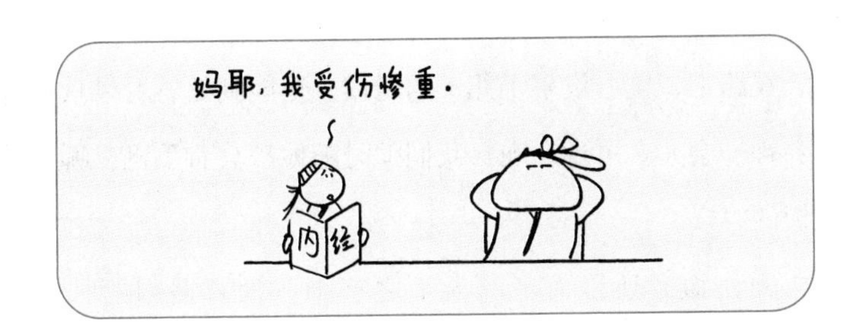

而师傅你就只有轻伤.
什么伤?
内经
久卧伤气……
内经

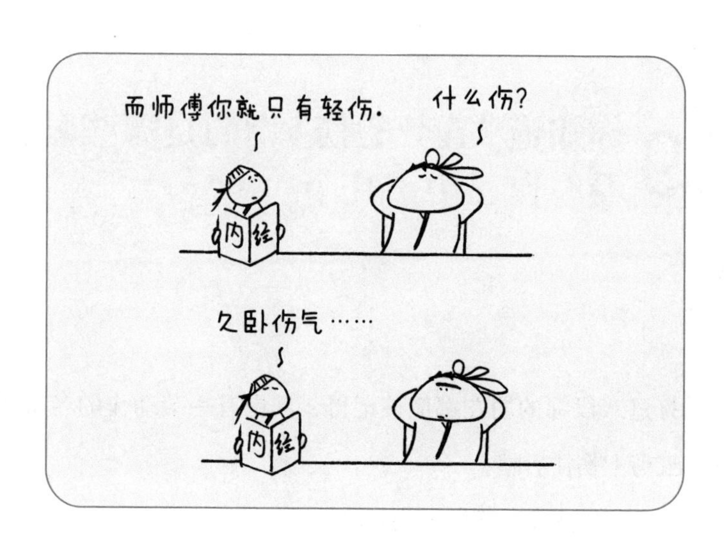

你们仔细对照以后是不是发现，五劳里至少劳了三劳，七伤里至少伤了四伤?

伤害面积60%……啧啧啧……坏了一半以上。

这就是我们大多数人都是亚健康状态的原因。很多人还觉得自己挺会养生的，要知道我们现在早已是“以妄为常”。

比如我们每天专注看东西的时间，基本从早上睁开眼，到晚上闭上眼，没有时间休息过眼睛。以前没有手机的时候，我们在车上、在路上，闲着没事干儿干的时候，还能到处看看风景或者闭目养神一会儿。可现在呢?我们随时随地都会看手机，哪怕是在吃饭的时候。

久视伤血。所以血虚的人十之有十，没有漏网的，包括孩子。

若想养血，吃阿胶、红枣、红豆等只能是辅助，最根本的还是少消耗。否则补的那点儿东西，都不够填大窟窿的。

我每晚睡觉前闭眼，
都感觉耗完了最后一滴血……
内经
我每晚睡觉前闭眼，
都感觉想再吃一个包子……
内经

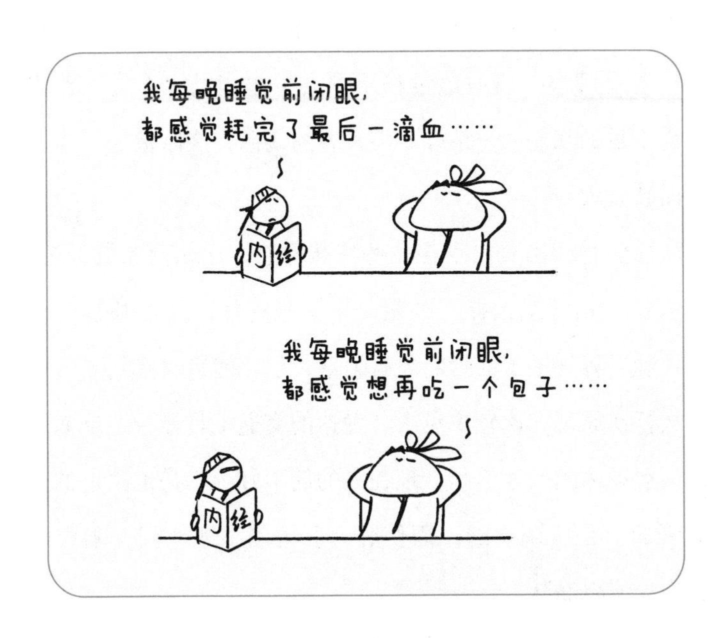

久卧伤气的气，不是气息的气，而是阳气的气。阳气的生发，一方面靠食物的滋养；另一方面则需要运动。运动的时候，血液流动速度加快，遍布四肢，充养五脏，新陈代谢都会加快，从而生发出阳气。

如果总是卧坐，气血流动速度缓慢，很容易气机不畅造成瘀血，从而导致阳气不生，越来越虚。

久坐伤肉，也是现代人的一大问题，可以横扫所有办公室写字楼了。

这个肉，指的是肌肉。脾主肌肉，如果脾虚，必然肌肉虚，四肢无力。久坐伤肉，也可以直接理解成久坐伤脾。

脾气是人的后天之本，主管着身体所有气血精津液的生化和运行。若是脾虚，所有能量物质都会生化和供应不足，整体就会出现不足的状态——精神乏力，容易倦怠，失眠健忘，体态臃肿，四肢萎软。

久立伤骨，主要出现在一些特殊行业，比如营业员、教师、安保人员。伤骨怎么办？补啊。不是吃钙片，而是补肾。肾主骨，生髓。肾气足了，骨骼才有力量，也才能自我修复。

久行伤筋现在比较少见了。发达的交通工具让行走反而成了城市人运动休闲的奢侈品。现在人的筋不好，不是走路走的，是喝酒喝的，是空调吹的。酒伤肝，肝主筋。寒伤阳，阳虚则湿重，容易痹阻筋脉。

我整天坐着学习，
伤血伤骨伤肉。
内经
还伤心。
内经

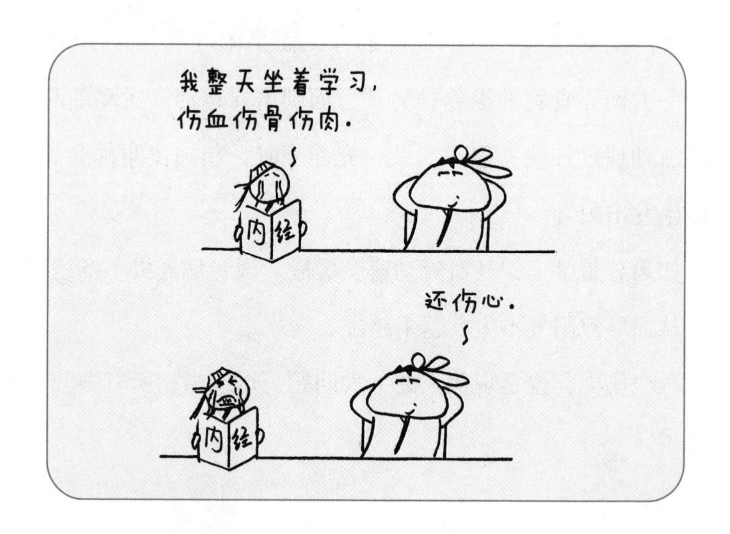

再来说说七伤。

大饱，对于现代人来说太普遍了，甚至一日三次。大怒，辅导作业的话，频率就不可估量。强力举重久坐湿地，现在的生活条件基本可以躲过此劫。形寒饮冷，年轻人百分之百。形劳意损，中年人百分之百。风雨寒暑，打工人百分之百。恐惧不节……看看房价，大家心里都害怕极了。

所以综上所述，还是古人幸福啊。因为讲来讲去，就这么五劳七伤。现代人笑了，我们随随便便就能整出五十劳七十伤。

结婚伤精力，不结婚伤父母心。生孩子伤钱，不生孩子伤未来。辅导作业伤心，不辅导作业伤面子。工作伤脑子，不工作伤伴侣。吵架伤感情，不吵架伤元气。生病伤不起，不生病伤脑筋……

在时代的旋涡中，没谁能独善其身。就算你可以不为自己五劳七伤，你也会为家人“七死八活”。很多时候，我们明明知道前面是坑，也得咬着牙闭着眼跳过去——怎么办呢？很多时候生活没的选，再难，也得扛。

所以善待自己吧，能对自己好点儿，就别犹豫。我们除了自保，还能指望谁呢？少看看手机多省点儿血，少费点儿神思，多存存气，少说两句话，多留点儿津液。别操不该操的心，毕竟，做得再多，这辈子你也只能活好自己。

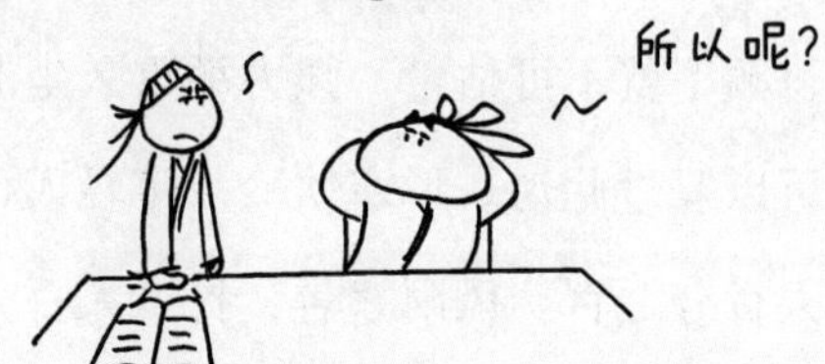

我决定了，从今以后.
我不能再这样伤害自己了.
所以呢?

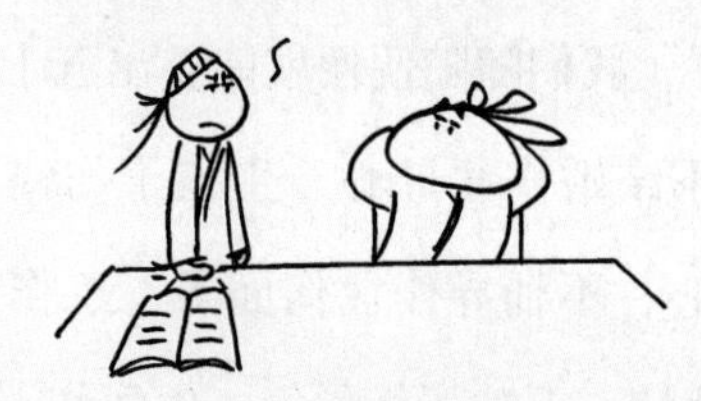

所以我决定不上学了.

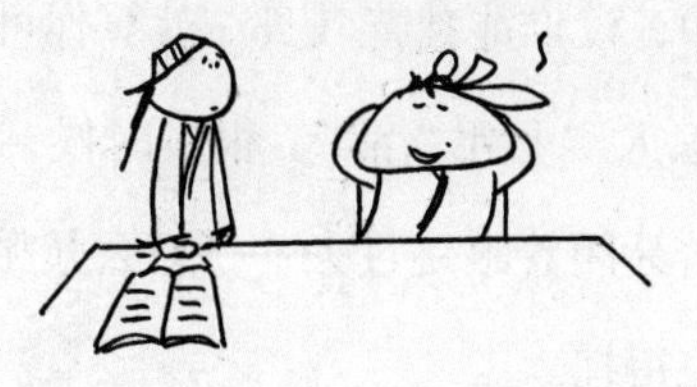

那确定轮不到你伤害自己了.
会有男女混合车轮打等着你.

10 养生有五难，没有一个是我们能做到的

现代人张口闭口讲养生，好像平时不懂点儿养生，都不是文化人了。

养生也不再是老年人的专供。中年人都喝黄芪枸杞水了，保温杯也不离手了，养生公众号关注了好几个，也能说几句四季养生法了。

但问题是，为啥养生越普遍，生病的人越多呢？

为什么大家都懂养生了，反而重大疾病越来越多呢？

可见，此养生非彼养生，既不容易养，也不容易生。

那到底什么才是养生？
内经
听咱老祖宗是咋说的吧。
内经

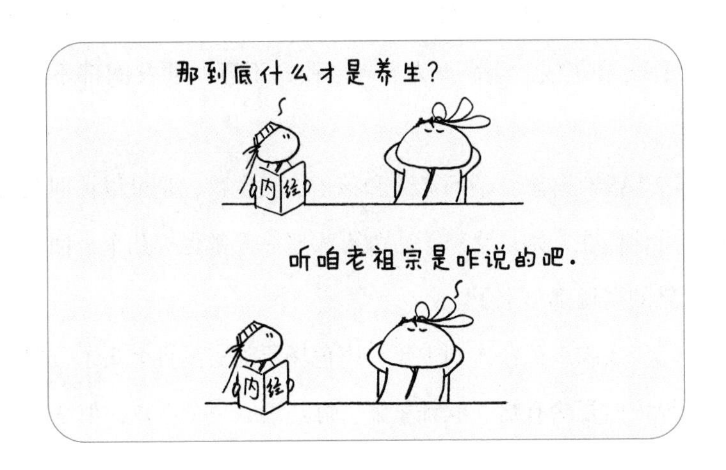

说起古人养生，大家都听过孙思邈。要是说到嵇康先生，就没几个人知道了。

嵇康，字叔夜，谯国铚县（今安徽省濉溪县）人，三国时期曹魏思想家、音乐家、文学家。

嵇康自幼聪颖，身长七尺八寸，容止出众。他博览群书，广习诸艺，尤为喜爱老庄学说。他对医学很有研究，在中医养生界就算不是扛把子，也是大咖级的人物。

他有个非常有名的“养生五难”，流传甚广，大家可以了解一下。

嵇康曰：**养生有五难：名利不去为一难，喜怒不除为二难，声色不去为三难，滋味不绝为四难，神虑精散为五难。**

看看这五难，难不难？太难了。现代人别说五个都做到，想要做到其中一项都很难。

所以还谈什么养生呢？看看现代人的这五难：

（1）名利不逐？无名无利，寸步难行啊。孩子上学要花钱，孩子看病要花钱。名利=人脉+金钱，不逐？朋友圈都不知道发啥。

（2）没有喜怒？请问老公和孩子这类生物，是可以被回收的吗？有他们在，别说喜怒了，大喜大怒一天都得好几个来回，没有喜怒的据说都出家了。

（3）去除声色？人到中年，声色场所确实没机会去了，但网络世界依然要啥有啥。歌舞笙箫、灯红酒绿……声色，俱全。

（4）绝掉滋味？那活着就没啥意思了。

（5）神不虑、精不散？说真话，我是没见过这样的活人。要不绩效是单位给你发的劳保吗？老师找你去学校，是要你给孩子爱的抱抱吗？

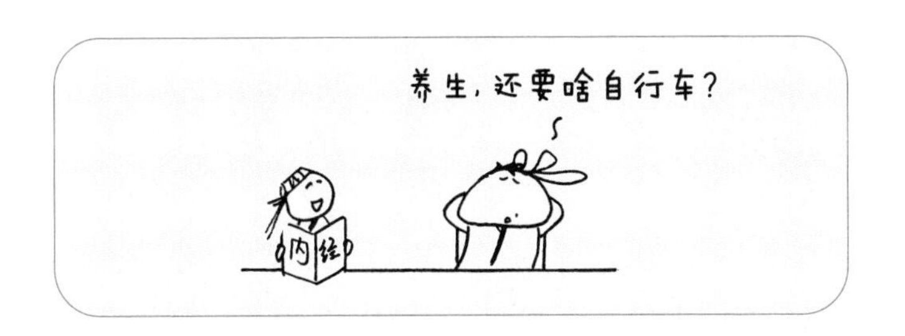

除此之外，嵇康先生又曰："五者必存，虽心希难老，口诵至言，咀嚼英华，呼吸太阳，不能不回其操，不夭其年也。五者无于胸中，则信顺日跻，道德日全，不祈善而有神，不求寿而自延，此亦养生之大旨也。"

简单翻译一下就是：五难做不到，死翘翘。做到了，长命百岁。自己看着办吧。

嵇康先生在说完这些后，又说了一句特别重要的话："然或有服膺仁义，无甚泰之累者，抑亦其亚欤。"

这句话说的是：如果你能沉浸和信奉仁义道德，修养身心，做到知行合一，同时不被富贵骄傲所累，无过分要求、懂得知足常乐，这样即使不去除五难，也能达到健康长寿了。

可是如果能做到这句话所说的境界，不就是已经去除五难了吗？

所以各位，不要对养生抱有什么幻想了，枸杞菊花茶救不了你，去除五难才是正道。要是一一对应后发现做不到……

那就吃药吧。

是命，得认。

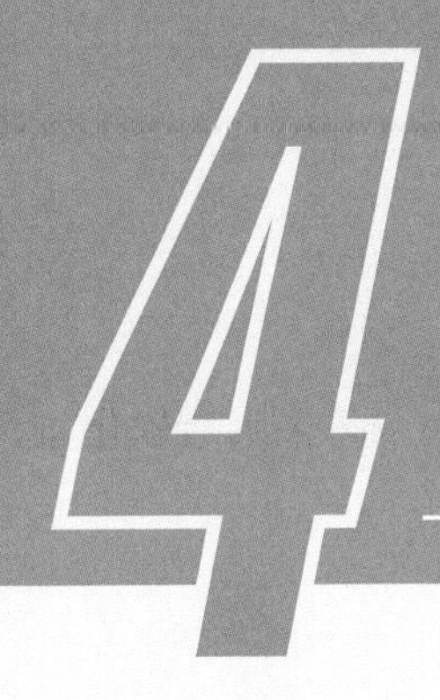

这些谣言和偏见，别再信啦

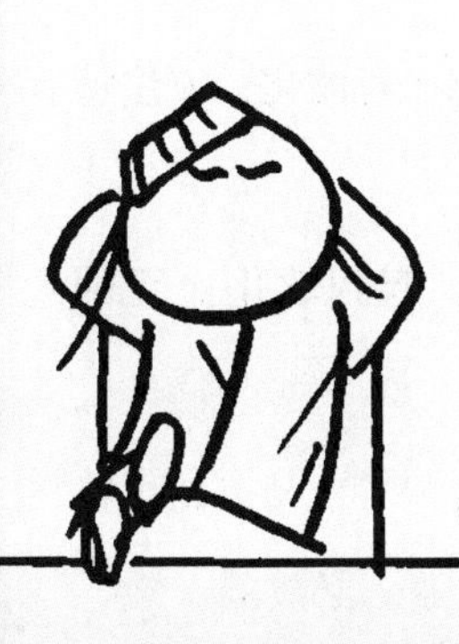

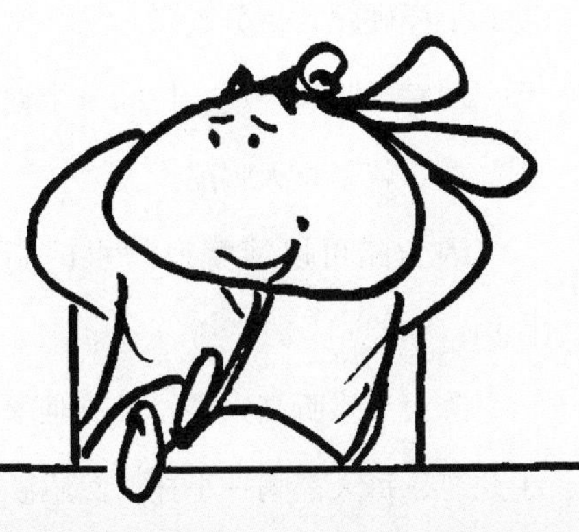

01 喝醋可以软化血管？中西医都说是谣言

那天我看了一则新闻，标题是：七旬大爷每天喝醋软化血管，半年后复查时惊呆了……

题目非常标题党，内容倒是十分实在。

淮安有个老大爷，年过七旬。半年前体检时，被诊断患有颈动脉粥样硬化，十分紧张。

回家后听邻居说，民间有个偏方可治动脉血管硬化，方法特别简单，就是每天喝醋。

因为醋可以溶解血管里的脂肪和钙质，起到软化血管的作用。

陈大爷一听高兴了，灵芝难求，好醋易得啊。立马去超市整了几瓶，每天都喝一小杯。然后炒菜，无论荤素，必放醋。

就这样吃了半年，大爷再去医院复查时，本希望听到什么奇迹，结果却是，血管斑块不但没小，反而变大了，同时由于喝醋过多，还患上了胃溃疡。

大爷被邻居坑了。
内经
不是被邻居，是被谣言。
内经

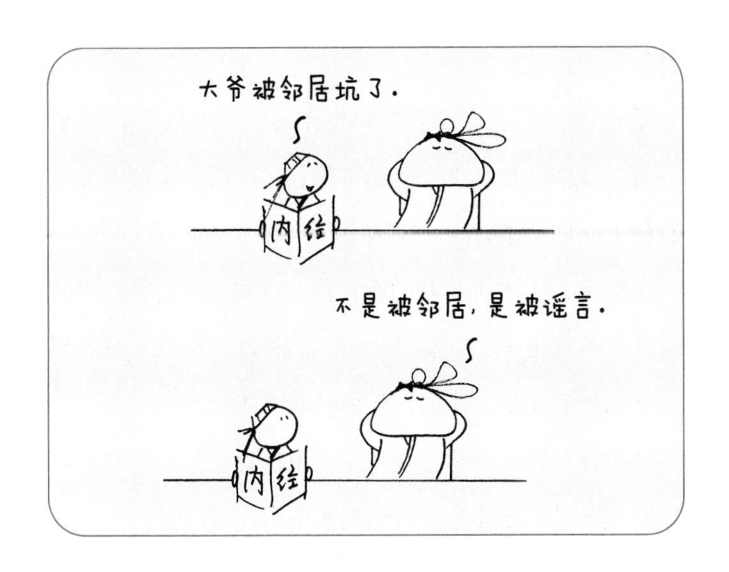

医生跟陈大爷说：醋的主要成分是醋酸，进入肠道后会被消化道吸收，进不了血管，根本不会起到软化血管的作用。另外喝醋太多，反而会刺激胃酸分泌，让胃部的酸性环境加重，导致胃溃疡。

陈大爷一拍大腿，怪不得最近一直胃痛呢，原来是有了胃溃疡。

好了，旧病未好又添新伤，可把陈大爷给郁闷坏了。

要我说，这陈大爷也是病急乱投医，他也不想想，如果醋真的能软化血管里的脂肪和钙质，那么醋也就能直接把我们的骨头软化了，这以后谁还敢吃醋啊，谁吃谁得软骨病。

很多老年人都认为，吃了枣子，枣子自己就变成血了；吃了钙片，钙片自己就跑到骨头里去补钙了；吃了木耳，木耳就自动跑到血管里清扫垃圾了。

要是这样，那还要我们的脾胃作甚？所有的食物都是智能的，一进入身体就自动上岗开始工作，比机器人还厉害呢。脾胃可以直接下岗回家了。

但事实上，人体所需要的所有营养物质，都要靠脾胃的运化才能完成。就像枣子，它有补中益气的作用，所以它被脾胃消化后可以加强气血化生的能力，从而滋养身体。

木耳也是一样，不是它能清除血里的垃圾，而是它可以补益肾气，肾气充足了才能把血液里的脏东西代谢出去。

所有食物、药物的功效，都是需要靠脏腑功能实现的，不是自己发挥作用。

那为什么吃肉就会长肉？
肉不就直接变成肉了吗？
内经
可是你吃的是猪肉，
长的是人肉啊！
内经

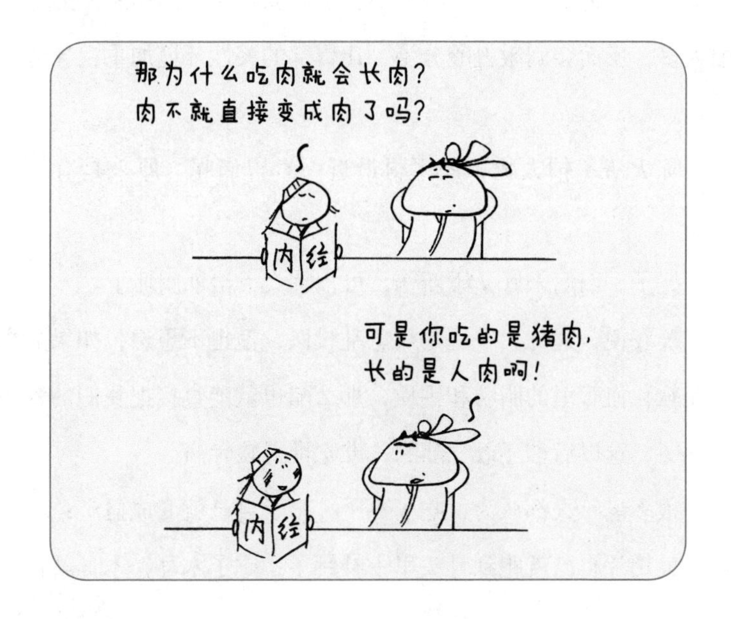

中医里没有动脉血管硬化这个病，但是根据现代医学的描述，可以认为这是脾虚的表现。因为脾主肉，身上所有的肉，不管是肌肉还是血管壁的肉，都统属于脾。

当脾气虚弱时，肉的力量和韧性都会变差，表现出弹性降低，也就是所谓的硬化了。

而里面的斑块，则是血液里的痰浊和瘀血，这也和脾肾之气虚弱有关。气行痰行，气行血行。当气不足的时候，痰浊和瘀血就没办法被代谢掉，淤积在血管中，成了斑块。

所以说到底，老年人常见的动脉血管粥样硬化，就是脾肾虚弱的结果。要想让血管壁有弹性，里面的脏东西被代谢掉，就得从补益脾肾入手。

常用的补肾气的中成药有肾气丸、右归丸、桂附地黄丸、金匮肾气丸。补脾气的中成药有补中益气丸、参苓白术丸、健脾丸、人参健脾丸。化瘀血，日常保养可以用口服三七粉，或用山楂煮水当茶饮。

总之，希望更多的老人知道醋不能软化血管，别再盲目喝醋了。山西人吃醋多没事，那是因为人家地处黄土高坡，地下水碱性很重，水质硬，必须吃醋来中和与软化。所谓一方水土养一方人，咱就不乱跟风了。

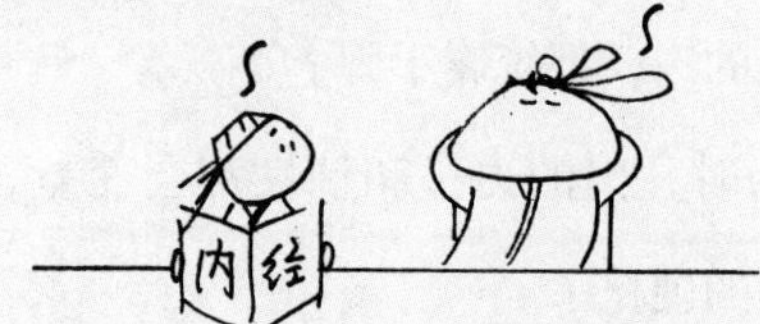
为什么老年人这么容易上当？
不是老年人容易上当，
内经

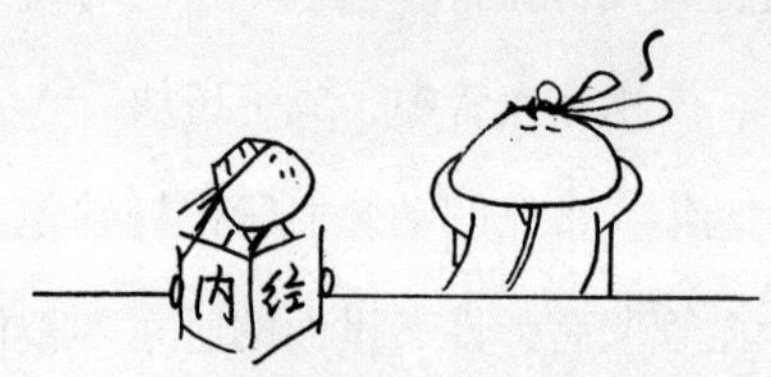
是我们每个人都愿意相信对自己有利的事情是真的。
内经

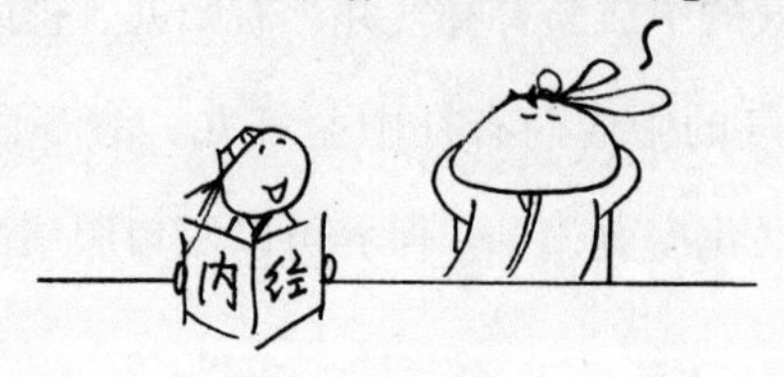
就像我打开最多的文章都是“不节食、不运动、躺着就能瘦”。
内经

02 钙片不能直接补钙，吃多了甚至会得结石病

好多老年人对补钙这事儿非常执着，总觉得年纪大了不吃点儿钙片，就没有做好保健工作。

但是，吃钙片=补钙吗?

显然这是不能画等号的，否则就没有骨质疏松这个名词了——全民吃钙片，全民骨骼强健。

要想补钙，首先咱得知道钙是啥，怎么才能补上，而钙片又是什么物质，是通过什么原理补钙的。

搞不清楚这几个问题，很可能钙没补上，反而变成结石了。

为什么会得结石啊?
内经
因为结石的主要成分就是钙啊.
内经

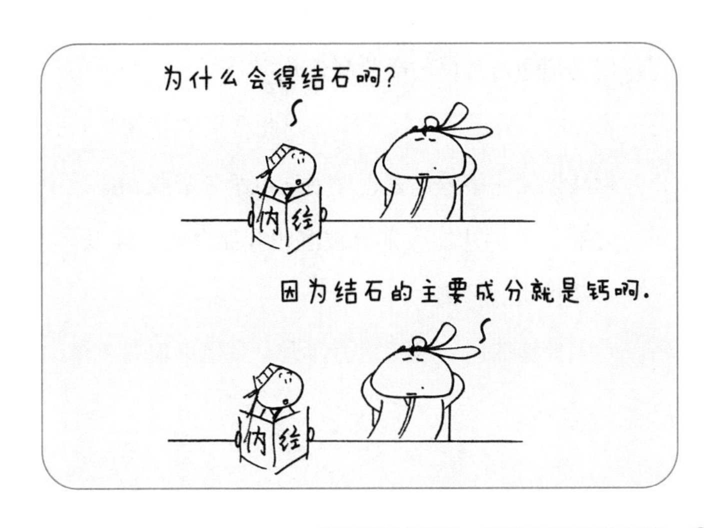

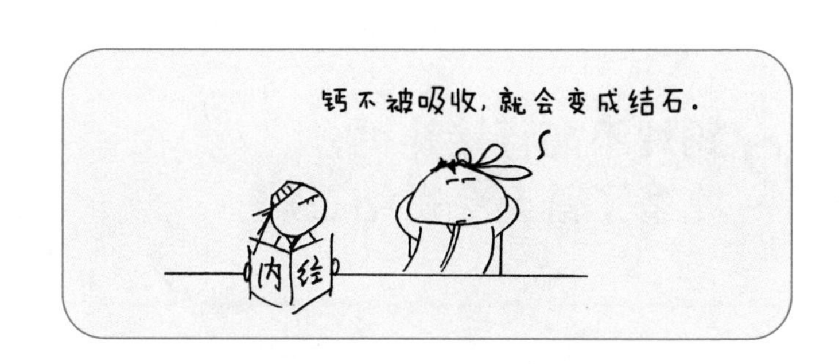

中医里是没有钙这个概念的。钙是一种金属元素，是一种单一的矿物质。钙不等于骨头，单吃钙，变不成骨头。

钙在骨头里，是以骨钙的形式存在的，或者说，是以骨钙的形式沉积于骨质中。特别是贮存在骨小梁中，可以使骨骼不断增长、增粗、增厚，骨密度增加，骨硬度增大。

因此当一个人出现骨质疏松的时候，医生就会让他补钙，意思就是要增加骨质里的骨钙含量，这样骨头才能坚硬。

然而，吃钙片和增加骨钙含量，根本是两码事儿。

钙片是吃到肚子里去的，而不是自己直接钻到骨头里去，它要发挥作用必须通过身体的吸收和运化。

钙不溶于水，只溶于酸性液体。因此含钙的食物吃到我们的胃里，是胃酸先把它溶解出来，然后通过小肠吸收到血液中，变成血钙。之后，血钙才能大部分被沉积和储存到骨骼及牙齿中，变为可以坚硬骨质的骨钙。

所以胃酸分泌的量与浓度是否合适，直接影响着人体钙质的吸收。

一个脾胃不好的人，在钙吸收的第一步就失败了，后面全部免谈，吃再多钙片，也枉然。

那脾胃不好的老人，
吃再多钙片也没用，对吗？
内经
是呀，反而增加得结石
的风险。
内经

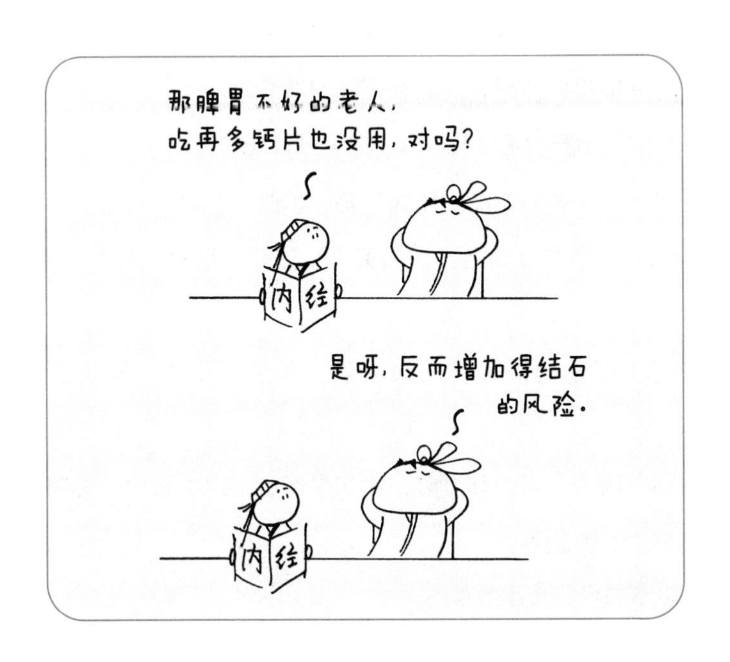

即使钙片已经变成了血钙，也不是所有血钙都可以被吸收到骨骼中，因为在“血钙转骨钙”的过程中，有一个重要的元素，就是“镁”。

“当钙被吸收进入血液中后，镁元素就像个搬运工，不断地将钙吸收进骨骼，直到骨骼不再缺钙为止；如果血液中还有多余的钙，镁元素又能将其‘请’出体外，避免钙沉积到其他地方，这个在生物学上叫作‘拮抗’，以解决钙的安全问题。”

简单地说，就是光补了钙没用，你还得同时补镁。如果镁不到位，血钙也没办法变成骨钙，还是白忙活一场。可见，如果要吃钙片，也要吃含镁的钙片。

吃食物也是一样，含钙高的食物必须配搭含镁高的食物，这样二者才能协同作战，一起补充我们的骨钙。

从现代营养学角度看，以下是含钙量高的食物：

（1）奶类和奶制品，比如牛奶、羊奶、酸奶、奶酪等。

（2）豆类和豆制品，比如黄豆、黑豆、绿豆、红豆、豆腐、豆浆等。

（3）绿色的蔬菜，比如油菜、韭菜、芹菜、绿颜色的白菜等。

（4）肉类、蛋类和海鲜，比如牛肉、羊肉、猪肉、鱼肉、虾皮、鸡蛋、鸭蛋等。

以下是含镁量高的食物：

（1）全谷类的食物，比如玉米、燕麦、荞麦、大麦等。

（2）坚果类的食物，比如核桃、榛子、开心果、松子等。

（3）肉类的食物，比如瘦猪肉、瘦牛肉、瘦羊肉等。

（4）豆类的食物，比如黄豆、黑豆、红豆、绿豆等。

一对比就能看出，所谓现代营养学讲的高钙高镁的食物，就是我们平时吃的东西，根本没啥稀奇。

其中的五谷杂粮、豆类、坚果、瘦肉、蛋，不就是中医里最常见的补益脾肾的食物吗，这些平常的食物中已经含有足够丰富的营养，完全可以满足人体所需，并不需要单独补钙或者补镁。

中医认为，肾主骨、主髓。要想骨骼健壮、硬度增强，就得从滋补脾肾入手，再无他法。所谓肾精充足，精可化髓，自成精髓。

这样用食物补钙，不但脾胃无负担，而且也不会造成多余的钙质在血液中沉积，引起结石、高钙血症等其他疾病，真的非常安全。

所以别再盲目吃钙片了，就像吃书并不能增长知识一样，钙片到了肚子里还有漫长的转化过程，一步没走好，全盘都拉倒，吃了比不吃还糟糕。

中国人几千年不管是用药还是日常饮食，都没说要把某一种微量元素单独提取出来的，都是整体盘算，配搭使用，促进脏腑功能，以加强气血精津液的转化。

这种层次的补益，和单元素的补充，差别就像你教会孩子一套学习方法，和告诉他一道选择题的答案一样——哪个能真正提高成绩，自己判断吧。

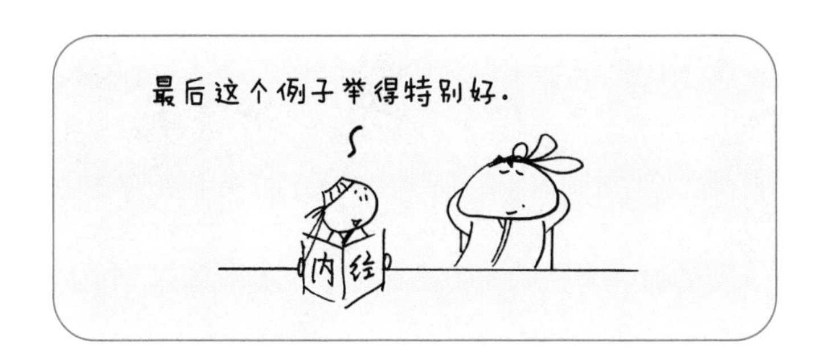

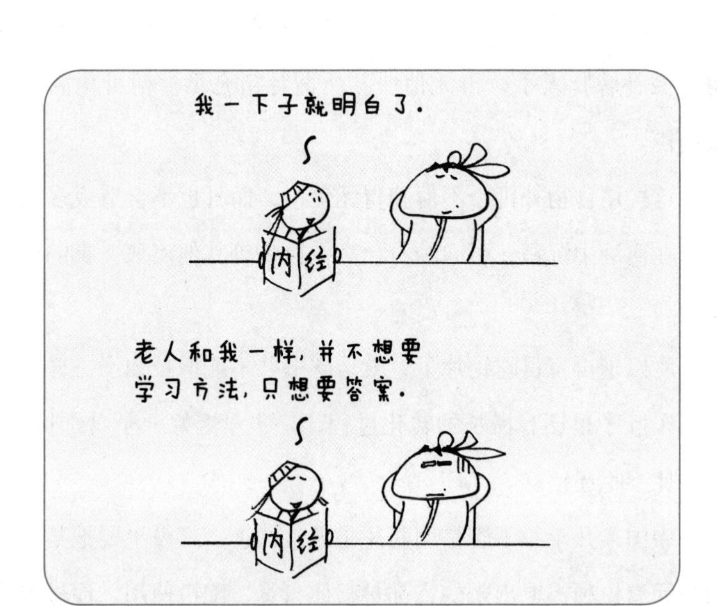
我一下子就明白了。
内经
老人和我一样，并不想要
学习方法，只想要答案。
内经

03 多喝豆浆会增加女性雌激素，诱发妇科癌症？谣言！

那天和一个朋友约了吃早餐，去了我们附近最大的一家豆浆店。

结果到了那儿，人家自带一瓶牛奶。

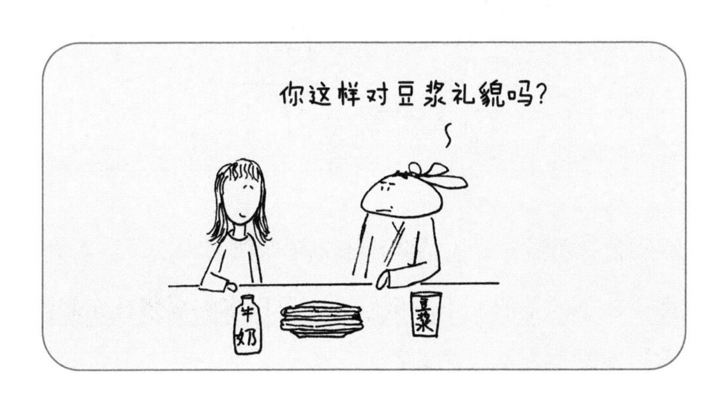

我朋友说，她不能喝豆浆。为啥不能喝？因为她体检发现有卵巢囊肿，医生说不能喝豆浆，豆浆含有雌激素，喝多了会诱发妇科癌症。

当然，除了豆浆，豆制品一概都要少吃。

我又问，除了豆制品，医生还说哪些不能吃？

我朋友说，也不多，比如大枣、阿胶、燕窝，凡是可以美容养颜的食物都含有雌激素，都不能多吃。

这还不多？好东西差不多都被她说遍了。

我朋友瞥了我一眼说，你就没这份担心了，因为医生讲，只有像我们这样很女性化的人，才会雌激素比较旺盛。你这样的，就没事。

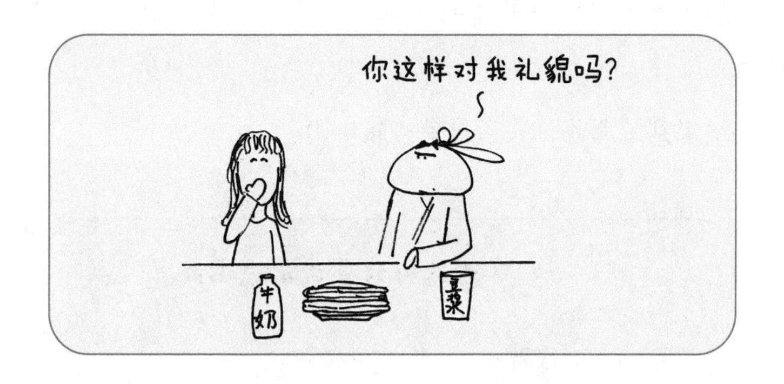

豆浆含有雌激素，这话我都不知道听过多少次了。看到好多医生都说，不怀孕的，不来例假的，可以多喝豆浆补充雌激素，但是有妇科疾病的就不要喝了。

但事实真的如此吗？

我查了一下：

豆浆中确实含有少量的植物雌激素，但不是我们以为的雌激素，它的学名叫作大豆异黄酮，结构与雌激素有些类似，所以也称为类雌激素。它是一种天然存在于植物中的非甾体类化合物，也并非大豆所特有，在很多植物、食物中广泛分布，比如西芹中的异黄酮，扁豆和谷物中的木酚素，黄豆芽中的香豆素等。

该类物质作用比较弱，其功能无法与激素类的药物相提并论。

尽管植物雌激素与雌激素结构类似，但并不意味着摄入大豆异黄酮就等于补充了雌激素。药物雌激素对机体的调节作用呈单向，可以直接增加激素含量。而豆制品中的植物性雌激素具有双向调节作用，当人体内雌激素不足时，它可以起到补充雌激素的作用；但当人体雌激素不缺乏时，它又可以反向阻止雌激素受体与雌激素结合，起到抑制的作用，相当于降低雌激素水平，具有抗氧化等积极的生理作用。

意思就是这种植物类的雌激素，既不会让人体雌激素过多，也不会诱发任何妇科癌症。我朋友遇到的医生，说得根本不对。

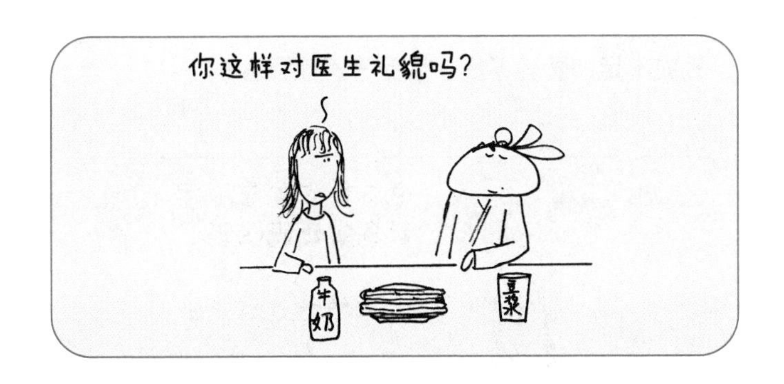

在中医里，黄豆色黄，入脾胃经。味甘，性平，能健脾利湿，益血补虚，解毒。可用于脾虚气弱、消瘦少食、血虚、湿痹拘挛、水肿、小便不利、寻常疣等症。

而现代营养学研究认为，黄豆含植物性蛋白质，有“植物肉”的美称，可以提高人体免疫力，增强体质。

黄豆中又富含大豆卵磷脂，它是大脑的重要组成成分之一，因此多吃黄豆有助于预防阿尔茨海默病，有助于增加神经机能和活力。

此外黄豆富含大豆异黄酮，这种植物雌激素能改善皮肤衰老，还能缓解更年期症状。日本研究人员发现，黄豆中含有的亚油酸可以有效阻止皮肤细胞中黑色素的合成，有美白的功效。

最最重要的是：黄豆含有蛋白酶抑制素，美国纽约大学研究员实验发现，它可以抑制多种癌症，对乳腺癌的抑制效果最为明显！

除此之外，现代营养学还研究发现，多吃豆制品可以降低血脂、辅助降压、防治冠心病。所以他们总结：

黄豆的适用人群：动脉硬化、高血压、冠心病、高血脂、糖尿病、气血不足、营养不良、癌症等病症患者。

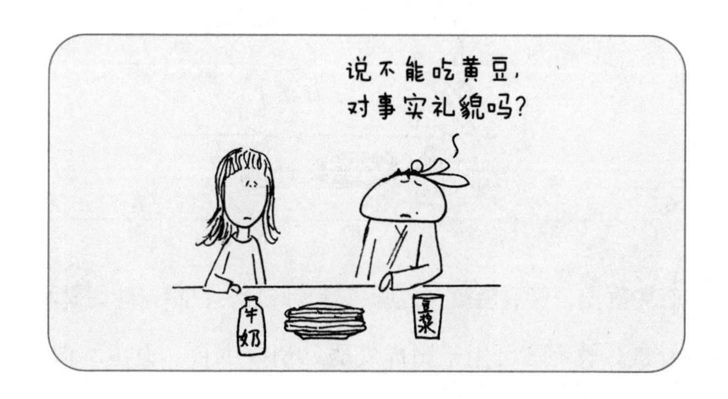

除了豆制品是安全的食物以外，大枣、阿胶和燕窝也该被平反了。

大枣不含雌激素。

中医认为：红枣具有补虚益气、养血安神、健脾益胃的功效，对脾胃虚弱、气血不足、乏力、失眠等患者是非常好的食疗佳品。

现代营养学研究发现：红枣富含蛋白质、胡萝卜素、维生素B族、维生素C、维生素P和维生素E等。可以增强肌力、消除疲劳、扩张血管、增加心肌收缩力和改善心肌营养，对预防心血管疾病也有一定作用。

阿胶不含有雌激素。

阿胶的主要原料是新鲜的驴皮，属于优质动物食品，中西医都认为它有补血滋阴、生血又止血的作用。

燕窝不含有雌激素。

中医认为燕窝可以补益肺肾，滋阴润燥，排毒养颜。西医认为燕窝中含有比较丰富的蛋白质等物质，可以促进病后的身体恢复。另外燕窝还能帮助锁住肌肤水分，增加皮肤弹性，延缓衰老，清除血管内垃圾等。

以上三种都是好东西，尤其适合女性食用，和雌激素根本不沾边。

现在随着女性妇科疾病的增多，患癌风险也大大提高，以前被追捧的雌激素变成了健康杀手，人人闻之变色。好多医生不问青红皂白，不学习不深究，信口就把那些原本对身体非常有益的食疗补品，列入了禁食名单中，导致谣言满天飞，真是暴殄天物，罪孽深重。

自古豆制品都是养生佳品，从没听过吃了会诱发妇科癌症的。要是黄豆真能增加雌激素，那寺庙里长期吃豆制品的僧人会变成什么样呢？

所以还请各位女性朋友擦亮眼睛，理性分析，莫要盲从。做医生的更应该说话小心谨慎，为自己的职业操守负责。

豆浆无辜，大枣没罪，我去吃炸鸡了。

那你怎么证明你
就是对的呢？
我不能。
牛奶
豆浆
所以你最好也别信我，
自己去查资料。
牛奶
豆浆

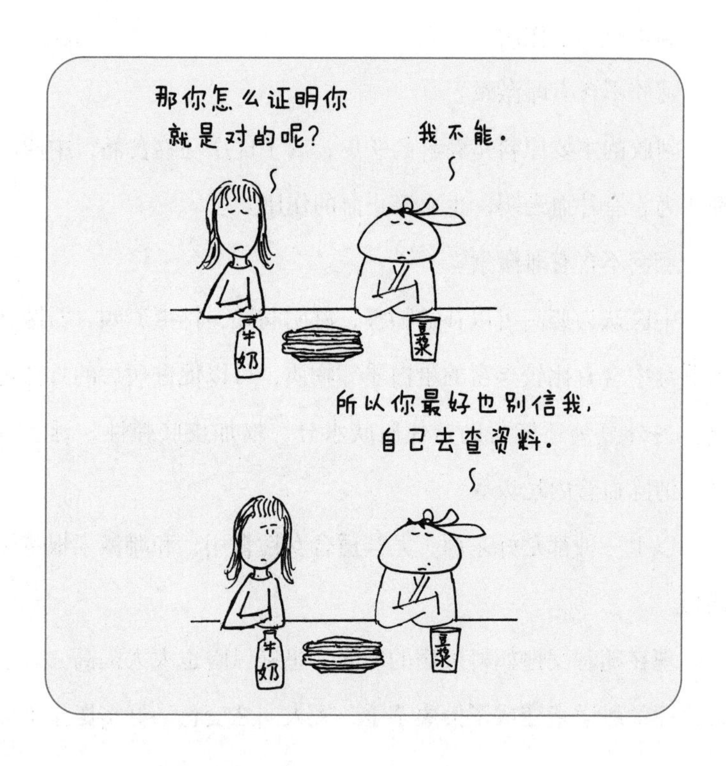

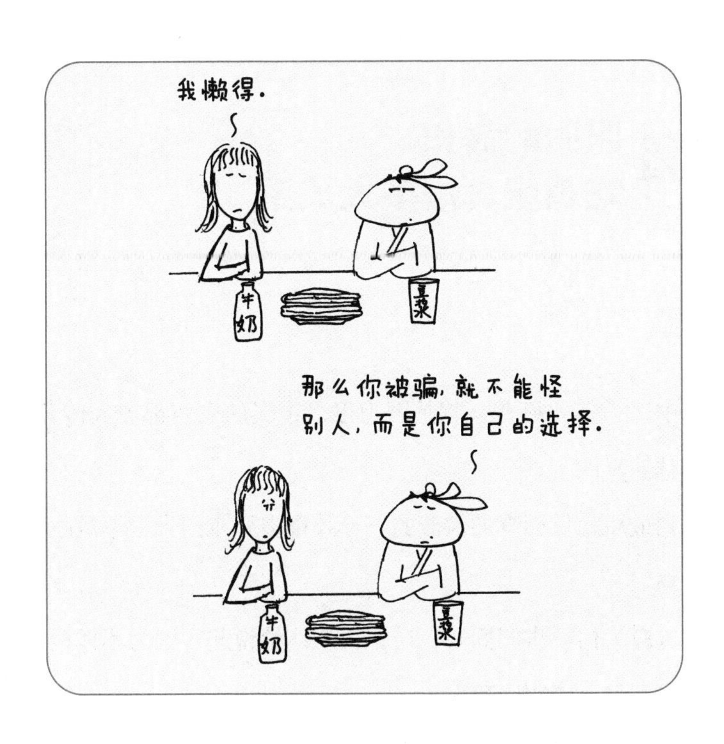
我懒得。
牛奶
豆浆
那么你被骗，就不能怪
别人，而是你自己的选择。
牛奶
豆浆

04 胆固醇高和吃鸡蛋真没多大关系

中医为何要科普，就是因为很多错误的东西都被人传开后，越说越像真的了。

到最后，反而真的像假的。导致很多好东西大家不敢吃，暴殄天物。

这篇为何要讲胆固醇，还是得从体检说起。因为不体检，咱也看不到身上的胆固醇啊。

在外面聚餐的时候，桌上经常会有那么一个或几个人说，哎呀，这个我不能吃，胆固醇太高；那个我不能吃，胆固醇太高。仿佛只要吃了胆固醇高的食物，他们就立刻会得胆结石或者胆囊炎。

你再多问几句，为什么？对方基本都答不上来，只能含混不清地说，反正体检的时候胆固醇偏高，医生说以后都尽量不要吃胆固醇高的食物。

唉，医生啊……

听医生的固然
是个好病人，
但也不能盲信.
懂了，师傅的话
也不能盲信.
内经
内经
内经

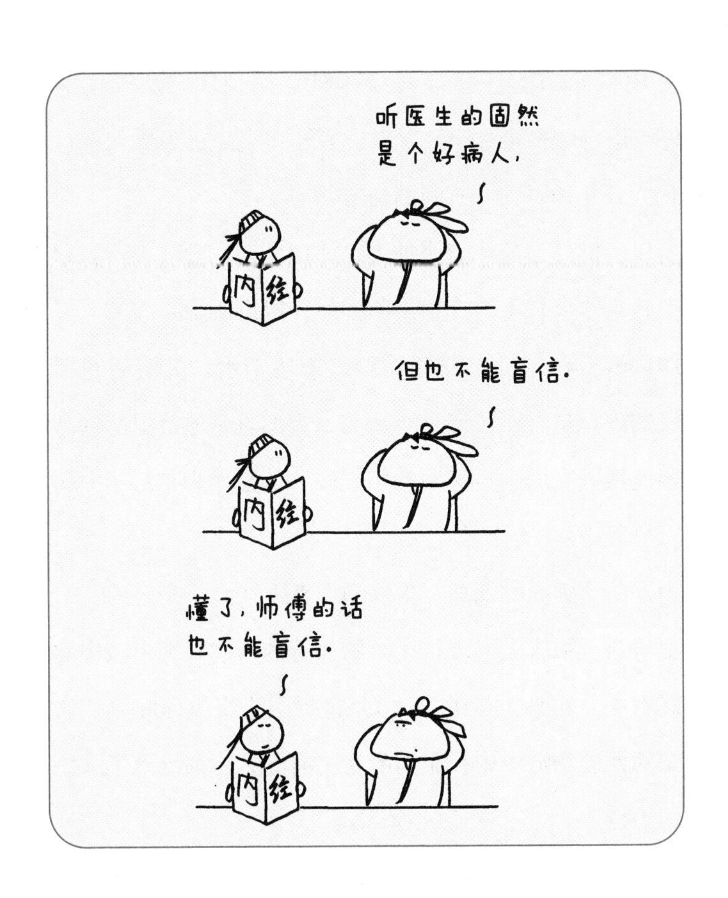

那么，我们就来聊聊胆固醇的那些事儿吧。

先来了解一下，什么是胆固醇。

胆固醇最早被发现，是18世纪早期，西方有个化学家在胆结石里发现了胆固醇。后来他们发现，胆固醇广泛存在于动物体内，尤以脑及神经组织中最为丰富，在肾、脾、皮肤、肝和胆汁中含量也高。

因此胆固醇不是什么病理产物，也不是什么有害物质，它本

身对于人体的作用是正面的——不但可以构成细胞膜，帮助形成胆酸，还可以合成多种有用的激素。另外，它经过身体代谢后，还能转化为好几种对人体有利的营养物质。

所以，即使是身体健康的人，体内的胆固醇含量也是很丰富的。而且身体会自主地产生出胆固醇，以供使用。

胆固醇其溶解性与脂肪类似，不溶于水，易溶于酒精等溶剂。我们现在检查胆固醇是否偏高，查的就是血液里胆固醇的含量。因此饮酒会增高血液中的胆固醇，就是因为它溶于酒精，从而进入血液中。

为了防止胆固醇偏高，少饮酒或者不饮酒，是对的。

由于西医临床上发现很多心脑血管的疾病都和血液中胆固醇含量高有关，再加上2017年10月世界卫生组织国际癌症研究机构公布的致癌物清单中，胆固醇榜上有名，更加导致了人们对胆固醇的恐慌。

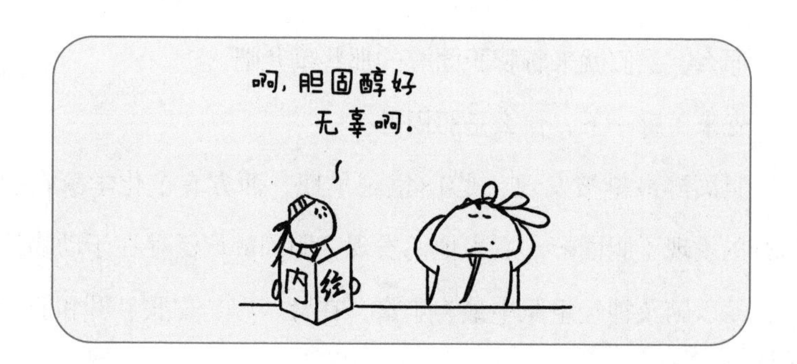

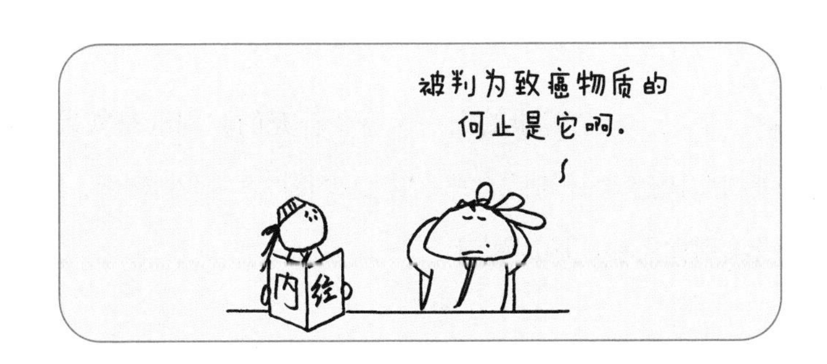

如果说，为了防治癌症或者心脑血管疾病，我们用抑制某几个指标进行预防，那真是本末倒置了。我们要看是什么引起这些指标变化的，然后从源头防治才对。这大概就是中西医的区别吧。

前面说了，胆固醇非但不是有害物质，还是人体会自身生产出的有用物质。人体的胆固醇有70%都是自身合成的，只有30%或者更少来自摄入的食物。

但是有一点一定要搞清楚，就是：你吃进来的食物里所有的胆固醇含量，和你能吸收的是两码事儿。

比如，你身体现在需要300毫克的胆固醇，你吃的鸡蛋、猪肝、肥肉、鱼子里共有1000毫克的胆固醇。那么请问，你摄入的胆固醇就超标了吗？

没有！

因为第一，你根本就不可能把1000毫克的胆固醇全部吸收，人体不具备这个能力。第二，即使你吸收到足够的胆固醇，这些胆固醇也不会全部溶解在你的血液中，增加血液里胆固醇的含量。

通俗来说，一个健康的人一天需要补充的胆固醇量如果是1个鸡蛋的胆固醇含量的话，那么你至少得吃3～4个鸡蛋，才有可能吸收到你需要的胆固醇量。

那胆固醇高的人
不用害怕吃鸡蛋了。
是呀。
内经
那……鸡蛋们听到这个
消息，该不该高兴呢？
内经

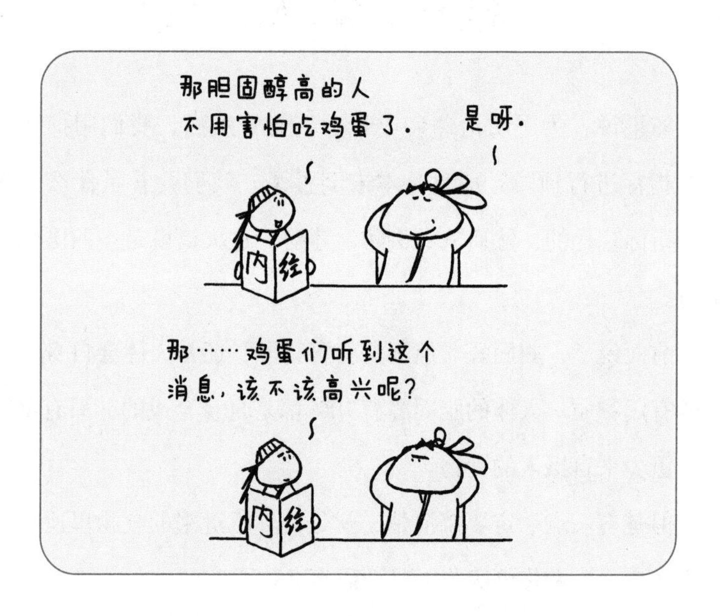

举个现实的案例吧，陈允斌老师在她的书里写过，有两位老人，第一位老人60多岁，身体偏瘦，因为20多年前在报纸上看到蛋黄是高胆固醇食物后，就直接把蛋黄给戒了，从此只吃蛋白。也不饮酒、抽烟，平时只吃少量的瘦肉，无任何不良嗜好。

但前几年体检的时候，还是发现胆固醇偏高并有脂肪肝。

第二位老人80多岁，身体不太好，所以每天吃4个鸡蛋补充营养。不但血脂不高，胆固醇含量正常，而且血压也非常稳定。

前面的那位老人就不说是谁了，后面的这位，是首届国医大师称号获得者陆广莘先生。

陈允斌老师还说了一个自己的案例。她说为了验证鸡蛋及动物内脏（这些都是西医不建议吃的高胆固醇食物）和血脂（胆固醇含量）之间的关系，她在生完孩子，血脂接近正常范围的上限的情况下，开始每日吃3～4个鸡蛋，以及从不忌口肥肉和动物内脏。

结果半年后体检，不但血脂没有更高，反而下降到下限值的水平。医生非常担忧地跟她说，你要多吃有营养的食物啊，你这是营养不良！

看，**血液里的脂肪含量胆固醇含量，其实和你吃什么食物没有直接的关系，而和你的吸收能力及转化能力有关。**当你脾胃虚弱的时候，别说吃鸡蛋了，就算你直接吃胆固醇，也未必能增加你的血液胆固醇含量。

和我报了三个数学补习班
还是学不好，是一个道理。
内经

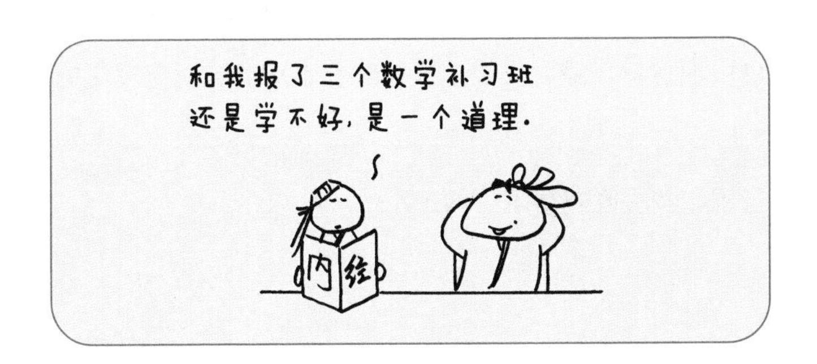

鸡蛋、动物肝脏、鱼子、肥肉、蟹黄、墨斗鱼，这些被列为

高胆固醇患者禁食清单中的食物，其实都含有丰富的营养。它们本身不是导致胆固醇偏高的原因。真正的原因，一定还是要依靠中医的整体辨证，来寻找答案。

就好像很多胆不好的人不敢吃蛋黄或者肥肉，因为很怕诱发胆囊炎或者胆结石。但是中医里，**胆结石的形成是由于胆汁没有及时排泄出去，而同时肝胆又有热，把胆汁热炼成结晶物而已。**

胆囊炎在中医里属于“胁痛”或者“黄疸”范畴，和肝脾功能失常、内有湿热有关，要从肝脾论治。光是以不吃某些食物防治，其实是掩耳盗铃的行为。

不过，中医在治病期间为了保证药物更好地吸收，脾胃不能负担太重，也往往会要求患者适当忌口、禁烟酒，但这和西医的忌口是两回事，不是一个概念。

总之，不要再针对某一个指标治病防病了。指标的异常，都是结果，不是病因。更不要自己吓自己，听什么信什么，不分青红皂白地忌口，最后只能让身体营养不均衡，而出现更糟糕的结果。

行了，我去吃鸡蛋了。两个。

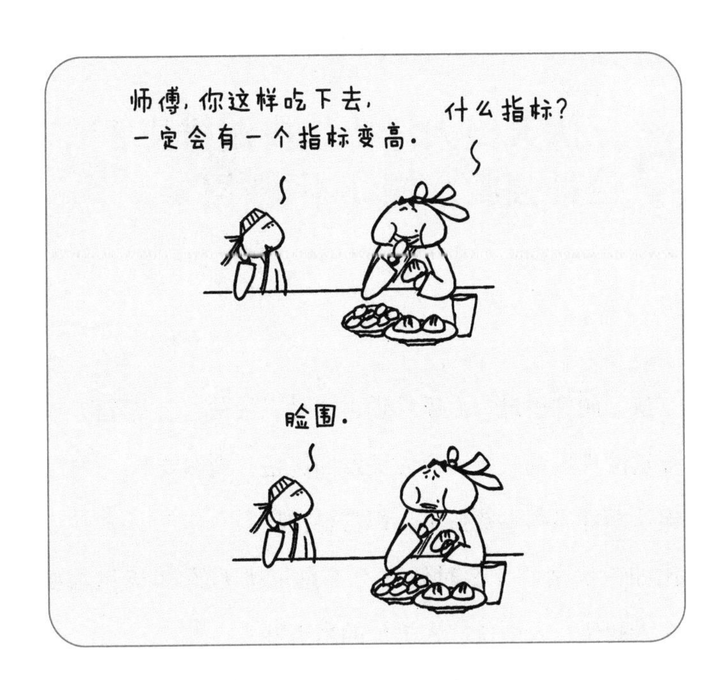
师傅，你这样吃下去，
一定会有一个指标变高。
什么指标？
脸围。

05 三伏天出大汗可以排湿排毒？这种强脱水操作不推荐！

三伏天两件事最为大家称道，一是三伏贴，二是除湿。

那这两件事到底要不要做呢？回答是，当然要啊。

但这两件事都不能蛮干，都需要技巧。

比如三伏贴。什么时候贴？不是三伏天的40天里都要贴。而是在入初伏、入中伏、入末伏的当天贴。

举个例子，如果三伏天的入伏时间分别为：

初伏：7月16日（10天）

中伏：7月26日（20天）

末伏：8月15日（10天）

那么这一年可以贴三伏贴的日子，就分别是7月16日、7月26日、8月15日这三天。每次贴，成人不要超过4个小时，小朋友不超过1小时。

三伏天的治病原理就是冬病夏治，所以它的前提是得先有冬病，就是有总是在冬天发作的病症，比如经常感冒、咳嗽、哮喘、湿疹、心脏病、脾胃病、恶寒严重、冻疮等。

有了这些因寒而致病的症，你就可以在夏天最热的三伏天里，贴温热辛散的药物在一些穴位上，借着夏天阳气足，把体内伏藏的风寒之邪逼出来散掉，这样冬天就不会发病了。也就是所谓的冬病夏治。

可现在呢？也不辨证，盲目地去贴，冬天没病也贴，搞得好多人贴完就上火，头痛、嗓子疼。我有个朋友更绝，提前一天就开始贴了，结果本来热性体质，贴完当晚就心脏疼。

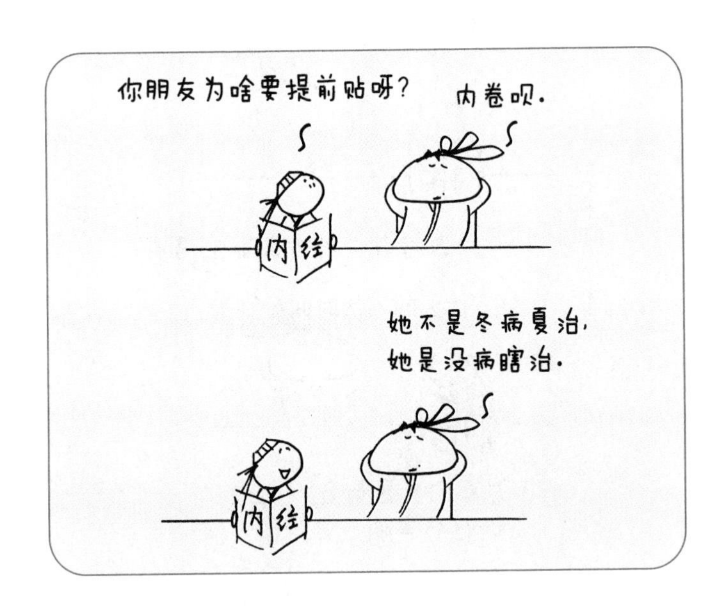

三伏天是一年中温度最高、湿度最高、最为闷热的一段时间。这时候当然是以清凉、除湿为主，否则温度过高，人会出现中暑的症状，甚至导致热射病，有生命危险。

所以空调无罪，在某种程度上，它算是拯救了很多人的性命。在古时候，南京哪年夏天不热死人？尤其是体虚的老人，出几身大汗就不行了，说走就走，连抢救的机会都没有。

现在有些人很绝对，把吹空调说得一无是处，好像现代人腰腿疼痛的毛病都是空调害的，必须远离空调。

很多专家都号召大家，三伏天不能在空调房待着，快出来出汗，因为汗液可以排毒，可以除湿，甚至可以减肥。

说得我都信了。
内经
为啥我说什么你都不信呢？
内经
因为人们不是都爱
听信传言嘛。
内经

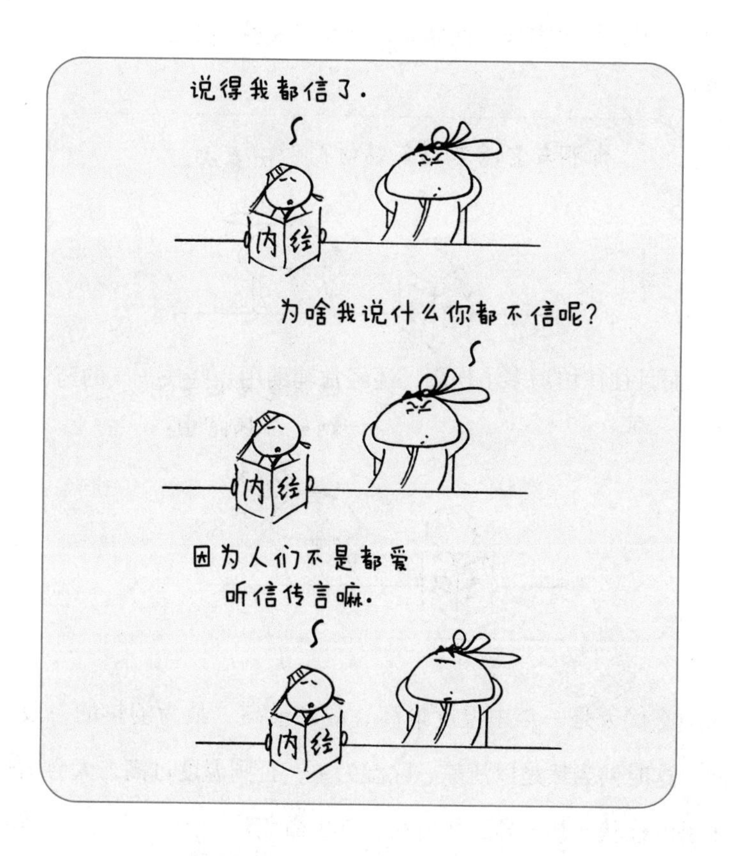

可是学过中医的人都知道，津血同源，气随津脱，汗为心之液。出大汗直接会影响三个方面：一是耗血，流汗如同流血，汗

出多了就会导致血虚。二是耗气。阳气随着津液外脱，会被大量的耗散，出现气虚。三是伤害心脏。汗出过多，导致心阴亏虚，很容易出现心悸、心慌，甚至心阳暴脱。

你们可以去看医书，中医里的汗法，通常只用在有表证的时候，而且医圣张仲景再三告诫，解表微微出汗即可，万不可大汗淋漓，否则病必不解。

中医除湿，也一般不会用汗法。除非是那种水肿得特别厉害的患者，而且水饮都聚集在皮肤之下，才会用到汗法并中病即止。

其他除湿，用的都是泻法，让水饮从小便走，比如除湿界的网红温胆汤、三仁汤、五苓散，都是利小便的。哪有让人出大汗的？而且往往怕泻多了伤阳，还经常辅助用一些扶正气的药，比如人参、附子、桂枝啥的。

因为水湿是阴邪，张医圣在《金匮要略》里说："病痰饮者，当以温药和之。"像《金匮要略》里的名方苓桂术甘汤，专门治疗痰饮症的，里面就用了大量的桂枝、白术、茯苓来温阳化饮，健脾利水。

所以，**出大汗排湿这种方法不可取。**你们想啊，身体有湿气的本来就是那些气虚阳不足的人。如果阳气足，气行水行，身体早就把水湿排泄出去了，哪里还有湿？

阳气不足的湿人，再这么大汗伤阳，汗出过后岂不更虚？虚了就更不能代谢水湿，以后只会湿得更厉害——从此进入恶性循环，越来越糟。

中医里除湿的正经方法绝不是出汗，汗出本身不排毒，阳气足了，才能让毒素随着汗液流出。**想要除湿、排毒，方法只有一个：补阳！**

三伏天要吃当归羊肉汤，吃温补阳气的食物才是老祖宗给咱留下的排湿之道。三伏天艾灸也是“湿人”极好的选择，一般以艾灸肚脐和关元穴为多。

别再把出大汗当保健了，大白天那么热，该开空调也要开，别对着冷风吹就行。等傍晚以后外面凉快了，再出去散散步，出出小汗，永远记得：大汗伤身，小汗养人。

要真的出了大汗，出现气虚、心悸，赶紧吃生脉饮吧，那个救命呢。

当归羊肉汤的做法……
当归30克，羊肉250克……
我不需要知道。

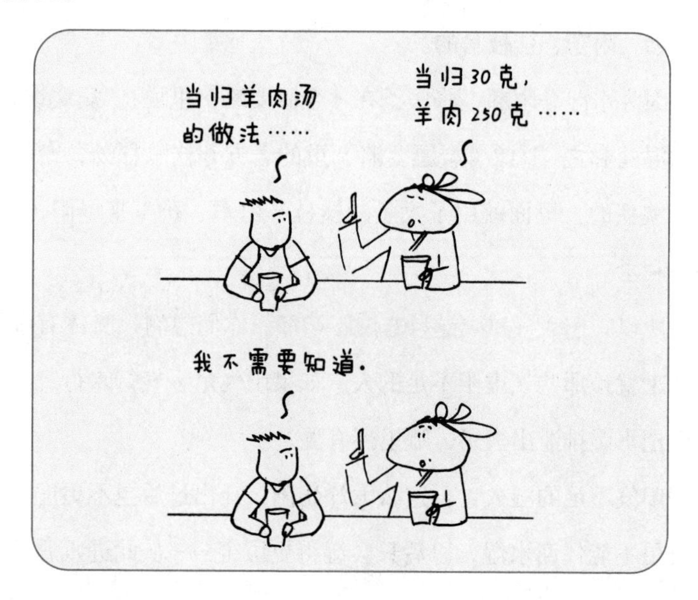

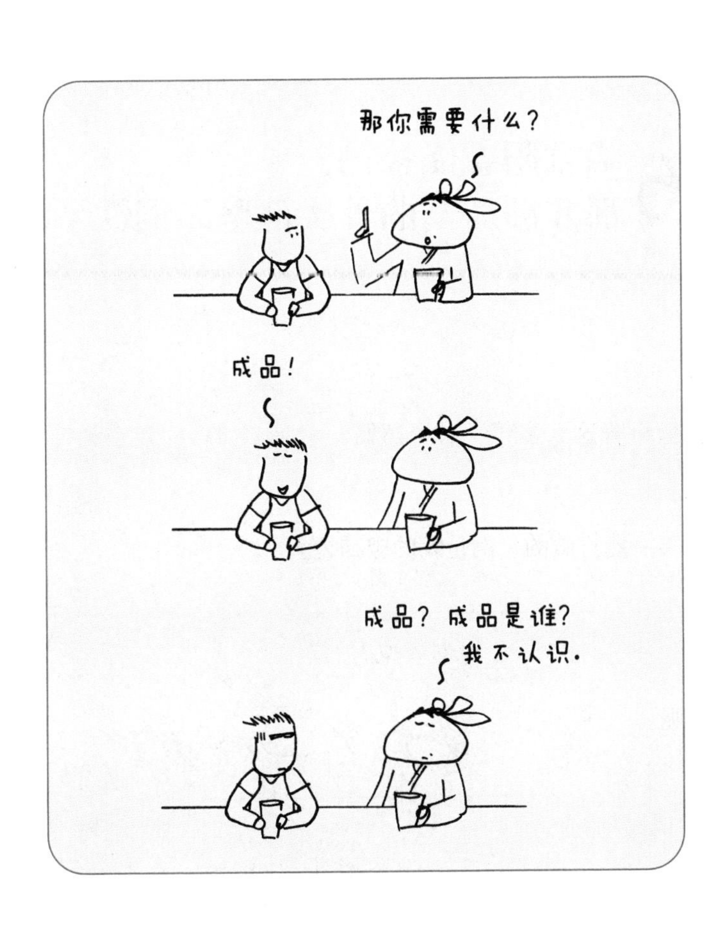
那你需要什么？
成品！
成品？成品是谁？
我不认识。

06 晒太阳就能补钙？那非洲朋友的骨头都坚如钢铁了

做科普这么多年，有个感慨，就是“谣言”几乎无打破的可能。

唯一能打破的，倒是我的肥脑袋。

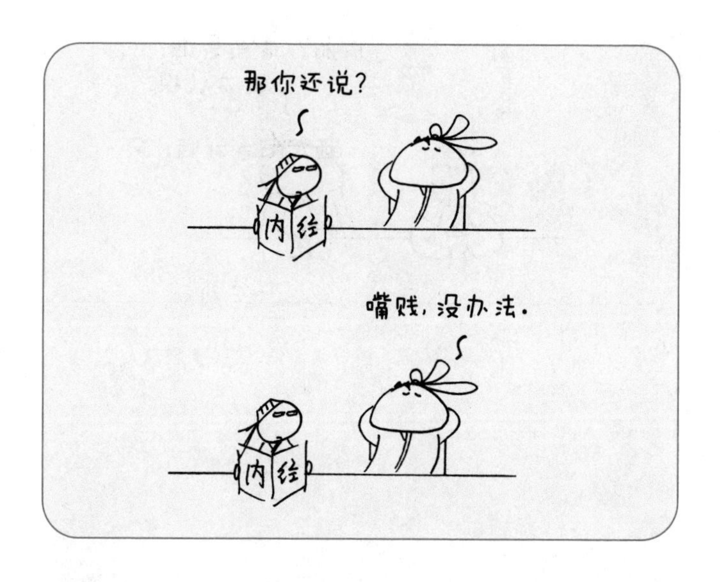

先来说说，为啥晒太阳可以补钙？

首先咱得明确，太阳光中并没有钙，晒太阳可以补钙的准确说法其实应该是：

晒太阳能促进人体的钙吸收。

晒太阳时，光线中的紫外线可以促进人体维生素D的合成，而维生素D产生后，经过肝脏和肾脏的加工能变成激素类物质，称为维生素D_3。

这个维生素D_3才是主咖，它可以促进钙离子在胃肠道的吸收，从而达到补钙的目的。人体如果缺乏维生素D_3，那么钙的吸收就会减少，就算吃再多的钙片，对于补钙的作用也不大。

因此维生素D_3对于身体钙的吸收非常重要，我们可以通过多晒太阳、接触紫外线，来增加维生素D_3，以便钙更好地被吸收。

晒太阳≠补钙.
内经
流程其实是:
晒太阳→维生素D合成
→通过肝肾加工→维生素D_3
内经

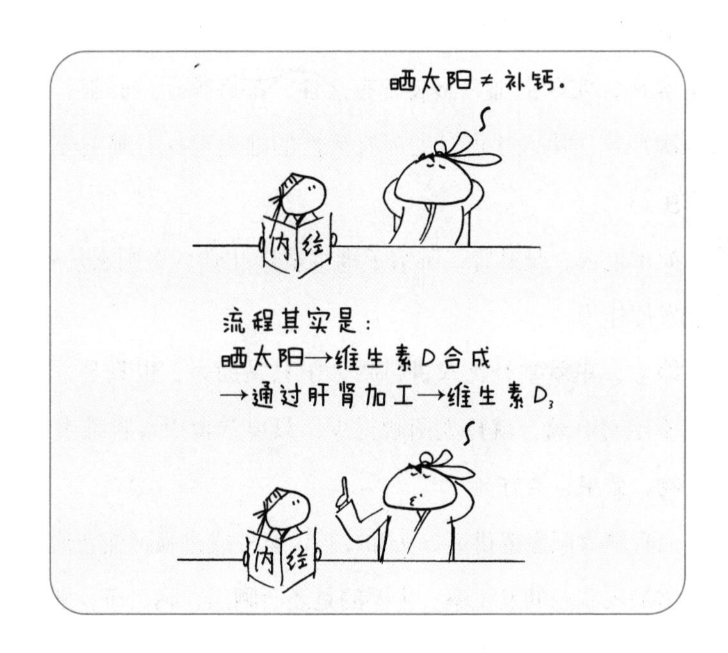

如果晒太阳就能直接补钙，那非洲朋友就都是“钢铁侠”了。所以重要的事情再说一遍：

晒太阳不能直接补钙，它只是能促进维生素D_3的合成而已。

除了晒太阳可以促进生成维生素D_3，很多食物中都含有丰富的维生素D_3，用食疗的方法一样可以达到目的。如下：

（1）海鱼类，比如沙丁鱼、黄花鱼。

（2）动物的肝脏，比如猪肝、鸡肝、羊肝、牛肝。

（3）蛋类食物当中的蛋黄含有丰富的维生素D_3，比如鸡蛋黄、鸭蛋黄、鹌鹑蛋黄。

（4）奶油当中含有丰富的维生素D_3。

但不管是食物中的维生素D_3，还是借由机体皮肤所合成的维生素D_3，实际上都并不具备有活性，都必须经过肝脏、肾脏的两次羟化作用，才可以变为有活性的维生素D_3，最终充分发挥作用。

简单地说，是肝肾二脏给了维生素D_3生命，否则它是死的，不能发挥作用。

综上，单就拿补钙来讲，晒太阳只是助力，也只是方式之一，不绝对有效。就算太阳晒得少，只要常食用富含维生素D_3的食物，效果也会好。

而且晒太阳也要讲究方法和技巧，紫外线过强可能会灼伤皮肤、增加皮肤癌的发生率。主要的是还会晒黑，晒出斑，别钙没补成，晒出一脸斑，就很烦恼了。

那晒太阳到底需不需要，有没有好处呢？答案当然是肯定的——常晒太阳一定有利于身体健康。

在中医里，适度晒太阳是补阳的好方法，它可以补充肾气肾阳，从而达到健体的目的。而肾又主骨，肾气充足，骨骼自然就强健了，没毛病。

只是我们不要执着于“晒太阳就能补钙”这件事就行，尤其是冬天，风特别大的时候，好多老人还坚持在院子里晒太阳，真没必要。先不谈补钙，光是感冒的风险就很高了。

太阳虽好，但不要贪晒哦。

说了半天，晒太阳
不还是好事吗？
是好事啊，但我们
不能夸大它的作用。

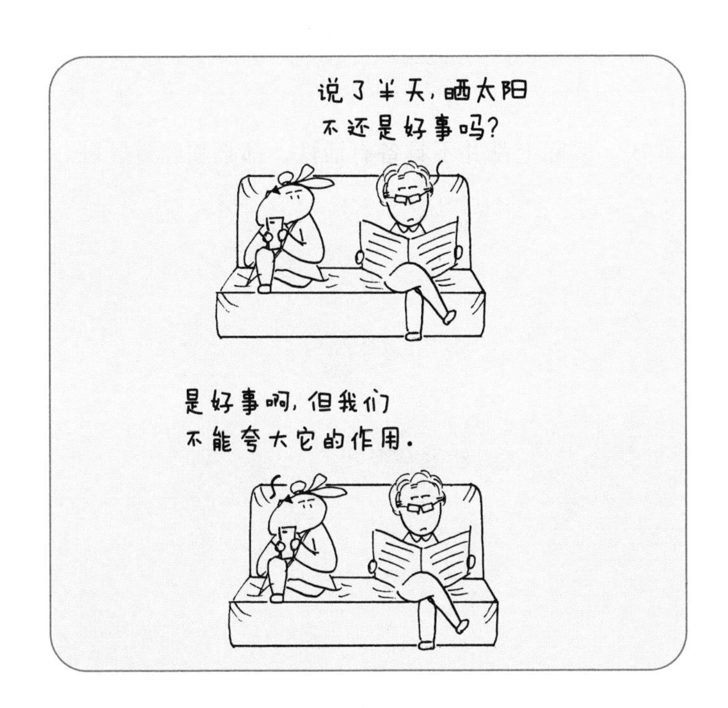

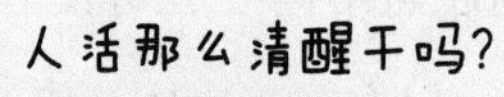

自以为人间清醒的人，
其实最糊涂。

07 打呼噜不是睡得香，而是身体发出的求救信号

我们形容一个人睡得香，总喜欢用“都打呼噜了”来形容，好像是否打呼噜是评判睡眠质量的标准，就和喝酒要喝到桌子底下才代表喝好了一样。

但其实呢？先来看看人睡着了为什么会打呼噜。现代医学的解释是：由于鼻腔、咽喉、口咽部有堵塞物而气流不畅，引起呼吸困难并打呼噜，相关的疾病包括慢性鼻炎、鼻中隔偏曲、鼻息肉、肥厚性鼻炎、腺样体肥大、扁桃体肥大、舌根较高、软腭肥厚等。

而中医的解释是：**由于痰湿内盛，黏痰阻碍喉窍及呼吸道而产生**。可见，不管是中医还是西医，对于打呼噜的解释，都认为是病理性导致的，和睡得香不香不沾边。所以，打呼无论是小孩儿还是大人，都不是好现象，是身体发出的求救信号，告诉我们气道有东西堵塞了，赶紧清除！

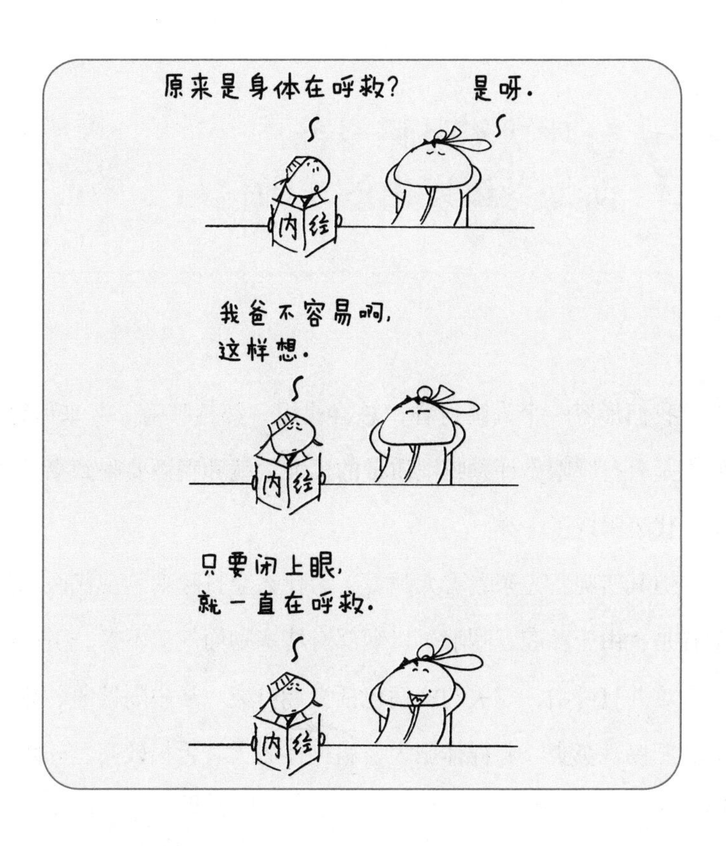

为什么打呼噜这事儿，多发于幼儿和中老年人，青年人少见呢？那是因为小朋友多发呼吸道疾病，比如鼻炎、扁桃体肥大、腺样体肥大等症，都会阻碍气道的通畅，而出现打呼噜。中年人则多因痰湿内盛，尤其是喜欢吸烟、喝酒的人，更容易打呼噜。因为酒生痰，烟生热，热炼肺津为痰后，就会痰湿壅盛。肥胖的人也容易打呼噜，因为胖人多湿。人在睡觉的时候，喉肌会松弛，如果肥胖痰多，双侧喉肌就很容易黏合而闭塞气道，从而引起打呼噜。严重的时候，甚至会引起呼吸暂停、窒息，出现生命危险。因此绝不能小看打呼噜的问题，一旦出现鼾声如雷，就要非常警觉了。幼儿打呼噜很少因为肥胖或者烟酒，多半是肺系疾病，不管是鼻炎还是腺样体肥大，都可以从肺论治。在宣肺降逆的同时，一定记得通窍化痰，所谓的器官肥大，说到底就是痰凝。

你直接写出来不就行了，
你的读者都懒。
内经
可是我也懒啊。
内经

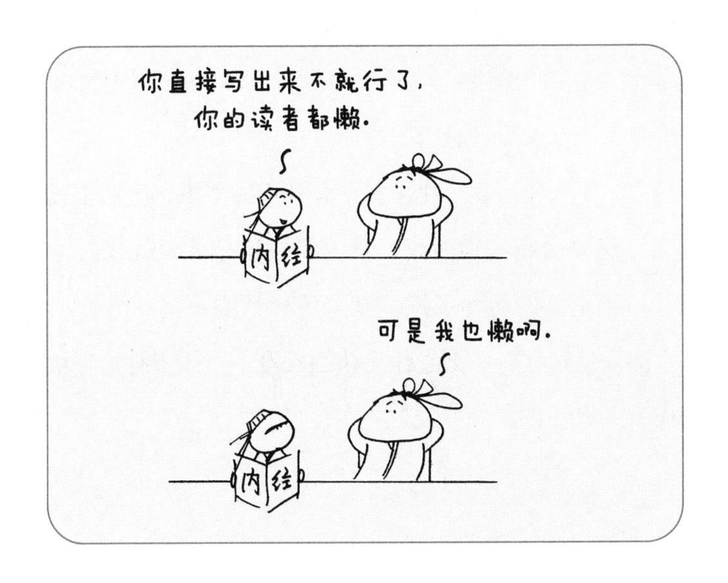

成年人打呼噜的治法则更为复杂，主要是以健脾化痰为主，最常用的方剂为六君子汤：人参15克、茯苓30克、白术15克、炙甘草6克、陈皮15～45克、法半夏15～45克。水煎服。（剂量仅供参考，请在医生指导下用药。）

功效为健脾利湿，理气化痰。此方由四君子汤加陈皮、半夏而成。方中陈皮和半夏的用量随痰湿严重程度而增加。痰湿重者，用到大量才可获效。

日常食疗的话，首推芋头。芋头不管是大的荔浦芋头，还是小的芋艿，都可以化痰散结。《随息居饮食谱》里，对于芋头的描述是："煮熟甘滑利胎，补虚涤垢，可荤可素，亦可充粮……丸服散瘰疬，并奏奇功。"

这两年我已经陆续收到了很多例服用芋头后，肺结节、甲状腺结节变小、消失的案例，甚至还有一个朋友，用中药配合芋头，治愈了自己的声带息肉。

总之，芋头作为食疗化痰散结又补虚的本事，确实很赞。但说到底，想要彻底告别多痰，最重要的还是改变既往的生活方式，并增加适度的运动锻炼。如果依然烟酒不离，喜食肥甘油腻，生活作息紊乱，那么吃什么药都没用，身体所有的呼救最终都会成为一声叹息。